糖尿病膳食
手量法

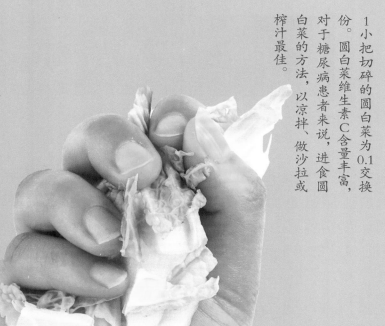

1小把切碎的圆白菜为0.1交换份。圆白菜维生素C含量丰富，对于糖尿病患者来说，进食圆白菜的方法，以凉拌、做沙拉或榨汁最佳。

U0285252

方跃伟 徐冬连 主编

汉　竹 编著

汉竹图书微博
http://weibo.com/hanzhutushu

读者热线
400-010-8811

江苏凤凰科学技术出版社 | 凤凰汉竹
全国百佳图书出版单位

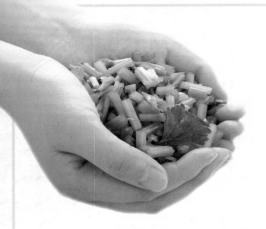

自序 Preface

在糖尿病的综合治疗方案中，膳食管理是最基础的治疗手段。很多"糖友"都知道利用食物交换份可以帮助控制血糖，但往往会因为复杂的计算公式对它望而却步。医院给出的膳食营养建议，也不能快速、简单、明确地说明糖尿病患者到底要吃多少、怎么吃。市面上关于糖尿病的科普读物，也一样存在内容科学严谨，但操作性不强的问题。

作为公共卫生健康教育医师，且自身患有脂肪肝、家里有糖尿病患者，因为自己要去实践膳食管理，发现现有膳食治疗在实际生活中很难实施。进一步调研舟山全市的医疗机构，才发现糖尿病的膳食治疗困惑是个普遍存在的问题。在给糖尿病患者进行膳食健康管理讲座时，患者对食物"克""千卡"和"食物交换份"的概念，并不能真正理解，且在日常生活中也很难运用。因此，对糖尿病患者膳食治疗的研究，顺理成章地成了我的专业工作。感恩父母，给我一个 165 厘米身高的标准体型，使我在实践膳食管理时产生灵感，并方便我对"食物手测量"的研究。

本人从 2010 年开始逐步研究食物"克""千卡"和"食物交换份"之间的联系及表达方式，最后提出了"糖尿病食物交换份的快速估算与手测量法"。其特点是把复杂的方法简单化，不用计算，该吃多少，根据身高和体重查表就知道；用手或餐具测量熟食食物份体积代替传统的"克"计量食物生重；享受美味，同类食物交换吃。轻松掌控食物摄入量，自己在家就能科学合理地配餐，方便了日常生活中的个性化膳食管理。

本人经过实践，如今自己的脂肪肝已经消失，家里糖尿病患者的空腹血糖基本控制在 7 毫摩尔 / 升以下。有关的工作项目被中国健康教育中心评为 2013 年"糖尿病健康教育最佳实践征集"优秀管理项目三等奖，研究课题获得 2015 年"舟山市科技进步三等奖"和"舟山市医药卫生科技成果推广奖"。能够把"自己的不幸"转化成"糖友"的大幸，是我出版本书的最大愿望。

"糖尿病食物交换份的快速估算与手测量法"是糖尿病膳食治疗科学性与实用性相结合的探索。感谢徐冬连老师，作为本书的另一位主编，从思路、编写、文稿修改和校对，以临床的角度进行科学的把关。

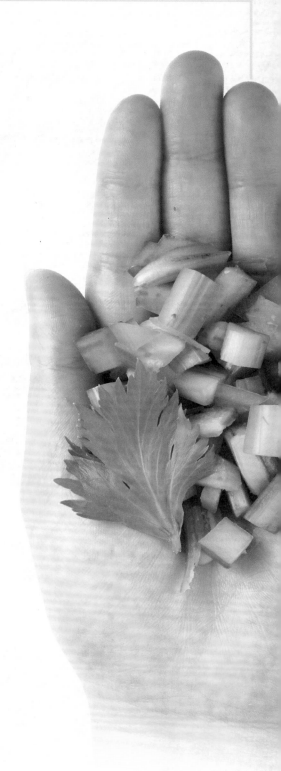

感谢江苏凤凰科学技术出版社的编辑们，从组稿、校对、拍照、插图和版面设计对本书所做的贡献。特别感谢陈岑编辑，一个像橙子一样阳光甜美的女孩，虽然刚毕业不久，却看到了我国老龄社会糖尿病发病"井喷"的趋势，主动联系我并精心策划了这样一本书。

这是一本积 35 年健康科普之经验，以自己的亲身实践对科学理论进行诠释的爱心之作，是奉献给全国"糖友"独一无二的糖尿病膳食科普读物。

衷心祝愿天下"糖友"享受美食有方法，降低血糖特轻松！

2016 年 4 月 10 日

目录 Contents

第三章
70 种控糖食物食量速算

"指背"

主要用来目测鲜豆类食物。1 指背鲜豆类约为 1 食物交换份。

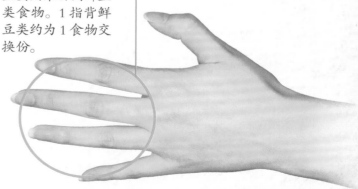

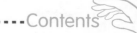

 第四章
防治并发症就这么吃

155

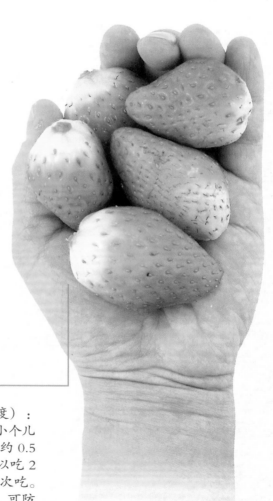

"单手捧"

（注意看手指的并拢程度）：
主要用来目测颗粒状和小个儿
水果。1 单手捧的草莓约 0.5
个食物交换份，一天可以吃 2
单手捧，作为加餐分 2 次吃。
草莓具有辅助降糖功效，可防
止餐后血糖的快速上升。

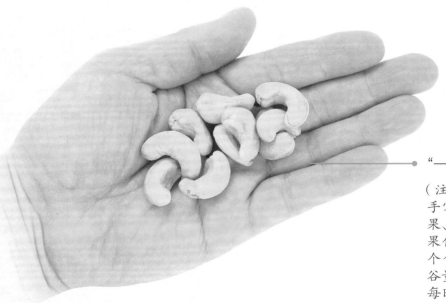

"一小把"

（注意尽量多抓，而且指尖要碰到手掌）：主要用来目测或抓取坚果、豆类及米类食物。一小把坚果仁、豆类及五谷杂粮相当于1个食物交换份，每天8小把的五谷量，即可满足大多数糖尿病患者每日主食所需。

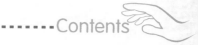

第六章
中医调理糖尿病

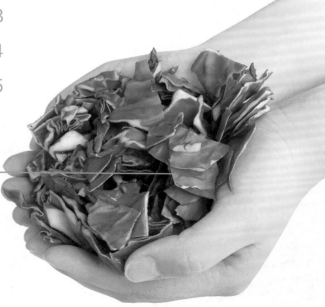

"双手捧"●

（双手并拢成捧水状）：主要用来测量切碎的蔬菜等生食材。1双手捧切碎的蔬菜重量约100克，大多数热量为0.2食物交换份。

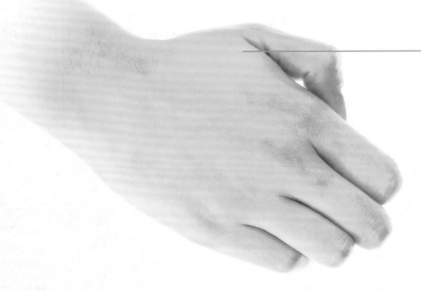

"半握拳"

主要用来目测蔬菜和薯芋类食物。半握拳体积的蔬菜约 0.5 个食物交换份，而薯芋类约为 2 个食物交换份。糖尿病患者可适量多食蔬菜和土豆与主食等量交换来增加饱腹感。

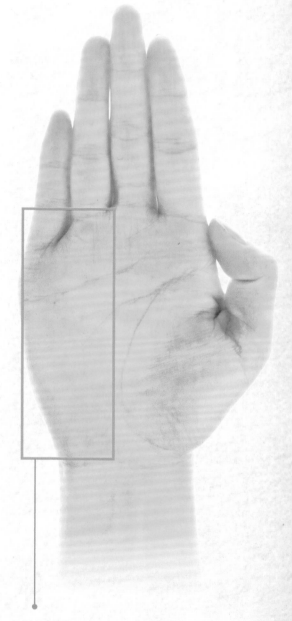

"小鱼掌"

主要用来目测肉、鱼、豆腐干等食物。大多数糖尿病患者每天食用 4 个小鱼掌的蛋白质食物即可满足每日所需。

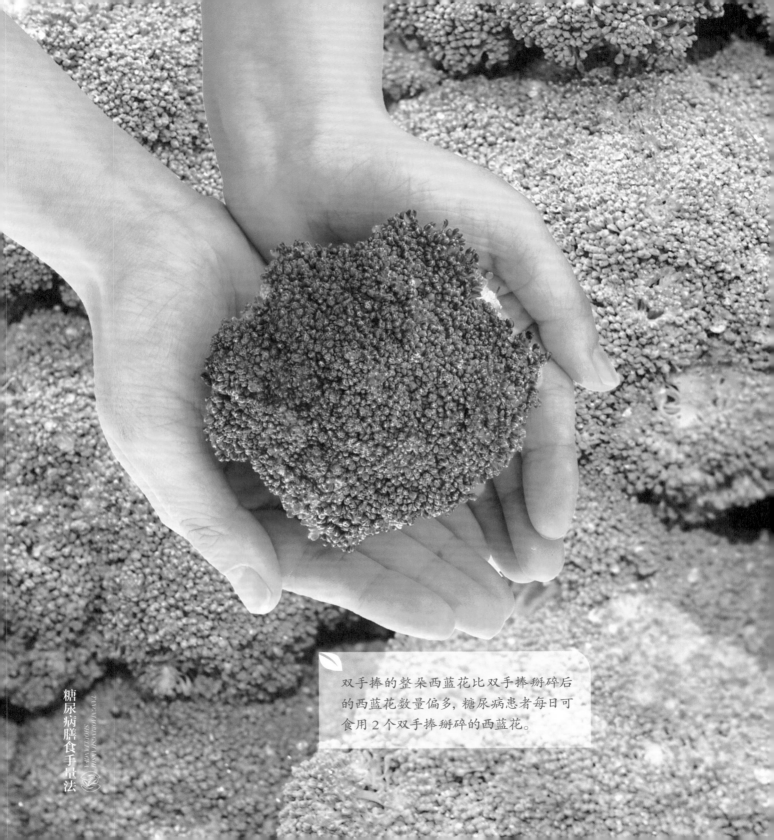

双手捧的整朵西蓝花比双手捧掰碎后的西蓝花数量偏多，糖尿病患者每日可食用 2 个双手捧掰碎的西蓝花。

糖尿病膳食手量法

第一章

一只手掌握
糖尿病膳食量

食物交换份怎么用？平时生活中怎么把握每一餐的热量？这些问题确实让很多糖尿病患者对「食物交换份」望而却步。为了能保证膳食平衡，我们可以用手大致测量出各种食物的食物交换份，各种食物等值互换，让你一手掌握糖尿病吃法。

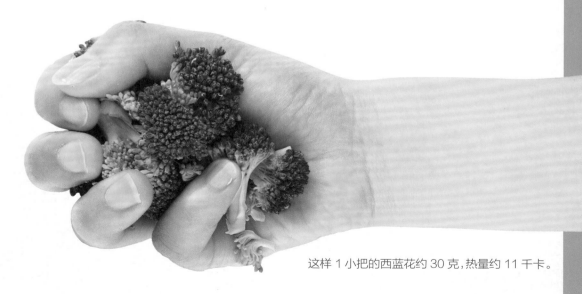

这样 1 小把的西蓝花约 30 克，热量约 11 千卡。

了解什么是食物交换份

如何既保证热量摄入不超标，又保证摄取的营养足够和均衡呢？"食物交换份"可以帮忙。食物交换份，也就是将食物分成谷类、蔬菜类、水果类、蛋白质类等不同种类。每种含90千卡（约377千焦）的食物为一个交换单位，根据患者一日热量需求转换成的食物交换份数，分配各类食物的比例，在总热量不变的情况下，同类食物换着吃，使糖尿病患者能够和正常人一样选食，做到膳食多样化，营养更均衡。

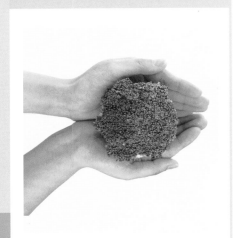

Tips：了解食物交换份和手测量方法，吃饭更方便

多了解一些食物交换份的知识和手测量方法，糖尿病患者自己就可以进行科学合理的配餐、控制自己膳食的总热量，同时还能享受多样的食物，既满足了胃口，又达到了科学合理膳食的目的。

在用小饭碗（见23页）和小茶盅（见23页）估测固体食物时要注意：食物应与碗面持平，而且既不要压实，也不要架空，以免误差过大。盛饭时，为防止食物架空，可以用筷子直插几下或用饭勺垂直轻压几下。在用小鱼掌（见19页）估测肉类时要注意：生肉的体积较大，烧熟后体积会缩小。因此，在测量熟肉时，应略小于小鱼掌，这样计量会更准确。

食物交换份的应用原则

同类食物可以互换，以粮换粮，以菜换菜，以肉换肉，如1食物交换份的玉米可以和1食物交换份的小米互换；1食物交换份的牛肉换1食物交换份的鱼。

不是同一类的食物不能互换，比如不能为了多吃1交换份猪肉，就少吃1交换份的米饭。

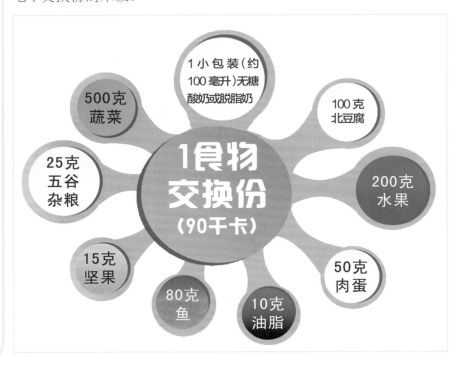

1食物交换份（90千卡）

- 500克蔬菜
- 1小包装（约100毫升）无糖酸奶或脱脂奶
- 100克北豆腐
- 25克五谷杂粮
- 200克水果
- 15克坚果
- 50克肉蛋
- 80克鱼
- 10克油脂

教你快速估算食物交换份的份数

糖尿病患者在吃方面,每天都要通过对热量"斤斤计较"来严格控制一天摄入的总热量。这就要求糖尿病患者了解自己每日所需食物交换份的份数,这个份数不能一概而论,而是要根据自己的体型和每天活动量,计算出每日需要的食物交换份的份数。

第1步:了解体力活动类型

中国营养学会1989年10月提出劳动强度分级参考标准

劳动强度	分级参考标准
轻体力劳动	以坐着或少量走动为主的工作,如教师、售货员、钟表修理工、实验员等
中体力劳动	以频繁轻度活动为主的工作,如学生、驾驶员、电工等

第2步:查表获得食物交换份需求数

轻、中体力糖尿病患者可以根据自己的体力活动类型、体重和身高,在下表中找到接近自己体重和身高的食物交换份数。不管何种体型,糖尿病患者每日食物交换份份数最好不低于13份。

> 例:一个办公室工作的糖尿病患者,身高173厘米,体重68千克,求他的每日食物交换份需求数。①他是办公室工作人员,是轻体力活动者,选定范围在轻体力那一栏;②接近173厘米的是175厘米那一行;③接近68千克的是70千克那一列;④175厘米行上的70千克"食物份"是每日23份。

体力活动类型	体型 身高(cm)	肥胖 体重(kg)	食物份	超重 体重(kg)	食物份	正常 体重(kg)	食物份	体重不足 体重(kg)	食物份	消瘦 体重(kg)	食物份
轻体力患者	150	56	13	52	13	45	15	38	18	33	18
	155	64	13	59	14	50	17	43	19	38	19
	160	69	14	64	15	55	18	46	21	41	21
	165	76	15	69	16	60	20	51	23	44	23
	170	81	16	76	17	65	22	54	25	49	25
	175	88	17	81	18	70	23	59	27	52	27
	180	95	18	86	20	75	25	64	29	55	29
	185	100	19	93	21	80	27	67	31	60	31
中体力患者	150	57	15	52	15	45	18	38	20	33	20
	155	64	17	59	17	50	19	43	22	38	22
	160	69	18	64	18	55	21	46	24	41	24
	165	76	20	69	20	60	23	51	27	44	27
	170	81	22	76	22	65	25	54	29	49	29
	175	88	23	81	23	70	27	59	31	52	31
	180	95	25	86	25	75	29	64	33	55	33
	185	100	27	93	27	80	31	67	36	60	36

第3步：五大类食物的合理分配

合理营养要求碳水化合物占总能量的 50%~60%、脂肪 20%~30%、蛋白质 15%~20%。其中主食类和蛋白质类食物的营养成分含有油脂，称作"隐性油脂"，粗略的算约含一半，所以，每日油脂需要减掉一半。蔬菜和蛋白质类食物各增加 1 份，作为隐性油脂的补偿。如何快速合理分配一天中五大类食物的交换份数呢？

首先，一天中五大类食物的食物交换份数可以这样换算：

主食类（份数）= 每日总份数（遇单进 1）÷2−1
蔬菜类（份数）=2（这里为补偿隐性油脂和增加饱腹感，比常人多吃 1 份蔬菜）
水果类（份数）=1（血糖控制不稳定宜换成主食）
烹饪油（份数）= 每日总份数（遇单进 1）÷4÷2（1/2 为隐性油脂）
肉鱼蛋豆奶蛋白质类（份数）= 每日总份数 ÷5+1（1 份补偿隐性油脂）

接下来，我们把食物交换份数分配到一日三餐中。一般早餐占 25%~30%，午餐占 35%~40%，晚餐占 30%~35%，也可按 3:3:3 的比例来分配，余下的"1"作为加餐。

R 深度阅读：经典糖尿病食物交换份计算法

1. 根据下表确定身体活动强度

不同身体活动强度举例

劳动强度	活动（劳动）强度举例
轻体力劳动	以坐着为主的工作，如办公室工作，组装或修理收音机、钟表，以站着或少量走动为主的工作，如店员售货、化学实验操作、教师讲课等
中体力劳动	以轻度活动为主的工作，如学生的日常活动、机动车驾驶、电工安装等

2. 了解身高、体重，判断体型

标准体重（千克）= 身高（厘米）−105。评价是肥胖还是消瘦，通过下列公式计算：[（实际体重 − 标准体重）÷ 标准体重］× 100% = 百分数。正负误差 10% 以内为标准体重，超过标准体重 10% 为超重，超过标准体重 20% 以上为肥胖，低于标准体重 10% 以上为体重不足，低于标准体重 20% 以上为消瘦。

3. 计算食物交换份

根据患者体型和体力活动类型判断，从下表中选择相应的数值计算所需食物热量。

一般糖尿病患者每天每千克体重能量供给标准（千卡／千克·日）

活动强度	消瘦／体重不足	标准体重	肥胖／超重
卧床	20~25	15~20	15
轻体力活动	35	25~30	20~25
中体力活动	40	35	30
重体力活动	45~50	40	35

每天总热量（千卡）= 标准体重（千克）× 单位体重所需热量［千卡／（千克·日）］
所需的食物交换份数 = 每天总热量（千卡）÷90

Tips：食物交换份可依个人情况调整

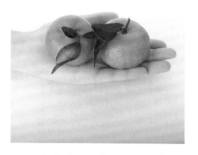

1 单手捧（2 只）的橘子相当于 1 食物交换份。

在计算出每日所需的食物交换份后，可以根据个人的饱腹感和血糖控制情况来适当调整。比如我们算出某糖尿病患者每日所需的食物交换份是 16 份，但是他饥饿感强烈，血糖控制又不错，就可以适当增加 1~2 份，反之则减少 1~2 份。

感同身受：笔者的糖尿病膳食体验

糖尿病膳食治疗最痛苦的是患者吃不饱。我们推荐的膳食方案和食谱能否吃饱？笔者亲自做了"糖尿病膳食饱腹感体验"，与大家分享。

笔者不是糖尿病患者。根据《中国居民膳食指南》推荐，笔者可以每日摄入 24 食物交换份。其中主食 14 份，水果 1 份，蔬菜 1 份，油脂 3 份，蛋白质 5 份。2015 年夏天某几日，笔者假设自己是糖尿病患者，可以每天摄入的食物量只有 18 食物交换份。其中主食 8 份，水果 1 份，蔬菜 2 份，油脂 2.5 份，蛋白质 4.5 份。

饱腹感体验：上班食堂里采用糖尿病膳食，基本能够吃饱，由于上班时间忙于工作，没有想找吃的感觉。周末家里采用糖尿病膳食，也能够吃饱，但因闲着，待在家里总想找点吃的。最痛苦的是家人买了好吃的回来，为了控制膳食总热量而不能再吃。

结论是：为了减轻痛苦，糖尿病患者平时可以找点感兴趣的事来做，分散注意力。每天留 1 份左右的食物余量，在睡前 1 小时再吃掉，以免见了好吃的一点也不能吃。笔者不是糖尿病患者，体验可能有偏差，但至少说明糖尿病患者饮食是能够吃饱的。

举例：

王女士，身高 163 厘米，体重 67 千克，是一名中学老师，平时以站着为主，有少量走动，那她每天需要多少食物交换份的份数呢？

第 1 步：判断体力活动类型

从事以站着或少量走动为主的工作，属于轻体力劳动者。

第 2 步：查表获得食物交换份需求数（见 15 页）

王女士是轻体力劳动者，选定范围在轻体力那一栏。身高 163 厘米，接近的是 165 厘米那一行。体重 67 千克，接近的是 69 千克那一列。得出王女士每日所需食物交换份是 16 份。

第 3 步：分配五大类食物的食物交换份数

主食类 =16÷2-1=7 份

蔬菜类 =2 份

水果类 =1 份（血糖不稳定换成主食）

烹饪油 =16÷4÷2=2 份（烹饪油只能在自己烹饪时控制用油，做到每半斤菜只放 4 滴油）

肉鱼蛋豆奶蛋白质类 =16÷5+1 ≈ 4 份

第 4 步：把食物交换份数分配到一日三餐中（含有 2 份烹饪油脂，不计在内）

早餐：主食类 2 份，蛋白质类 1.5 份，蔬菜 0.5 份；加餐：水果 0.5 份。

午餐：主食类 3 份，蔬菜 0.75 份，蛋白质类 1 份；加餐：水果 0.5 份。

晚餐：主食类 2 份，蔬菜 0.75 份，蛋白质类 1 份；加餐：蛋白质类 0.5 份。

手测量与食物交换份等值互换

知道了自己该吃多少个食物交换份，可是这个量怎么把握？平时吃饭怎样能严格按照规定的份数，精确地测出每一餐的食用量呢？这些问题确实让很多糖尿病患者对"食物交换份"望而却步。为了能保证每餐的膳食平衡，我们可以借助常用餐具和手大致测量出需要摄入的食物量，轻松掌握糖尿病吃法。

一只手掌握食物交换份

所谓的手测量，就是用手的不同部位和形状作为食物交换份的估量器，从而方便计算食物的摄入量。笔者通过调查研究发现，只有身高 165 厘米左右、标准体重的人进行食物手测量较为精确。因此，为了让大家能够正确理解食物手测量的方法，本书中的"手"图片均来自身高 165 厘米、标准体重的个体。

由于手部位大小与身高、体型成正相关。同身高组人群，体重越重，其手的各部位体积就越大；同体型组人群，身高越高，其手的各部位也越大。各组人群与身高 165 厘米正常体重的人比，拳头体积最大和最小有 20%~60% 的误差。因此，为减少误差，对于高热量的油脂、主食，通常会采用常见的餐具进行测量，以保证误差控制在 15% 以下。

参考文献：方跃伟，任飞林，段蒋文等.食物交换份手测量法在糖尿病患者膳食治疗中的应用 [J]. 中华健康管理学杂志,2015,09(6):418-422.

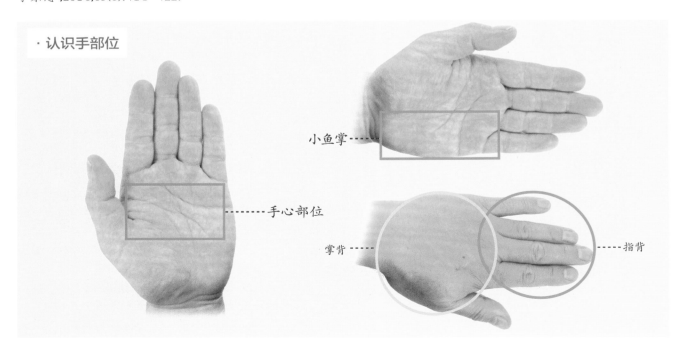

·认识手部位

小鱼掌

手心部位

掌背

指背

· 常用的手部动作

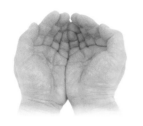

①"双手捧"(双手并拢成捧水状）：捧取固体食物的容积相当于 1 小饭碗（见 23 页），主要用来测量生蔬菜（切碎）和颗粒状水果。

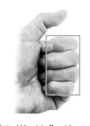

②"指掌体"(约 120 毫升）：主要用来测量生土豆和馒头类、长条瓜类食物。

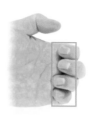

③"指曲体"(约 80 毫升）：主要用来测量米饭类食物。

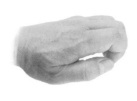

④"半握拳"：主要用来测量茎叶、茄瓜类蔬菜和带壳蟹虾贝类等熟食。

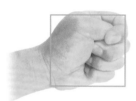

⑤"1 拳头"(有效体积约为 300 毫升）：主要用来测量主食类食物和水果。

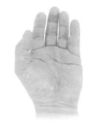

⑥"单手捧"（注意看手指的并拢程度）：主要用来测量小个儿水果。

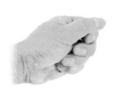

⑦"一小把"（手指并拢尽量多抓，但指尖要碰到手掌）：主要用来测量或抓取坚果、切碎蔬菜及粳米等小颗粒食物。

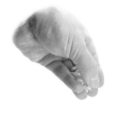

⑧"一小撮"：主要用来测量或抓取调味品和佐料。

Tips:各手部位之间体积大小的关系

"拳头"比"半握拳"测量的体积略小，"半握拳"是"掌背"测量体积的 2 倍，"掌背"是"指背"测量体积的 2 倍。

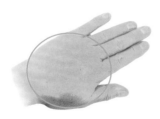

⑨"掌背"：主要用来测量烹饪过的蔬菜和薯芋类等。

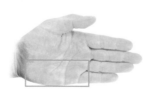

⑩"小鱼掌"：主要用来测量鱼、肉、豆腐干等食物。

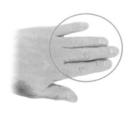

⑪"指背"：主要用来测量鲜豆类食物。

手测量西红柿、黄瓜的食物交换份

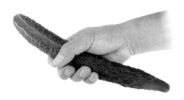

黄瓜长是 3 个手掌的宽度，为 0.5 个食物交换份

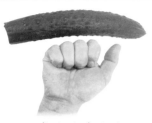

1 指掌体的黄瓜为 0.2 食物交换份

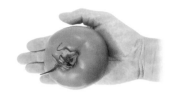

西红柿 1 单手捧（或 1 拳头），是 0.5 食物交换份

手测量谷薯类食物交换份

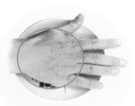

1 掌背

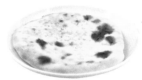

烧饼 2 份

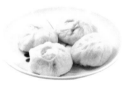

小笼包 3 份
（包括主食 2 份, 肉 1 份）

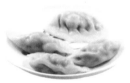

饺子 1.5 份
（包括主食 1 份, 肉 0.5 份）

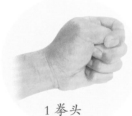

1 拳头

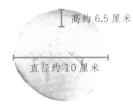

高约 6.5 厘米
直径约 10 厘米

北方馒头 4 份

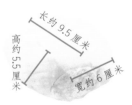

长约 9.5 厘米
高约 5.5 厘米
宽约 6 厘米

南方刀切馒头 2 份

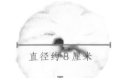

直径约 8 厘米
高约 4 厘米

各种带馅包子 3 份
（包括主食 2 份, 馅 1 份）

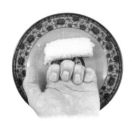

米饭 1 份

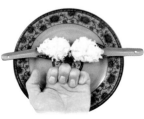

2 调羹米饭 1 份

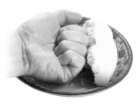

馒头 1 份

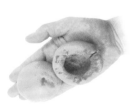

发酵面窝窝头 1 份

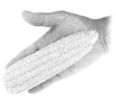

鲜玉米 1 份

手测量水果类食物交换份

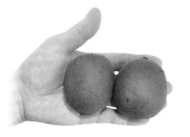

猕猴桃1份

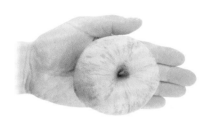

苹果1份

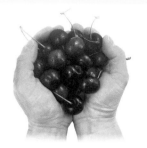

车厘子(樱桃)1份

手测量蛋白质类食物交换份

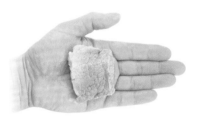

熟畜肉1份

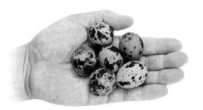

鹌鹑蛋6个1份

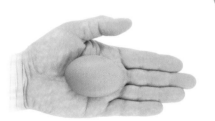

鸡蛋1份

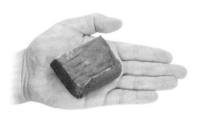

香干1份

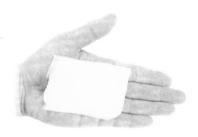

豆腐1份

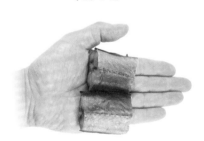

鱼1份

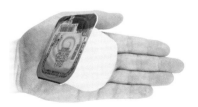

酸奶1份

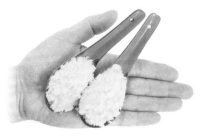

奶粉1份

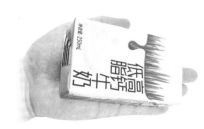

低脂牛奶1份(纯牛奶2份)

手测量坚果类食物交换份

这里所称的坚果类食物,包括树坚果和植物种子,其食用部分多富含油脂和淀粉。树坚果常见的有杏仁、腰果、榛子、核桃、松子、核桃等,植物种子常见的有花生、葵花子、南瓜子、西瓜子等,加工后常以炒货的形式出现。这类食物单位体积和重量、热量接近,营养素类似,是食物交换份手测量中最容易估算的部分。带壳的坚果 1 小把都是 0.5 食物交换份,不带壳的坚果仁,1 小把都是 1 食物交换份。

1 小把不带壳坚果 1 份

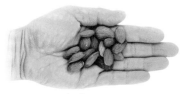

杏仁

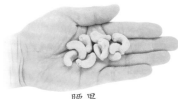

腰果

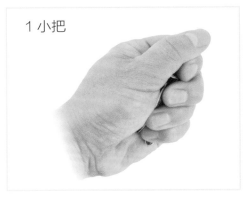

1 小把

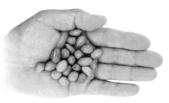

花生仁

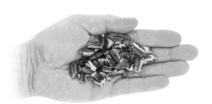

核桃仁

1 小把带壳坚果 0.5 份

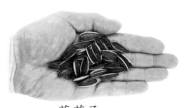

葵花子

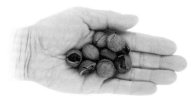

山核桃

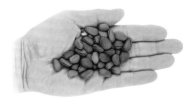

松子

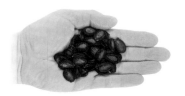

西瓜子

🥄 Tips:"2 平调羹" 约等于 "1 小把"

坚果类和五谷类食材都可以用调羹和"1 小把"的方法测量,区别在于"1 平调羹"约等于"1 小把"的一半,也就是"2 平调羹"约等于"1 小把",而且调羹测量比手测量更为准确。

借助常见餐具测量食物交换份

由于每个人手的体积大小与胖瘦、身高成正相关，因此，对于糖尿病患者热量摄入最主要的食物——主食的测量，最好借助餐具进行，尤其是身高大于 165 厘米的胖人和小于 165 厘米的瘦人。

准备这些常见餐具

①小茶盅：高约 5 厘米，碗口直径约 9 厘米，容积约 160 毫升。

②小饭碗：高约 6 厘米，碗口直径约 10.5 厘米，容积约 320 毫升。

③菜盘：直径约 11 厘米，高约 3 厘米。

④陶瓷调羹：总长约 13 厘米，底部长约 4 厘米，宽约 2.5 厘米，容积约 10 毫升。

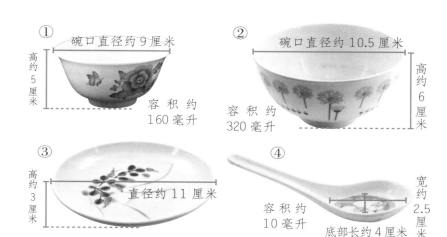

① 碗口直径约 9 厘米　高约 5 厘米　容积约 160 毫升

② 碗口直径约 10.5 厘米　高约 6 厘米　容积约 320 毫升

③ 高约 3 厘米　直径约 11 厘米

④ 容积约 10 毫升　底部长约 4 厘米　宽约 2.5 厘米

餐具测量五谷杂粮类食物交换份

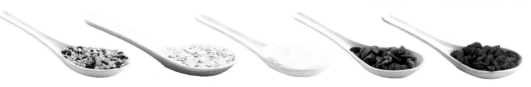

杂粮 0.5 份　　燕麦片 0.25 份　　面粉 0.3 份　　坚果仁 0.5 份　　枸杞子 0.25 份

1 平调羹杂粮约为 0.5 份（燕麦片约为 0.25 份，面粉 0.3 份）；1 平调羹坚果仁约为 0.5 份；1 平调羹枸杞子约为 0.25 份。

餐具测量奶类和豆浆类食物交换份

① 1 小茶盅豆浆（或豆腐脑）约 0.25 交换份；1 小茶盅脱脂牛奶约 0.5 交换份；1 小茶盅纯牛奶约 1 交换份。

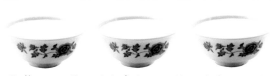

豆浆 0.25 份　　脱脂牛奶 0.5 份　　纯牛奶 1 份

② 1 小饭碗豆浆（或豆腐脑）约 0.5 交换份；1 小饭碗脱脂牛奶约 1 交换份；1 小饭碗纯牛奶约 2 交换份。

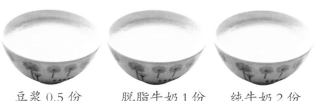

豆浆 0.5 份　　脱脂牛奶 1 份　　纯牛奶 2 份

餐具测量米饭、粥类食物交换份

① 1 小茶盅米饭（包括其他五谷杂粮、鲜豆类和薯类）约 2 交换份；1 小茶盅五谷杂粮粥（还有土豆、芋头、老南瓜、山药、藕）是 1 交换份。

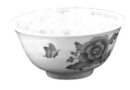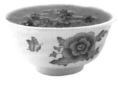

米饭 2 份　　　　　粥 1 份

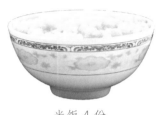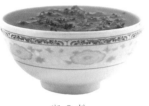

米饭 4 份　　　　　粥 2 份

② 1 小饭碗米饭（包括其他五谷杂粮、鲜豆类和薯类）约 4 交换份；1 小饭碗五谷杂粮粥（还有土豆、芋头、老南瓜、山药、藕）是 2 交换份。

由于中国幅员辽阔，人们的生活习性地域差异较大，某些地方可能从不使用本书推荐的餐具。建议"糖友"为了自己的健康，在日常饮食中尽量选用这些餐具。

餐具测量面条类食物交换份

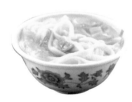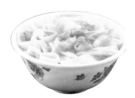

汤面 1.5 份　　　　炒面 2 份

① 1 小茶盅汤面（或面疙瘩汤）是 1.5 交换份；1 小茶盅炒面约 2 交换份。

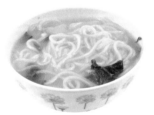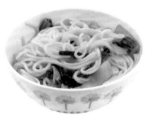

汤面 3 份　　　　　炒面 4 份

② 1 小饭碗汤面（或面疙瘩汤）是 3 交换份；1 小饭碗炒面约 4 交换份。

◐ Tips：吃面食类之前可将面食单独挑出来测量

面条类食物的体积与放置时间和佐料量有关，因此混合的面食热量比较难估算。糖尿病患者可以采用以下方法对面食进行较准确的估计：即把面条单独挑拣出来，放入小饭碗或小茶盅（不含汤），1 小饭碗的面食约为 4 交换份，1 小茶盅面食约为 2 交换份。

R 深入阅读：手测量一般人群每日食物摄入量

人类的膳食行为需要经历"用肚子吃饭——用嘴巴吃饭——用脑袋吃饭"的历程。物质贫乏的年代，追求吃饱；物质丰富的年代，追求好吃；好吃吃出了病，就要追求健康了。

健康膳食怎么吃？《中国居民膳食指南》"平衡膳食宝塔"推荐一般人群每日应摄入水 1200 毫升，谷薯类及杂豆 250~400 克，蔬菜类 300~500 克，水果类 200~400 克，畜禽肉类 50~75 克，鱼虾类 75~100 克，蛋类 25~50 克，奶类及豆制品 300 克，大豆类及坚果 30~50 克，油 25~30 克。

如果觉得记不住、用不了，"膳食宝塔手测量口诀"可以帮助您。

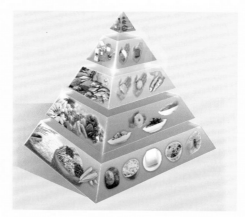

膳食宝塔手测量

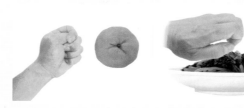

1 拳头（单手捧）的水果　2 半握拳的蔬菜

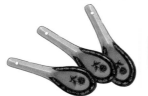 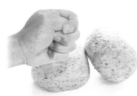

3 调羹的植物油　　　4 拳头的主食

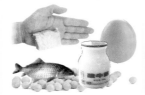 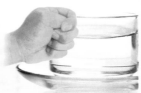

5 手掌心的蛋白质　　6 拳头的开水

"每天 1 拳头的水果，2 半握拳的蔬菜，3 调羹的植物油，4 拳头的主食，5 手掌心的蛋白质，6 拳头开水"，完整地反映了"膳食宝塔"的平衡膳食理念。这是笔者经过对不同人群手的大小调查，对具有代表性食物，单位热量的熟食体积测定，用不同体型人的手部体积除以相应食物单位热量的熟食体积得出的结论。由于手的大小和人的食物需求量与自身的身高成正比，因此"平衡膳食宝塔手测量口诀"一定是每个人用自己的手来比划餐桌上熟食的体积。

糖尿病患者的食谱其实是严格意义的一般人群平衡膳食食谱，只是比正常人少吃了一点。所以，一般轻体力正常体型人群也可以用自己的体重（千克）乘 0.4，得出的就是个性化的每日食物交换份需求数。对照本书第二章的"4 周快速控糖膳食手量方案"，找到相应的份数，就可直接参照使用，用来预防糖尿病等慢性疾病。

无论使用什么方法估算，大家都可以根据自己的饱腹感、体力活动情况和体型进行适当调整，只吃七八分饱就可以了。

参考文献：方跃伟，任飞林，段蒋文等．食物手测量在平衡膳食健康教育的应用研究 [J]．中国健康教育，2014,30(11):963-966

借助菜盘测量常见食物交换份

本书介绍的菜盘刚好能容纳一个中等身高（165 厘米左右）、标准体重人的半握拳。类似这样半握拳体积的蔬菜（主要是嫩茎叶菜类、茄果类、菌类、水生蔬菜类、菜花类和菜豆类）约 0.5 交换份，个别的蔬菜如老南瓜、冬笋、黄豆芽和贝壳类等，约 1 交换份。蔬菜与荤菜同煮，荤菜热量另外计算。

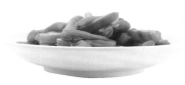

清炒豆角 0.5 份

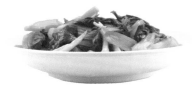

青菜炒蘑菇 0.5 份

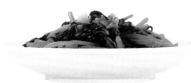

芦蒿拌蒜泥 0.5 份

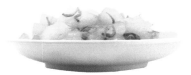

冬瓜烧海蜇（不包括海蜇）0.5 份

厚度同隆起的手背

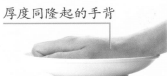

黄瓜炒鸡蛋（不包括鸡蛋）0.5 份

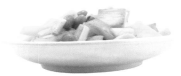

茭白炒毛豆（不包括毛豆）0.5 份

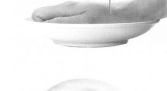

半握拳

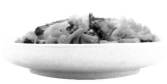

菜花炒蟹 0.5 份

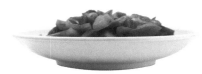

青椒炒肉（不包括肉）0.5 份

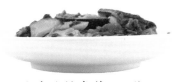

嫩南瓜炒咸菜 0.5 份

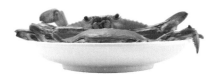

梭子蟹 1 份

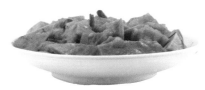

老南瓜 1 份

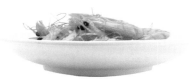

对虾 1 份

比上述半握拳约少一半，类似于掌背体积的薯芋类（主要是土豆、芋头、山药）、鲜豆类（主要是鲜蚕豆、蚕豆芽）、水生类中的藕、葱蒜类中的蒜薹，约为1交换份；鲜豆类中的毛豆、豌豆1交换份的体积更小，只有指背部位的体积。

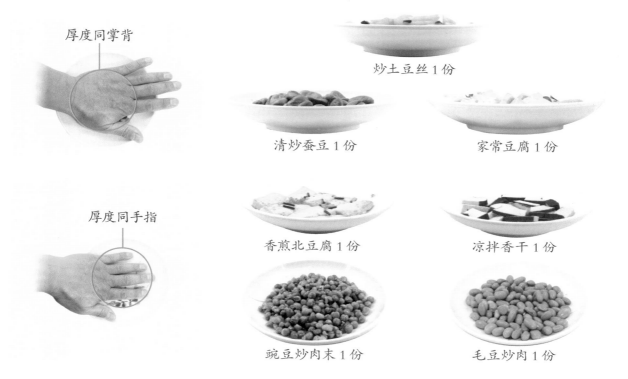

厚度同掌背

炒土豆丝1份

清炒蚕豆1份

家常豆腐1份

厚度同手指

香煎北豆腐1份

凉拌香干1份

豌豆炒肉末1份

毛豆炒肉1份

餐具测量油脂类食物交换份

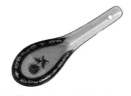

1滴油约0.1交换份（1克）　　1调羹油约1交换份

植物油：只能用调羹盛取，所以植物油是用餐具测量。

动物油：大拇指第1节大小的一块固体动物油脂约为1交换份。糖尿病患者不宜吃动物油。

深入阅读：植物油测量说明

糖尿病患者的油脂摄入需要严格控制。所以，糖尿病患者的食谱，烹饪油的用量是以克计算的，而在实际生活中很难做到。为此，笔者进行了简单实验，发现用1调羹烹饪油做轻微地抖动，会有9~12滴油溢出。这样，我们可以粗略估算1滴油相当于1克。

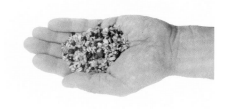

面粉做的食品因添加了过量的糖和脂肪而成为"黄灯食品"。

◎ Tips：食物的红绿灯原则

糖尿病患者的饮食需要忌口是不争的事实，除了一些天然的高糖、高脂食物，有些食物也不能多吃，甚至不吃。所谓"红绿灯原则"就是借用了交通安全中的"红绿灯"概念。

尽量不吃的食物叫红灯食物，不常吃的食物叫黄灯食物，可以天天吃的食物叫绿灯食物。大多数情况下，绿灯食物加工简单，甚至不加工。加工越复杂，就越会变成黄灯，甚至是红灯食物。比如鱼肉清蒸，就是绿灯食物；用油炸就是黄灯食物；腌制了还油炸就是红灯食物。再比如面粉做成馒头、面条是绿灯食物，做成有糖有油的糕饼就是红灯食物。新鲜蔬菜是绿灯食物，腌制的蔬菜就可能是红灯食物了。

选择低升糖指数（GI）和低血糖负荷（GL）的食物

低升糖指数的食物

长期进食低升糖指数的食物，可以明显改善糖尿病患者的餐后高血糖状态，减轻胰岛素负担，减少血糖波动，并可降低血脂，延缓糖尿病慢性并发症的发生。蛋白质类、茎叶茄瓜类蔬菜是低升糖指数食物。高升糖指数食物中，谷类黏性越低升糖指数越低；水果越酸升糖指数越低。食物加工越粗升糖指数越低。

低血糖负荷的食物

血糖负荷同时兼顾了食物的升糖指数、摄入量对血糖的影响。因此，即使是低升糖指数的食物（如肉类），吃多了还是会提高血糖水平。反之，高升糖指数的食物只要吃得少，对血糖的升高也影响不大。

烹调得当延缓血糖升高

糖尿病患者的血糖波动除与食物的种类和量有关外，烹饪方法也会影响血糖的波动。以下烹饪方法可以降低食物升糖指数：

食物加工不要过细 蔬菜、薯类等不要切得过细或捣成泥状。

烹饪方法急火少水 同一食材烧煮时水分越多、时间越长、温度越高，食物升糖指数越高。

主食添加蛋白质 如面食做成包子、饺子，豆浆煮饭，饭中加豆，都会降低食物升糖指数。

煮米粥时加粗粮 糖尿病患者不宜吃纯米粥，可食用少量五谷杂粮粥。

增加食物的酸味 发酵的食物（如酸菜）烹饪时加适量的醋，可以降低食物的升糖指数。

粗粮进食后停留时间长，营养吸收慢，餐后血糖比较低。

每天补充充足的维生素、无机盐和膳食纤维

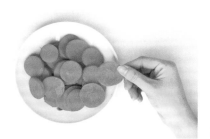

胡萝卜富含的胡萝卜素，是维护眼、呼吸、消化和生殖等系统正常功能必不可少的营养素。

认识维生素和无机盐

维生素和无机盐相对于碳水化合物、脂肪、蛋白质来说，属于微量营养素，尽管需求量较小，但作用巨大。维生素对维持人体生长发育和生理功能有重要作用，是保持人体健康的重要活性物质，维生素缺乏或失衡会促使糖尿病患者病情和慢性并发症的发展。

无机盐是构成人体细胞的结构成分，参与并维持生物体的代谢活动，虽然在人体细胞中的含量很低，但是作用非常大。糖尿病患者由于代谢障碍，加之饮食控制，常会引起无机盐的缺乏，影响胰岛素的合成、分泌、储存、活性以及能量代谢。

认识膳食纤维

膳食纤维就是不被消化吸收的碳水化合物，虽然不被人体吸收利用，但它可以降低空腹血糖、餐后血糖，改善糖耐量，还能吸收食物中有毒物质，降低患肠癌的风险。但过多的摄入也会引起消化不良，影响矿物质、蛋白质的消化吸收，应根据膳食平衡要求适度摄取。

怎么保证每天补充充足的维生素、无机盐和膳食纤维

在保证食物均衡的前提下，尽量做到食物多样化，每天摄入 20 种以上的食物。

吃五谷杂粮粥 选用小米、高粱、薏米、荞麦、糙米、黑豆、黑米、红豆、花生（少量）、玉米糁、百合等，煮成粥。糖尿病患者每日只需吃 1~2 小饭碗就够了，70 岁以上的患者吃 1~2 小茶盅，太多会影响蛋白质等其他营养物质的吸收。

Tips：食物的彩虹原则

从色彩的角度看，人类日常食用的食物不外乎红黄绿白黑这 5 种颜色，俗称为"彩虹食物"。食物的每一种颜色代表不同的营养素，故每种颜色的食物保健作用不尽相同。"彩虹原则"所倡导的就是在摄取适量食物的同时，还需尽量搭配 5 种颜色，确保一日当中每一种颜色都能食用到。在采购和食用时只要把这些颜色的食物搭配起来，就可以满足食物营养成分的均衡。如果每天吃 20 种以上的食物，营养就更全面了。

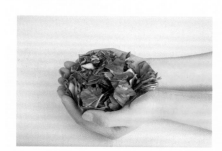

紫甘蓝富含花青素，具有很强的抗氧化作用，能提高人体免疫力。

吃五彩素杂烩 少量选用红（橙）黄绿白紫（黑）五色的蔬菜食材，像烹饪普通青菜一样，急火炒制，烧熟即出锅。像紫洋葱、胡萝卜、大白菜、白萝卜、绿莴苣、黑木耳、蘑菇、青椒、红椒、山药、土豆等都可以选用，做到少量多样。

运动前加餐注意事项

如果血糖水平在 6.0 毫摩尔 / 升以内，参加 30 分钟的低、中、高强度的运动前，可分别加餐主食或水果 0.5、1 和 2 交换份；如果血糖水平在 6.0~10.0 毫摩尔 / 升之间，参加低强度的运动时无需加餐，参加中、高强度运动时可分别加餐主食或水果 0.5 和 1 交换份；如果血糖水平在 10.0~14.0 毫摩尔 / 升之间，参加低、中强度运动时无需加餐，参加高强度运动时可加餐主食或水果 0.5 交换份；当血糖水平超过 14.0 毫摩尔 / 升时，应避免运动，以免引发急性代谢并发症。

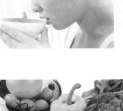

糖尿病患者运动前加餐是为了防止低血糖的发生。

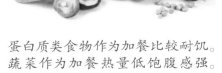

蛋白质类食物作为加餐比较耐饥。蔬菜作为加餐热量低饱腹感强。水果作为加餐能够及时提供能量。

"糖友"一日三餐和加餐要吃好

有这样一种说法：糖尿病是一种富贵病，饮食习惯的好坏起着至关重要的作用。这不无道理，因为大多数的糖尿病都是"吃"出来的，所以糖友们要从"吃"上入手。糖尿病患者如果能合理安排好自己的一日三餐和加餐的话，不仅可以选择丰富而美味的食物，还能很好的控制病情。因此，糖尿病患者要建立符合自己需要的营养饮食方式和习惯。

一日三餐要定时定量定餐

糖尿病患者由于胰岛功能的退化或胰岛素抵抗，体内调节血糖的能力下降。如果进餐不能定时定量，一次进餐太多或太少，人体降血糖机制就会招架不住，使血糖水平不稳定，损害血管和神经，导致糖尿病并发症。

很多糖尿病患者认为，控制血糖最好的办法就是不吃或少吃，但这也会产生一系列不良后果，严重者会发生低血糖昏厥。所以糖尿病患者定时定量定餐很重要，每天起码应该吃三餐，有条件的应该安排 5~6 餐。

理想的情况是，糖尿病患者一日三餐中的两餐间隔时间 4~5 小时。一般情况下，早餐安排在 7:00，午餐安排在 12:00，晚餐安排在 17:00。进餐时间要固定，千万不能随意缩短或延长。可以少量多餐，不能少餐多量。

加餐的方法

加餐的目的是减轻胰岛负担，稳定糖尿病患者的病情。尤其是晚上睡前 1 小时加餐，可有效预防夜间低血糖的发生，避免刺激体内升高血糖激素的强烈反弹，预防清晨及早餐后的显著高血糖。

加餐的量：一般应从主餐中扣除 1/10 的量作为加餐的食物，目的是减轻胰岛素的负担。加餐的时间：为两餐之间，如上午在 9~10 点，下午在 2~3 点。晚上则在睡前 1 小时。加餐的食物：一般选择水果、牛奶、鸡蛋、豆制品、黄瓜和西红柿。

总量控制选择大小合适的餐具

糖尿病患者在遵循个人每日食物交换份需求的情况下，应合理分配一日三餐各类食物的比例。一般来说，早餐和中餐蛋白质食物可以稍多些，晚餐蔬菜稍多些。

吃饭时，要把一餐需要的食物预先用餐具盛好，不要与家人在同一碗内夹取；饭要一次盛好，不要一点点加饭，以免进食量失控。蔬菜中的蛋白质食物应该单独挑出进行测量；用小茶盅盛放米饭，与用小饭碗相比，看上去更有分量感，计量也更精确。

吃饭顺序对了也可以延缓血糖升高

糖尿病患者除严格控制饮食，注意进餐时的一些顺序也会有利于降低餐后血糖。饭前先吃一点生菜、黄瓜或西红柿；饭前先喝汤；先吃些副食再吃主食；细嚼慢咽，不狼吞虎咽。这些都有助于控制血糖。

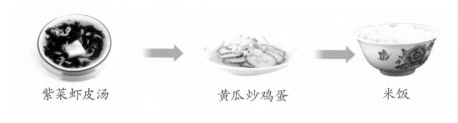

紫菜虾皮汤　　　　　黄瓜炒鸡蛋　　　　　米饭

喝醋能使餐后血糖下降

有研究发现，餐前喝点醋可以降低餐后血糖水平。不管哪种醋，其所含的醋酸能抑制双糖酶的活性，减缓淀粉分解为糖的速度，其作用类似于二甲双胍降糖片。此外，醋能增加机体对胰岛素的敏感性，也能使食物在胃里停留较久，延缓胃的排空时间，增加饱腹感。

糖尿病患者吃醋可以在烹饪时添加，更适合菜肴蘸着醋吃。但要注意每天不能超过 3 调羹，否则可能导致骨质疏松；有胃病的人也不宜吃。

糖尿病患者适合选用酿造醋。颜色为琥珀色或红棕色，摇晃瓶子，产生一层细小持久泡沫，这种醋质量比较好。

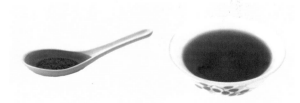

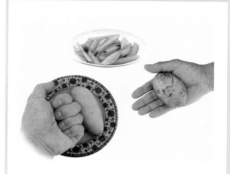

土豆的吃法多种多样，水煮土豆最具饱腹感。烤土豆因丢失水分，单位热量体积接近米饭。

◎ Tips：用土豆换主食增加饱腹感

土豆与粳米、面粉相比，不但含有粳米、面粉中的营养素，还含有它们所没有的营养素，并具有减脂、减肥、降压的作用，对人体的好处非常广泛。

在欧洲，葡萄牙、俄罗斯等国家就有把土豆当主食的传统。同样1交换份的水煮土豆与粳米、面食比较，升糖指数更低，体积却大了1倍，这样可以增加饱腹感，对控制糖尿病患者的餐后血糖十分有利。如果糖尿病患者喜欢吃土豆，建议可以用土豆代替主食食用，最佳吃法为蒸、煮，忌煎炸。

作为主食，土豆同样应该与其他食物混合着吃，这样会使餐后血糖更低。

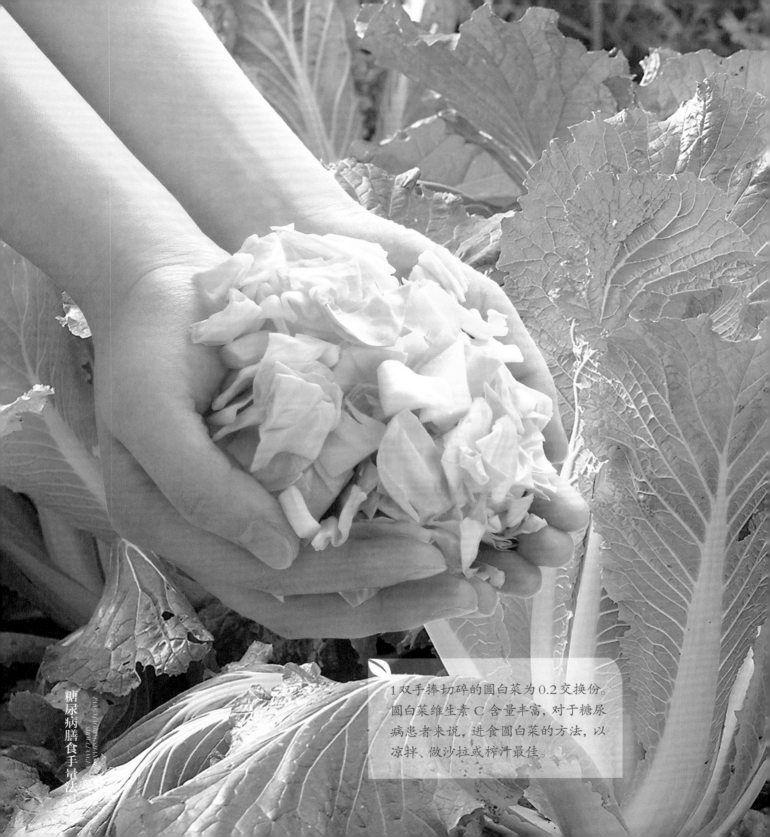

1双手捧切碎的圆白菜为0.2交换份。圆白菜维生素 C 含量丰富，对于糖尿病患者来说，进食圆白菜的方法，以凉拌、做沙拉或榨汁最佳。

第二章
4周快速控糖膳食手量方案

本章为"糖友"提供可操作的日常膳食方案。每个"糖友"可根据自己每天需要的食物交换份份数，找到对应的4周食谱，照着吃就行，可反复使用。不同食物交换份食谱有重复，但食用量不同。使用时有以下几点注意事项：

一、对不喜欢或较难获得的食物，可以用同类交换的原则替换食用，既可以替换某个食物、某餐食谱，也可以替换整天菜谱。比如米饭换成窝窝头、第2天的中餐换成第5天的中餐、第3天的食谱换成第7天的食谱。

二、建议固定使用本书介绍的餐具，方便计量。每日需求食物交换份20份以下的"糖友"，米饭和粥都用小茶盅来盛。小饭碗主要用来盛菜汤、牛奶、豆浆、豆腐脑。

三、由于我国地域辽阔，饮食习惯多样，为了精确估算面食热量，糖尿病患者最好对当地常吃面点的制作规格有一定的了解。传统的窝窝头都是用未发酵的杂粮粉制作的，现在为了改善口感，往往是用发酵粉制作的比较多。同样1单手捧的窝窝头，未发酵的是4份，发酵的是1份。这里的膳食方案中的窝窝头是发酵粉做的，请读者注意。

四、吃面条时，要把面条挑出放入小茶盅计量，1小茶盅无汤面是2份。如果自己做面，可先把面条煮熟，用小茶盅计量后再与其他佐料拌和。

五、如果血糖不稳定，水果类暂时不吃，换成主食类食物。

六、有的菜肴量较小，不方便单独做，可以翻几倍的量烹饪，按比例取食。

七、与家人同吃一锅饭，会碰到控油的问题，蔬菜类菜肴可以采用后加熟油的方法，也可以用开水涮着吃，减盐减油。

八、如果病情控制较好，饱腹感不够，可选择较高热量级的食谱，如改15~16食物交换份食谱为17~18食物交换份食谱。反之，如果病情控制不好，饱腹感还可以，则可以选择较低热量级的食谱。

卧床高大肥胖和轻体力矮个肥胖食谱

▶ 13~14 食物交换份的 4 周食谱 第 1 周

第 1 天

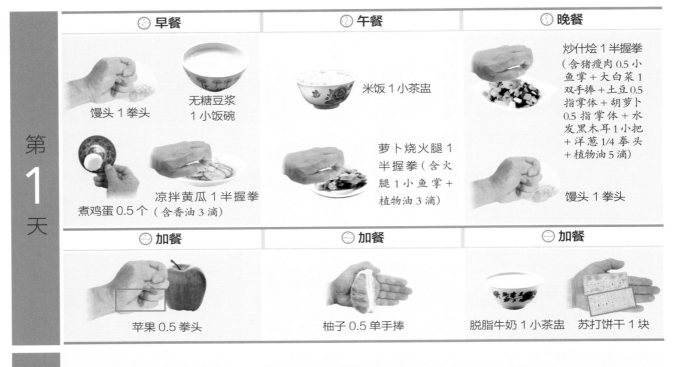

⏰ 早餐	⏰ 午餐	⏰ 晚餐
馒头 1 拳头　无糖豆浆 1 小饭碗　煮鸡蛋 0.5 个　凉拌黄瓜 1 半握拳（含香油 3 滴）	米饭 1 小茶盅　萝卜烧火腿 1 半握拳（含火腿 1 小鱼掌 + 植物油 3 滴）	炒什烩 1 半握拳（含猪瘦肉 0.5 小鱼掌 + 大白菜 1 双手捧 + 土豆 0.5 指掌体 + 胡萝卜 0.5 指掌体 + 水发黑木耳 1 小把 + 洋葱 1/4 拳头 + 植物油 5 滴）　馒头 1 拳头
☺ 加餐	☺ 加餐	☺ 加餐
苹果 0.5 拳头	柚子 0.5 单手捧	脱脂牛奶 1 小茶盅　苏打饼干 1 块

第 2 天

早餐：脱脂牛奶 1 小饭碗（1 小包装）·杂粮面包 2 片·凉拌芹菜丝 1 半握拳（含香油 3 滴）

加餐：杨梅 1 单手捧

午餐：薏米红豆糙米饭 1 小茶盅（制作见 86 页）·菜花炒肉 1 半握拳（含猪瘦肉 1 小鱼掌 + 植物油 3 滴）·炒蒜香空心菜 1 掌背（含蒜蓉 1 小撮 + 植物油 2 滴）

加餐：姜枣橘子汁 1 小茶盅（制作见 153 页）

晚餐：馒头 1 拳头·青菜豆腐汤 1 小饭碗（含豆腐 2 小鱼掌 + 植物油 2 滴）·清炒小白菜 1 掌背（含植物油 2 滴）

加餐：酱牛肉 0.5 小鱼掌

第 3 天

早餐：青菜虾仁汤面 2 小饭碗（含无汤面 1 小茶盅 + 虾仁 1 小把 + 青菜 1 双手捧 + 植物油 3 滴）·煮鸡蛋 0.5 个·拍黄瓜 1 掌背（含香油 2 滴）

加餐：橘子 0.5 单手捧（1 个）

午餐：米饭 1 小茶盅·西芹牛柳 1 半握拳（含瘦牛肉 1 小鱼掌 + 植物油 3 滴）·炒蒜蓉生菜 1 掌背（含蒜蓉 1 小撮 + 植物油 3 滴）

加餐：木瓜橙汁 1 小茶盅（制作见 138 页）

晚餐：小米胡萝卜粥 1 小茶盅（制作见 84 页）·窝窝头 1 单手捧（2 个）·肉丝炒茭白 1 半握拳（含瘦肉 0.5 小鱼掌 + 植物油 2 滴）

加餐：脱脂牛奶 1 小茶盅·无糖饼干 1 块

第4天

早餐： 荞麦面饼 1 掌背（制作见 89 页）· 油焖肉片扁豆 1 半握拳（含猪瘦肉 1 小鱼掌 + 植物油 3 滴）

加餐： 木瓜橙汁 1 小茶盅（制作见 138 页）

午餐： 米饭 1 小茶盅 · 苦瓜炒鸡蛋 1 掌背（制作见 111 页）· 韭菜绿豆芽 1 掌背（含植物油 2 滴）

加餐： 猕猴桃 0.5 单手捧（1 个）

晚餐： 杂粮粥 1 小茶盅 · 土豆烧牛肉 1 半握拳（含牛肉 1 小鱼掌 + 切碎土豆 1 双手捧 + 植物油 2 滴）· 芹菜香菇 1 掌背（含植物油 3 滴）

加餐： 脱脂牛奶 1 小茶盅

第5天

早餐： 玉米燕麦粥 1 小茶盅（制作见 85 页）· 窝窝头 1 单手捧（2 个）· 煮鸡蛋 1 个 · 青菜炒蘑菇 1 半握拳（含植物油 3 滴）

加餐： 黄瓜 1 根（3 指掌体）

午餐： 米饭 1 小茶盅 · 菜花炒香菇 1 半握拳（含植物油 3 滴）· 鸡肉炒黑木耳 1 掌背（制作见 113 页）

加餐： 番石榴 0.5 单手捧（0.5 个）

晚餐： 花卷 1 拳头 · 清炒白菜胡萝卜 1 半握拳（含植物油 3 滴）· 丝瓜豆腐汤 1 小饭碗（含豆腐 2 小鱼掌 + 植物油 2 滴）

加餐： 脱脂牛奶 1 小茶盅

第6天

早餐： 红豆薏米粥 1 小饭碗（制作见 93 页）· 茶鸡蛋 1 个（去掉蛋黄）· 拍黄瓜 1 半握拳（含植物油 2 滴）· 清炒蒜薹 1 指背（含植物油 1 滴）

加餐： 苹果 0.5 拳头（0.5 个）

午餐： 米饭 1 小茶盅 · 牛肉萝卜汤 1 小饭碗（制作见 114 页）· 西红柿炒菜花 1 半握拳（含植物油 3 滴）

加餐： 猕猴桃 0.5 单手捧（1 个）

晚餐： 馒头 1 拳头 · 芹菜炒肉丝 1 掌背（含瘦肉 0.5 小鱼掌 + 植物油 3 滴）· 炒青菜 1 掌背（含植物油 2 滴）

加餐： 无糖饼干 1 块 · 脱脂牛奶 1 小茶盅

第7天

早餐： 馒头 1 拳头 · 牛奶李子汁 1 小茶盅（制作见 136 页）· 西红柿炒圆白菜 1 半握拳（含植物油 3 滴）

加餐： 山楂 0.5 单手捧（4 个）

午餐： 米饭 1 小茶盅 · 清蒸鱼 0.5 小鱼掌 · 黄瓜炒黑木耳 1 半握拳（含植物油 3 滴）· 西红柿蛋汤 1 小饭碗（含鸡蛋 0.5 个 + 植物油 3 滴）

加餐： 橘子 0.5 单手捧（1 个）

晚餐： 蒸糕 1 拳头 · 青菜蘑菇炒肉丝 1 掌背（含瘦肉 0.5 小鱼掌 + 植物油 3 滴）· 白萝卜炖豆腐 1 小饭碗（制作见 104 页）

加餐： 煮鸡蛋 0.5 个

卧床高大肥胖和轻体力矮个肥胖食谱

▶ 13~14 食物交换份的 4 周食谱 第 2 周

第1天

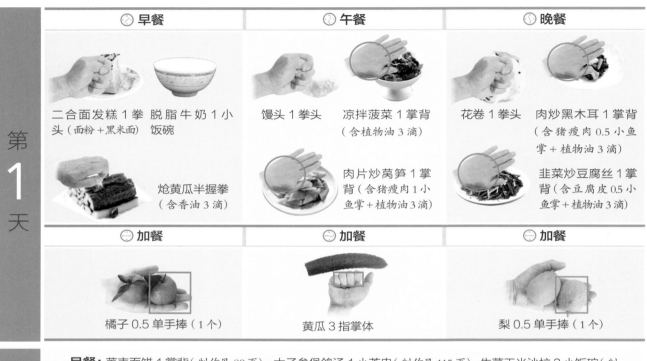

⊘ 早餐	⊘ 午餐	☾ 晚餐
二合面发糕 1 拳头（面粉＋黑米面）　脱脂牛奶 1 小饭碗	馒头 1 拳头　凉拌菠菜 1 掌背（含植物油 3 滴）	花卷 1 拳头　肉炒黑木耳 1 掌背（含猪瘦肉 0.5 小鱼掌＋植物油 3 滴）
炝黄瓜半握拳（含香油 3 滴）	肉片炒莴笋 1 掌背（含猪瘦肉 1 小鱼掌＋植物油 3 滴）	韭菜炒豆腐丝 1 掌背（含豆腐皮 0.5 小鱼掌＋植物油 3 滴）

⊖ 加餐	⊖ 加餐	⊖ 加餐
橘子 0.5 单手捧（1 个）	黄瓜 3 指掌体	梨 0.5 单手捧（1 个）

第2天

早餐： 荞麦面饼 1 掌背（制作见 89 页）·太子参煲鸽汤 1 小茶盅（制作见 115 页）·生菜玉米沙拉 2 小饭碗（制作见 95 页）

加餐： 番石榴 0.5 单手捧（0.5 个）

午餐： 米饭 1 小茶盅·兔肉枸杞子汤 1 小茶盅（制作见 117 页）·蒜香空心菜 1 半握拳（含植物油 3 滴）

加餐： 苹果 0.5 拳头（0.5 个）

晚餐： 花卷 1 指掌体·肉炒黑木耳 1 掌背（含猪瘦肉 0.5 小鱼掌＋植物油 3 滴）·芹菜炒豆腐干 1 掌背（制作见 105 页）·木瓜红枣花生鸡爪汤 1 小茶盅（制作见 128 页）

加餐： 烤鱼片 1 片

第3天

早餐： 素菜饺子 8 个·脱脂牛奶 1 小茶盅·番石榴芹菜豆浆 1 小饭碗（制作见 126 页）·炝黄瓜 1 半握拳（含香油 3 滴）

加餐： 李子 0.5 单手捧（1 个）

午餐： 米饭 1 小茶盅·大豆炒萝卜 1 掌背（制作见 94 页）·炒青椒 1 掌背（含水发黑木耳 1 小把＋植物油 3 滴）

加餐： 山楂 0.5 单手捧（4 个）

晚餐： 米饭 1 小茶盅·丝瓜排骨汤 1 小饭碗（含排骨 1 小鱼掌＋植物油 3 滴）·炒冬笋丝 1 掌背（含切碎冬笋 1 双手捧＋植物油 3 滴）

加餐： 脱脂牛奶 1 小茶盅·无糖饼干 1 块

第4天

早餐: 发糕 1 指掌体·橘皮姜汁粥 1 小茶盅(制作见 132 页)·凉拌芹菜 1 半握拳(含香油 3 滴)·煮鸡蛋 1 个

加餐: 木瓜 1 单手捧(1/4 个)

午餐: 牛肉面 2 小饭碗(含无汤面 1 小茶盅 + 牛肉 0.5 小鱼掌 + 青菜 1 双手捧 + 植物油 3 滴)·豆腐干拌扁豆丝 1 掌背(含豆腐干 0.5 小鱼掌 + 扁豆丝 2 小把 + 胡萝卜丝 2 小撮 + 花椒油 3 滴)

加餐: 樱桃 1 单手捧(10 个)

晚餐: 红豆糯米饭 1 小茶盅·拌绿豆芽 1 掌背(含香油 2 滴)·炖老鸭 1 小茶盅(制作见 116 页)·拌油麦菜 1 掌背(含植物油 3 滴)

加餐: 脱脂牛奶 1 小茶盅

第5天

早餐: 馒头 1 拳头·脱脂牛奶 1 小茶盅·油菜炒豆腐干 1 半握拳(含豆腐干 0.5 小鱼掌 + 植物油 3 滴)

加餐: 桃子 0.5 单手捧(1 个)

午餐: 过水面 1 小茶盅·榨菜炒肉 1 指背(含猪瘦肉 1 小鱼掌 + 植物油 1 滴)·拌油麦菜 1 半握拳(含植物油 3 滴)

加餐: 李子 0.5 单手捧(1 个)

晚餐: 花卷 1 拳头·驴肉汤 1 小茶盅(制作见 118 页)·凉拌茄子 1 半握拳(含植物油 3 滴)

加餐: 脱脂牛奶 1 小茶盅·苏打饼干 1 块

第6天

早餐: 粗粮馒头 1 指掌体·水煮鸡蛋 1 个·樱桃西米露 1 小茶盅(制作见 130 页)·蒜泥拌荠菜 1 半握拳(含香油 3 滴)

加餐: 草莓柚汁 1 小茶盅(制作见 131 页)

午餐: 荞麦饭 1 小茶盅·清蒸丸子 1 小饭碗(含瘦牛肉 1 小鱼掌 + 鲜蘑菇 1 小把 + 胡萝卜 0.5 指掌体 + 海米 1 小撮 + 植物油 3 滴)·茄子炒苦瓜 1 半握拳(制作见 101 页)

加餐: 山楂 0.5 单手捧(4 个)

晚餐: 豇豆米饭 1 小茶盅(制作见 90 页)·肉炒香芹豆腐干 1 半握拳(含猪瘦肉 0.5 小鱼掌 + 豆腐干 0.5 小鱼掌 + 植物油 3 滴)

加餐: 大虾 5 只·苏打饼干 1 块

第7天

早餐: 油饼 1 掌背·无糖豆浆 1 小饭碗·凉拌紫甘蓝 1 掌背(制作见 107 页)·小西红柿 0.5 单手捧·酱牛肉 0.5 小鱼掌

加餐: 菠萝 0.5 单手捧

午餐: 二米饭(粳米 + 黑米)1 小茶盅·鲫鱼汤 1 小茶盅(制作见 119 页)·黑木耳炒芥蓝 1 掌背(含植物油 3 滴)·双椒炒笋丁 1 掌背(制作见 106 页)

加餐: 火龙果胡萝卜汁 1 小茶盅(制作见 133 页)

晚餐: 蒸饺 8 个(含韭菜 2 小把 + 鸡蛋 0.5 个 + 植物油 2 滴)·肉丝炒蒜薹 1 掌背(含猪瘦肉 0.5 小鱼掌 + 植物油 2 滴)·凉拌菠菜 1 掌背(含香油 2 滴)

加餐: 西红柿芹菜汁 1 小饭碗(制作见 97 页)·豆腐干(切丁)1 小把

卧床高大肥胖和轻体力矮个肥胖食谱

▶ **13~14 食物交换份的 4 周食谱 第 3 周**

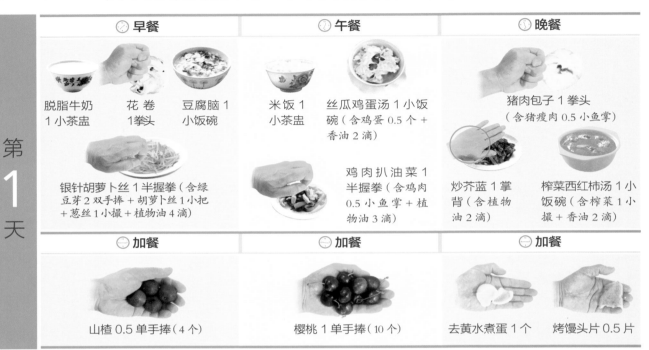

第 1 天

☺ 早餐	☺ 午餐	☺ 晚餐
脱脂牛奶 1 小茶盅　花卷 1 拳头　豆腐脑 1 小饭碗	米饭 1 小茶盅　丝瓜鸡蛋汤 1 小饭碗（含鸡蛋 0.5 个 + 香油 2 滴）	猪肉包子 1 拳头（含猪瘦肉 0.5 小鱼掌）
银针胡萝卜丝 1 半握拳（含绿豆芽 2 双手捧 + 胡萝卜丝 1 小把 + 葱丝 1 小撮 + 植物油 4 滴）	鸡肉扒油菜 1 半握拳（含鸡肉 0.5 小鱼掌 + 植物油 3 滴）	炒芥蓝 1 掌背（含植物油 2 滴）　榨菜西红柿汤 1 小饭碗（含榨菜 1 小撮 + 香油 2 滴）

☺ 加餐	☺ 加餐	☺ 加餐
山楂 0.5 单手捧（4 个）	樱桃 1 单手捧（10 个）	去黄水煮蛋 1 个　烤馒头片 0.5 片

第 2 天

早餐： 脱脂牛奶 1 小茶盅·煮玉米 1 单手捧·素炒土豆丝 1 掌背（含植物油 2 滴）·韭菜炒豆腐丝 1 掌背（含豆腐干 0.5 小鱼掌 + 植物油 2 滴）

加餐： 燕麦大豆糊 1 小茶盅（制作见 87 页）

午餐： 玉米绿豆饭 1 小茶盅（制作见 91 页）·韭菜炒绿豆芽 1 半握拳（含植物油 3 滴）·排骨藕汤 1 小饭碗（含排骨 1 小鱼掌 + 香油 2 滴）

加餐： 草莓 1 单手捧（5 个）

晚餐： 杂米饭 1 小茶盅·芹菜炒肉丝 1 半握拳（含瘦肉 0.5 小鱼掌 + 植物油 3 滴）·青菜豆腐羹 1 小茶盅（含南豆腐 1 小鱼掌 + 植物油 2 滴）

加餐： 牛肉干 1 食指·黄瓜 1 指掌体

第 3 天

早餐： 莲子黑米粥 1 小茶盅（制作见 142 页）·窝窝头 1 拳头（或 1 单手捧）·蒜末黄瓜 1 掌背（制作见 110 页）·煮鸡蛋 1 个

加餐： 石榴 0.5 单手捧（0.5 个）

午餐： 杂粮米饭 1 小茶盅·香煎三文鱼 1.5 小鱼掌（制作见 121 页）·青菜炒黑木耳 1 半握拳（含植物油 3 滴）

加餐： 黑米花生浆 1 小茶盅（制作见 88 页）

晚餐： 黑米粥 1 小茶盅·馒头 0.5 指掌体·肉丁西蓝花 1 半握拳（含猪瘦肉 1 小鱼掌 + 植物油 3 滴）·土豆西红柿汤 1 小饭碗（制作见 99 页）

加餐： 脱脂牛奶 1 小茶盅·烤馒头片 0.5 片

第4天

早餐： 枸杞子豆浆 1 小饭碗（无糖，含枸杞子 1 小把）·肉末粉丝包 1 拳头（含猪瘦肉 0.5 小鱼掌）·蒜泥拌荠菜 1 半握拳（含香油 3 滴）

加餐： 无糖银耳雪梨汤 1 小饭碗（制作见 108 页）

午餐： 米饭 1 小茶盅·清蒸鲤鱼 0.5 小鱼掌·韭菜炒豆皮 1 掌背（含豆皮 0.5 小鱼掌 + 植物油 2 滴）·拍黄瓜 1 掌背（含香油 3 滴）·桔梗冬瓜汤 1 小饭碗（制作见 146 页）

加餐： 火龙果 0.5 单手捧（1/4 个）

晚餐： 油麦菜汤面 2 小饭碗（含无汤面 1 小茶盅 + 油麦菜 2 双手捧 + 植物油 2 滴）·蒜苗炒肉 1 掌背（含瘦肉 0.5 小鱼掌 + 植物油 2 滴）

加餐： 橘子 0.5 单手捧（1 个）·大虾 5 只

第5天

早餐： 馒头 1 拳头·核桃仁豆浆 1 小饭碗（制作见 143 页）·蒜蓉茼蒿 1 掌背（含植物油 2 滴）·韭菜炒豆皮 1 掌背（含豆皮 0.5 小鱼掌 + 植物油 1 滴）

加餐： 杨桃 1 单手捧（1 个）

午餐： 豇豆米饭 1 小茶盅（制作见 90 页）·炒油麦菜 1 半握拳（含植物油 3 滴）·牡蛎菠菜汤 1 小饭碗（制作见 122 页）

加餐： 黑豆浆 1 小饭碗（制作见 92 页）

晚餐： 米饭 1 小茶盅·红烧黄鳝 1 小鱼掌（制作见 123 页）·芹菜炒豆芽 1 半握拳（含植物油 3 滴）

加餐： 苹果 0.5 拳头（0.5 个）·煮鸡蛋 1 个（去蛋黄）

第6天

早餐： 烤馒头片 2 片·玉米须粥 1 小茶盅（制作见 147 页）·茶鸡蛋 1 个·芝麻酱拌苦菊 1 掌背（含蒜泥 1 小撮 + 芝麻酱 0.5 调羹）·西红柿菜花 1 掌背（含植物油 2 滴）

加餐： 西红柿圆白菜汁 1 小茶盅（制作见 109 页）

午餐： 米饭 1 小茶盅·蒜薹炒茄子 1 半握拳（含植物油 3 滴）·鲫鱼豆腐汤 1 小饭碗（含鲫鱼 0.5 小鱼掌 + 豆腐 2 小鱼掌 + 香油 2 滴）

加餐： 苹果 0.5 拳头（0.5 个）

晚餐： 南瓜饼 1 掌背·蒜香鳕鱼汤 1 小饭碗（制作见 124 页）·凉拌莴苣 1 半握拳（含香油 3 滴）

加餐： 脱脂牛奶 1 小茶盅·烤馒头片 0.5 片

第7天

早餐： 洋葱粥 1 小茶盅（制作见 103 页）·馒头 1 指掌体·茶鸡蛋 1 个（去蛋黄）·凉拌菜 1 半握拳（含紫甘蓝、圆白菜、黄瓜、水发海带、胡萝卜丝 + 香油 3 滴）·花生拌芹菜 1 调羹（制作见 141 页）

加餐： 苹果胡萝卜汁 1 小茶盅（制作见 127 页）

午餐： 米饭 1 小茶盅·草鱼炖豆腐 1 小饭碗（含草鱼块 0.5 小鱼掌 + 豆腐 2 小鱼掌 + 冬笋片 1 小把 + 雪菜 1 小撮 + 蒜蓉 1 小撮 + 植物油 3 滴）·凉拌魔芋豆腐 1 半握拳（制作见 102 页）

加餐： 橘子 0.5 单手捧（1 个）

晚餐： 美味面片 1 小饭碗（含无汤面片 1 小茶盅 + 大虾 2 只 + 青菜 1 小把 + 甜面酱 0.5 调羹 + 花椒粉少许 + 植物油 2 滴）·西蓝花烧双菇 1 半握拳（制作见 100 页）

加餐： 脱脂牛奶 1 小茶盅·苏打饼干 1 块

卧床高大肥胖和轻体力矮个肥胖食谱

▶ 13~14 食物交换份的 4 周食谱 第 4 周

第 1 天

☺ 早餐	⏰ 午餐	☾ 晚餐

小笼包 4 个　小米粥 1 小茶盅　煮鸡蛋 0.5 个

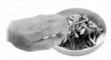

米饭 1 小茶盅　韭菜炒绿豆芽 1 半握拳（含植物油 3 滴）

美味面片 1 小饭碗（含无汤面片 1 小茶盅 + 大虾 2 只 + 青菜 1 双手捧 + 甜面酱 0.5 调羹 + 花椒粉少许 + 植物油 2 滴）

炝甘蓝 1 半握拳（含水发虾干 0.5 小鱼掌 + 豆腐干 0.5 小鱼掌 + 植物油 3 滴）

草鱼炖豆腐 1 小饭碗（含草鱼块 0.5 小鱼掌 + 豆腐 2 小鱼掌 + 冬笋片 1 小把 + 雪菜 1 小把 + 蒜蓉 1 小撮 + 植物油 3 滴）

拌菠菜 1 半握拳（含水发海米 1 小把 + 香油 4 滴）

⊖ 加餐	⊖ 加餐	⊖ 加餐

番石榴 0.5 单手捧 (0.5 个)

黄瓜 3 指掌体

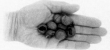

山核桃 1 小把

第 2 天

早餐： 花卷 1 拳头 · 脱脂牛奶 1 小茶盅 · 韭菜豆腐丝 1 半握拳（含豆腐干 0.5 小鱼掌 + 香油 3 滴）

加餐： 番石榴 0.5 单手捧（0.5 个）

午餐： 小米饭 1 小茶盅 · 柚子肉炖鸡 1 小茶盅（制作见 134 页）· 菠菜烧香菇 1 半握拳（含植物油 3 滴）

加餐： 樱桃 1 单手捧（10 个）

晚餐： 玉米绿豆饭 1 小茶盅（制作见 91 页）· 素炒茼蒿 1 半握拳（含植物油 3 滴）· 虾皮紫菜汤 1 小饭碗（虾皮 1 小把 + 紫菜 1 小把 + 香油 1 滴）

加餐： 脱脂牛奶 1 小茶盅 · 无糖饼干 1 块

第 3 天

早餐： 无糖豆浆 1 小饭碗 · 馒头 1 拳头 · 拌肉丁 2 调羹（含瘦肉 0.5 小鱼掌 + 胡萝卜末 1 小撮 + 洋葱末 1 小撮 + 甜面酱 0.5 调羹 + 香油 2 滴）· 拌杂菜 1 半握拳（含圆白菜、茼蒿、胡萝卜 + 香油 3 滴）

加餐： 西瓜 1 单手捧

午餐： 红豆米饭 1 小茶盅 · 青椒炒蛋 1 掌背（制作见 98 页）· 香菇青菜 1 掌背（含植物油 2 滴）

加餐： 桃子 0.5 单手捧（1 个）

晚餐： 油菜肉丝荞麦汤面 2 小饭碗（含无汤面 1 小茶盅 + 瘦肉 0.5 小鱼掌 + 油菜 1 双手捧 + 香油 2 滴）· 醋熘黄豆芽 1 半握拳（制作见 150 页）

加餐： 脱脂牛奶 1 小茶盅 · 烤馒头片 0.5 片

第4天

早餐：馒头 1 指掌体 · 人参枸杞子粥 1 小茶盅（制作见 148 页）· 拌菜花 1 掌背（含香油 2 滴）· 煮鸡蛋 1 个 · 西红柿 1 拳头

加餐：李子 0.5 单手捧（1 个）

午餐：杂粮米饭 1 小茶盅 · 红烧排骨 0.5 小鱼掌（含植物油 2 滴）· 白萝卜橄榄汤 1 小饭碗（制作见 137 页）· 韭菜豆腐丝 1 掌背（含豆腐干 0.5 小鱼掌 + 香油 2 滴）

加餐：柚子 0.5 单手捧（1~2 瓣）

晚餐：发糕 1 拳头（含面粉和玉米面）· 青椒炒肉 1 掌背（含猪瘦肉 1 小鱼掌 + 植物油 2 滴）· 扒冬瓜条 1 半握拳（制作见 112 页）

加餐：烤鱼片 1 片 · 苏打饼干 1 块

第5天

早餐：杂粮馒头 1 指掌体 · 脱脂牛奶煮燕麦片 1 小饭碗（含燕麦 2 平调羹）· 拌菜花 1 掌背（含香油 2 滴）· 青菜炒黑木耳 1 半握拳（含香油 3 滴）

加餐：西红柿 1 拳头

午餐：薏米红豆糙米饭 1 小茶盅（制作见 86 页）· 虾仁西葫芦 1 掌背（含鲜虾仁 1 小把 + 植物油 2 滴）· 枸杞子山药羊肉汤 1 小茶盅（制作见 144 页）

加餐：猕猴桃 0.5 单手捧（1 个）

晚餐：馒头 1 拳头 · 菠菜炒鸡蛋 1 掌背（制作见 96 页）· 三丝小炒 1 半握拳（含水发海带、洋葱、胡萝卜 + 植物油 3 滴）

加餐：烤土豆 1 指掌体

第6天

早餐：麻酱烧饼 1 掌背 · 蒸蛋羹 1 小茶盅（鸡蛋 0.5 个）· 炒油菜豆腐 1 半握拳（含北豆腐 1 小鱼掌 + 香油 3 滴）

加餐：山楂 0.5 单手捧（4 个）

午餐：杂米饭 1 小茶盅（含粳米、小米、高粱）· 红烧草鱼 1.5 小鱼掌 · 蒜香芥蓝 1 掌背（含植物油 2 滴）· 蒜泥黄瓜 1 掌背（制作见 152 页）

加餐：苹果 0.5 拳头（0.5 个）

晚餐：二合面馒头 1 拳头（含面粉、玉米面）· 炝豇豆 1 掌背（含香油 3 滴）· 黄瓜熘鸡片 1 掌背（含鸡胸肉 1 小鱼掌 + 植物油 3 滴）

加餐：脱脂牛奶 1 小茶盅 · 无糖饼干 1 块

第7天

早餐：猪肉包子 1 拳头 · 无糖豆浆 1 小饭碗 · 蒜泥黄瓜 1 半握拳（制作见 152 页）

加餐：木瓜 1 单手捧（1/4 个）

午餐：贴饼子 1 掌背（含玉米面、大豆面）· 玉竹煲兔肉 1 小饭碗（制作见 149 页）· 拍黄瓜 1 半握拳（含香油 3 滴）

加餐：猕猴桃 0.5 单手捧（1 个）

晚餐：烙饼 1 掌背 · 银耳鸭汤 1 小饭碗（含水发银耳 0.5 小把 + 鸭肉 0.5 小鱼掌 + 植物油 3 滴）· 素炒豌豆苗 1 半握拳（含蒜末 1 小撮 + 植物油 3 滴）

加餐：脱脂牛奶 1 小茶盅 · 烤馒头片 0.5 片

轻体力中等肥胖和卧床中等消瘦食谱

▶ 15~16 食物交换份的 4 周食谱 第 1 周

第 1 天

☺ 早餐	⏰ 午餐	🌙 晚餐
花卷 1 指掌体	米饭 1 小饭碗	二合面发糕 1 指掌体
清炒蒜薹 1 掌背（含植物油 4 滴）	馒头 1 指掌体	凉拌魔芋豆腐 1 半握拳（魔芋豆腐 1 双手捧 + 切丝黄瓜 1 小把 + 切丝胡萝卜 1 小把 + 植物油 3 滴）
馄饨 1 小饭碗	火腿烧萝卜 1 半握拳（切碎萝卜 2 双手捧 + 切碎胡萝卜 1 小把 + 火腿 1 小鱼掌 + 植物油 4 滴）	香菇烧肉 1 掌背（含瘦肉 0.5 小鱼掌 + 香菇 2 小把 + 苦瓜 1 小把 + 植物油 3 滴）
鸡蛋炒韭菜 1 掌背（含鸡蛋 0.5 个 + 植物油 2 滴）	小白菜豆腐汤 1 小饭碗（含老豆腐 0.5 小鱼掌 + 海米 1 小撮 + 植物油 3 滴）	小米粥 1 小茶盅

⊖ 加餐	⊖ 加餐	⊖ 加餐
草莓 1 单手捧（5 个）	黄瓜 3 指掌体	大虾 5 只 ・ 烤馒头片 0.5 片

第 2 天

早餐： 脱脂牛奶 1 小茶盅 ・虾仁饺子 8 个 ・凉拌芹菜丝 1 半握拳（含香油 3 滴）

加餐： 番石榴 0.5 单手捧（0.5 个）

午餐： 薏米红豆糙米饭 1 小茶盅（制作见 86 页）・馒头 1 指掌体 ・菜花炒肉 1 半握拳（含猪瘦肉 1.5 小鱼掌 + 植物油 4 滴）・炒蒜香空心菜 1 掌背（含蒜蓉 1 小撮 + 植物油 3 滴）

加餐： 姜枣橘子汁 1 小茶盅（制作见 153 页）

晚餐： 馒头 1 拳头 ・青菜豆腐汤 1 小饭碗（含豆腐 2 小鱼掌 + 植物油 3 滴）・清炒小白菜 1 半握拳（含植物油 3 滴）

加餐： 酱牛肉 0.5 小鱼掌

第 3 天

早餐： 青菜虾仁汤面 2 小饭碗（含无汤面 1 小茶盅 + 虾仁 1 小把 + 青菜 1 双手捧 + 植物油 3 滴）・煮鸡蛋 1 个 ・拍黄瓜 1 掌背（含香油 3 滴）

加餐： 橘子 0.5 单手捧（1 个）

午餐： 黑米粥 1 小茶盅 ・馒头 1 拳头 ・西芹牛柳 1 半握拳（含瘦牛肉 1.5 小鱼掌 + 植物油 3 滴）・炒蒜蓉生菜 1 掌背（含蒜蓉 1 小撮 + 植物油 3 滴）

加餐： 木瓜橙汁 1 小茶盅（制作见 138 页）

晚餐： 小米胡萝卜粥 1 小茶盅（制作见 84 页）・窝窝头 1 单手捧（2 个）・肉丝炒茭白 1 半握拳（含瘦肉 1 小鱼掌 + 植物油 3 滴）

加餐： 脱脂牛奶 1 小茶盅 ・无糖饼干 1 块

第 4 天

早餐： 荞麦面饼 1 掌背（制作见 89 页）· 油焖肉片扁豆 1 半握拳（含猪瘦肉 1.5 小鱼掌 + 植物油 3 滴）

加餐： 木瓜橙汁 1 小茶盅（制作见 138 页）

午餐： 米饭 1 小茶盅 · 鲜玉米棒 1 根 · 苦瓜炒鸡蛋 1 掌背（制作见 111 页）· 韭菜绿豆芽 1 掌背（含植物油 3 滴）

加餐： 猕猴桃 0.5 单手捧（1 个）

晚餐： 杂粮粥 1 小茶盅 · 土豆烧牛肉 1 半握拳（含牛肉 1 小鱼掌 + 切碎土豆 1 双手捧 + 植物油 3 滴）· 芹菜香菇 1 掌背（含植物油 3 滴）

加餐： 脱脂牛奶 1 小茶盅 · 烤馒头片 0.5 片

第 5 天

早餐： 玉米燕麦粥 1 小茶盅（制作见 85 页）· 窝窝头 1 单手捧（2 个）· 煮鸡蛋 1 个 · 青菜炒蘑菇 1 半握拳（含植物油 3 滴）

加餐： 黄瓜 1 根（3 指掌体）

午餐： 米饭 1 小茶盅 · 窝窝头 0.5 单手捧（1 个）· 菜花香菇炒肉 1 半握拳（含肉 0.5 小鱼掌 + 植物油 3 滴）· 鸡肉炒黑木耳 1 掌背（制作见 113 页）

加餐： 番石榴 0.5 单手捧（0.5 个）

晚餐： 花卷 1 拳头 · 清炒白菜胡萝卜 1 半握拳（含植物油 4 滴）· 丝瓜豆腐汤 1 小饭碗（含豆腐 2 小鱼掌 + 植物油 3 滴）

加餐： 大虾 5 只 · 烤馒头片 0.5 片

第 6 天

早餐： 红豆薏米粥 1 小饭碗（制作见 93 页）· 茶鸡蛋 1 个 · 拍黄瓜 1 半握拳（含植物油 3 滴）

加餐： 苹果 0.5 拳头（0.5 个）

午餐： 小米粥 1 小茶盅 · 馒头 1 拳头 · 牛肉萝卜汤 1 小饭碗（制作见 114 页）· 西红柿菜花炒虾仁 1 半握拳（含虾仁 1 小把 + 植物油 3 滴）

加餐： 猕猴桃 0.5 单手捧（1 个）

晚餐： 馒头 1 拳头 · 芹菜炒肉丝 1 掌背（含瘦肉 1 小鱼掌 + 植物油 3 滴）· 炒青菜 1 半握拳（含植物油 3 滴）

加餐： 无糖饼干 1 块 · 脱脂牛奶 1 小茶盅

第 7 天

早餐： 馒头 1 拳头 · 牛奶李子汁 1 小茶盅（制作见 136 页）· 西红柿炒圆白菜 1 半握拳（含植物油 3 滴）· 鸡蛋 1 个（去蛋黄）

加餐： 山楂 0.5 单手捧（4 个）

午餐： 米饭 1 小茶盅 · 清蒸鱼 1 小鱼掌 · 黄瓜炒黑木耳 1 半握拳（含植物油 3 滴）· 土豆西红柿汤 1 小饭碗（含土豆 1 指掌体 + 植物油 3 滴）

加餐： 橘子 0.5 单手捧（1 个）

晚餐： 蒸糕 1 拳头 · 青菜蘑菇炒肉丝 1 掌背（含瘦肉 0.5 小鱼掌 + 植物油 3 滴）· 白萝卜炖豆腐 1 小饭碗（制作见 104 页）

加餐： 豆腐干 1 小把（切丁）· 苏打饼干 1 块

轻体力中等肥胖和卧床中等消瘦食谱

▶ 15~16 食物交换份的 4 周食谱 第 2 周

糖尿病膳食手量法

44

第1天

☺ 早餐	☺ 午餐	☽ 晚餐
无糖豆浆 1 小饭碗　西红柿 1 单手捧	小米粥 1 小茶盅　粗粮馒头 1 拳头　芹菜炒肉 1 掌背（含瘦肉 1 小鱼掌＋植物油 3 滴）	西红柿西蓝花 1 半握拳（含植物油 5 滴）　馒头 1 拳头
摊莜麦蛋饼 1 掌背（莜麦面 6 平调羹＋鸡蛋 1 个＋韭菜段 1 小把＋植物油 2 滴）	虾仁白菜 1 掌背（含鲜虾仁 1 小把＋植物油 3 滴）　紫菜虾皮汤 1 小饭碗（含紫菜 1 小把＋虾皮 1 小把＋植物油 3 滴）	豆腐油菜瘦肉汤 1 小饭碗（含瘦肉 0.5 小鱼掌＋豆腐 1 小鱼掌＋油菜 1 双手捧＋植物油 4 滴）

⊖ 加餐	⊖ 加餐	⊖ 加餐
狝猴桃 0.5 单手捧（1 个）	榛子 1 小把	脱脂牛奶 1 小茶盅＋燕麦片 2 平调羹

第2天

早餐： 麻酱卷 1 拳头·太子参煲鸽汤 1 小茶盅（制作见 115 页）·生菜玉米沙拉 2 小饭碗（制作见 95 页）·烤鱼片 1 片

加餐： 番石榴 0.5 单手捧（0.5 个）

午餐： 米饭 1 小茶盅·窝窝头 1 单手捧（2 个）·兔肉枸杞子汤 1 小茶盅（制作见 117 页）·蒜香空心菜 1 半握拳（含植物油 3 滴）

加餐： 苹果 0.5 拳头（0.5 个）

晚餐： 花卷 1 指掌体·肉炒黑木耳 1 掌背（含猪瘦肉 0.5 小鱼掌＋植物油 3 滴）·芹菜炒豆腐干 1 掌背（制作见 105 页）·木瓜红枣花生鸡爪汤 1 小茶盅（制作见 128 页）

加餐： 烤鱼片 1 片·烤馒头片 0.5 片

第3天

早餐： 素菜饺子 8 个·脱脂牛奶 1 小茶盅·番石榴芹菜豆浆 1 小饭碗（制作见 126 页）·炝黄瓜 1 半握拳（含香油 3 滴）

加餐： 橙子 0.5 单手捧（1 个）

午餐： 米饭 1 小茶盅·大豆炒萝卜 1 掌背（制作见 94 页）·青椒炒土豆丝 1 半握拳（含土豆丝 2 小把＋水发黑木耳 1 小把＋植物油 3 滴）

加餐： 李子 0.5 单手捧（1 个）

晚餐： 米饭 1 小茶盅·丝瓜排骨汤 1 小饭碗（含排骨 2 小鱼掌＋植物油 3 滴）·炒冬笋丝 1 掌背（含切碎冬笋 1 双手捧＋植物油 3 滴）

加餐： 脱脂牛奶 1 小茶盅·无糖饼干 1 块

第4天

早餐： 发糕1指掌体·橘皮姜汁粥1小茶盅（制作见132页）·凉拌芹菜1半握拳（含香油3滴）·煮鸡蛋1个

加餐： 木瓜1单手捧（1/4个）

午餐： 牛肉面2小饭碗（含无汤面1小茶盅＋牛肉1小鱼掌＋青菜1双手捧＋植物油3滴）·馒头1指掌体·豆腐干拌扁豆丝1掌背（含豆腐干0.5小鱼掌＋扁豆丝2小把＋胡萝卜丝2小撮＋花椒油3滴）

加餐： 樱桃1单手捧（10个）

晚餐： 红豆糯米饭1小茶盅·拌绿豆芽1掌背（含香油3滴）·炖老鸭1小茶盅（制作见116页）·拌油麦菜1掌背（含植物油3滴）

加餐： 脱脂牛奶1小茶盅·烤馒头片0.5片

第5天

早餐： 荞麦面饼1掌背（制作见89页）·脱脂牛奶1小饭碗·炝黄瓜1半握拳（含香油3滴）·茶鸡蛋0.5个

加餐： 桃子0.5单手捧（1个）

午餐： 米饭1小茶盅·馒头1指掌体·草鱼炖豆腐1小饭碗（含草鱼块1小鱼掌＋豆腐2小鱼掌＋冬笋片1小把＋雪菜1小撮＋蒜蓉1小撮＋植物油3滴）·凉拌魔芋豆腐1半握拳（制作见102页）

加餐： 李子0.5单手捧（1个）

晚餐： 花卷1拳头·驴肉汤1小茶盅（制作见118页）·凉拌茄子1半握拳（含植物油3滴）

加餐： 脱脂牛奶1小茶盅·烤馒头片0.5片

第6天

早餐： 猪肉饺子4个·水煮鸡蛋1个·樱桃西米露1小茶盅（制作见130页）·蒜泥拌荠菜1半握拳（含香油3滴）

加餐： 草莓柚汁1小茶盅（制作见131页）

午餐： 荞麦饭1小茶盅·牛肉土豆汤1小饭碗（含牛肉1小鱼掌＋鲜蘑菇1小把＋土豆1指掌体＋植物油4滴）·茄子炒苦瓜1半握拳（制作见101页）

加餐： 西瓜1单手捧

晚餐： 豇豆米饭1小茶盅（制作见90页）·肉炒香芹豆腐干1半握拳（含猪瘦肉0.5小鱼掌＋豆腐干0.5小鱼掌＋植物油3滴）

加餐： 大虾5只·苏打饼干1块

第7天

早餐： 油饼1掌背·无糖豆浆1小饭碗·凉拌紫甘蓝1掌背（制作见107页）·小西红柿0.5单手捧·酱牛肉1小鱼掌

加餐： 菠萝0.5单手捧

午餐： 杂粮粥1小茶盅·馒头1指掌体·鲫鱼汤1小茶盅（制作见119页）·黑木耳炒芥蓝1掌背（含植物油3滴）·双椒炒笋丁1掌背（制作见106页）

加餐： 火龙果胡萝卜汁1小茶盅（制作见133页）

晚餐： 蒸饺8个（含韭菜2小把＋鸡蛋0.5个＋植物油3滴）·肉丝炒蒜薹1掌背（含猪瘦肉0.5小鱼掌＋植物油2滴）·凉拌菠菜1掌背（含香油3滴）

加餐： 西红柿芹菜汁1小饭碗（制作见97页）·豆腐干1小把（切丁）

轻体力中等肥胖和卧床中等消瘦食谱

▶ 15~16 食物交换份的 4 周食谱 第 3 周

☺ 早餐		☺ 午餐		☺ 晚餐	
蔬菜饺子 8 个	牛奶 1 小饭碗	米饭 1 小茶盅	窝窝头 1 单手捧（2 个）	二合面发糕 1 指掌体	小米粥 1 小茶盅
清炒蒜薹 1 半握拳（含植物油 4 滴）	鸡蛋炒韭菜 1 掌背（含鸡蛋 0.5 个 + 植物油 2 滴）	火腿烧萝卜 1 半握拳（萝卜片 1.5 双手捧 + 胡萝卜片 1 小把 + 火腿 1 小鱼掌 + 植物油 4 滴）	小白菜豆腐汤 1 小饭碗（含老豆腐 0.5 小鱼掌 + 海米 1 小把 + 植物油 3 滴）	香菇烧肉 1 掌背（含瘦肉 0.5 小鱼掌 + 香菇 1 双手捧 + 碎苦瓜 1 小把 + 植物油 3 滴）	凉拌魔芋 1 掌背（魔芋条 1 小把 + 黄瓜丝 1 小把 + 胡萝卜丝 1 小把 + 植物油 3 滴）

第 1 天

☺ 加餐	☺ 加餐	☺ 加餐	
草莓 1 单手捧（5 个）	柚子 0.5 单手捧（1~2 瓣）	牛肉干 1 食指	无糖饼干 1 块

第 2 天

早餐： 脱脂牛奶 1 小饭碗 · 花卷 1 拳头 · 炒芥蓝 1 掌背（含植物油 3 滴）· 豆干（切丁）1 小把 · 蒜末黄瓜 1 掌背（制作见 110 页）

加餐： 燕麦大豆糊 1 小茶盅（制作见 87 页）

午餐： 米饭 1 小茶盅 · 韭菜炒绿豆芽 1 半握拳（含植物油 3 滴）· 排骨藕汤 1 小饭碗（含排骨 1 小鱼掌 + 香油 3 滴）

加餐： 草莓 1 单手捧（5 个）

晚餐： 杂米饭 1 小茶盅 · 芹菜炒肉丝 1 半握拳（含瘦肉 1 小鱼掌 + 植物油 3 滴）· 青菜豆腐汤 1 小饭碗（含豆腐 1 小鱼掌 + 植物油 3 滴）

加餐： 牛肉干 1 食指 · 黄瓜 1 指掌体

第 3 天

早餐： 莲子黑米粥 1 小茶盅（制作见 142 页）· 窝窝头 1 拳头（或 1 单手捧）· 凉拌菠菜 1 掌背（含香油 3 滴）· 煮鸡蛋 1 个

加餐： 火龙果 0.5 单手捧（1/4 个）

午餐： 杂粮米饭 1 小茶盅 · 香煎三文鱼 1.5 小鱼掌（制作见 121 页）· 青菜炒黑木耳 1 半握拳（含植物油 3 滴）· 土豆西红柿汤 1 小饭碗（制作见 99 页）

加餐： 黑米花生浆 1 小茶盅（制作见 88 页）

晚餐： 黑米粥 1 小茶盅 · 馒头 1 指掌体 · 肉丁西蓝花 1 半握拳（含猪瘦肉 1 小鱼掌 + 植物油 3 滴）

加餐： 脱脂牛奶 1 小茶盅 · 烤馒头片 0.5 片

第4天

早餐： 脱脂牛奶 1 小饭碗 · 肉末粉丝包 1 拳头（含猪瘦肉 0.5 小鱼掌）· 蒜泥拌荠菜 1 半握拳（含香油 3 滴）

加餐： 无糖银耳雪梨汤 1 小饭碗（制作见 108 页）

午餐： 米饭 1 小茶盅 · 馒头 1 指掌体 · 清蒸鲤鱼 1 小鱼掌 · 韭菜炒豆皮 1 掌背（含豆皮 0.5 小鱼掌 + 植物油 3 滴）· 拍黄瓜 1 掌背（含香油 3 滴）· 桔梗冬瓜汤 1 小饭碗（制作见 146 页）

加餐： 火龙果 0.5 单手捧（1/4 个）

晚餐： 油麦菜汤面 2 小饭碗（含无汤面 1 小茶盅 + 油麦菜 2 双手捧 + 植物油 3 滴）· 蒜苗炒肉 1 掌背（含瘦肉 1 小鱼掌 + 植物油 3 滴）

加餐： 烤馒头片 0.5 片 · 大虾 5 只

第5天

早餐： 馒头 1 拳头 · 核桃仁豆浆 1 小饭碗（制作见 143 页）· 蒜蓉茼蒿 1 掌背（含植物油 3 滴）· 韭菜炒豆皮 1 掌背（含豆皮 1 小鱼掌 + 植物油 3 滴）

加餐： 杨桃 1 单手捧（1 个）

午餐： 豇豆米饭 1 小茶盅（制作见 90 页）· 小米粥 1 小茶盅 · 炒油麦菜 1 半握拳（含植物油 3 滴）· 牡蛎菠菜汤 1 小饭碗（制作见 122 页）· 清蒸鲈鱼 0.5 小鱼掌

加餐： 炒栗子 4 个

晚餐： 米饭 1 小茶盅 · 红烧黄鳝 1.5 小鱼掌（制作见 123 页）· 芹菜炒豆芽 1 半握拳（含植物油 3 滴）

加餐： 烤馒头片 0.5 片 · 煮鸡蛋 1 个（去蛋黄）

第6天

早餐： 面包片 1 片 · 青豆薏米粥 1 小茶盅（含青豆、黑豆和薏米）· 茶鸡蛋 1 个 · 芝麻酱拌苦菊 1 掌背（含蒜泥 1 小撮 + 芝麻酱 0.5 调羹）· 西红柿菜花 1 掌背（含植物油 3 滴）

加餐： 西红柿圆白菜汁 1 小茶盅（制作见 109 页）

午餐： 米粥 1 小茶盅 · 杂粮馒头 1 拳头 · 蒜薹炒茄子 1 半握拳（含植物油 3 滴）· 鲫鱼豆腐汤 1 小饭碗（含鲫鱼 1 小鱼掌 + 豆腐 2 小鱼掌 + 香油 3 滴）

加餐： 黑豆浆 1 小饭碗（制作见 92 页）

晚餐： 南瓜饼 1 掌背 · 蒜香鳕鱼汤 1 小饭碗（制作见 124 页）· 凉拌莴苣 1 半握拳（含香油 3 滴）

加餐： 脱脂牛奶 1 小茶盅 · 烤馒头片 0.5 片

第7天

早餐： 洋葱粥 1 小茶盅（制作见 103 页）· 馒头 1 指掌体 · 茶鸡蛋 1 个（去蛋黄）· 凉拌菜 1 半握拳（含紫甘蓝、圆白菜、黄瓜、水发海带、胡萝卜丝 + 香油 3 滴）· 花生拌芹菜 1 调羹（制作见 141 页）· 烤鱼片 1 片

加餐： 苹果胡萝卜汁 1 小茶盅（制作见 127 页）

午餐： 米饭 1 小茶盅 · 红烧土豆 1 掌背（含猪肉 1 小鱼掌 + 土豆 1 指掌体 + 植物油 4 滴）· 乌鸡枸杞子汤 1 小饭碗（含乌鸡 0.5 小鱼掌 + 山药 0.5 指掌体 + 枸杞子 1 小把 + 植物油 3 滴）

加餐： 柚子 0.5 单手捧（1~2 瓣）

晚餐： 窝窝头 1 单手捧（2 个）· 杂粮粥 1 小茶盅 · 清炖鲤鱼 1 小饭碗（制作见 125 页）· 韭菜炒豆芽 1 掌背（含植物油 3 滴）· 拍黄瓜 1 掌背（含香油 3 滴）

加餐： 脱脂牛奶 1 小茶盅 · 苏打饼干 1 块

轻体力中等肥胖和卧床中等消瘦食谱

▶ 15~16 食物交换份的 4 周食谱 第 4 周

☺ 早餐	☺ 午餐	☾ 晚餐

第 1 天

煮鸡蛋 1 个　拌白菜心 1 掌背（含香油 2 滴）

青菜虾仁汤面 2 小饭碗（含青菜 1 双手捧＋虾仁 1 小把＋无汤面 1 小茶盅＋香油 3 滴）

米饭 1.5 小茶盅　红烧鸡块 1.5 小鱼掌

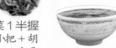

素炒五色菜 1 半握拳（芹菜 1 小把＋胡萝卜丝 1 小把＋土豆片 1 小把＋大白菜 1 小把＋紫洋葱丝 1 小把＋植物油 4 滴）

西红柿汤 1 小饭碗（西红柿块 1 双手捧＋紫菜 1 小撮＋香油 2 滴）

花卷 1 拳头　青椒炒肉 1 掌背（含猪瘦肉 0.5 小鱼掌＋植物油 2 滴）

炝豆腐丝芹菜 1 半握拳（含豆腐丝 0.5 小鱼掌＋香油 4 滴）

☹ 加餐	☹ 加餐	☹ 加餐

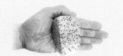   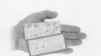

火龙果 0.5 单手捧（1/4 个）　　木瓜 1 单手捧（1/4 个）　　烤鱼片 1 片　苏打饼干 1 块

第 2 天

早餐：馒头 1 指掌体·玉米须粥 1 小茶盅（制作见 147 页）·炝甘蓝 1 半握拳（含水发虾干 2 小把＋豆腐干 0.5 小鱼掌＋植物油 3 滴）

加餐：番石榴 0.5 单手捧（0.5 个）

午餐：小米饭 1 小茶盅·素饺子 4 个·柚子肉炖鸡 1 小茶盅（制作见 134 页）·菠菜烧香菇 1 半握拳（含植物油 3 滴）

加餐：苹果 0.5 拳头（0.5 个）

晚餐：玉米绿豆饭 1 小茶盅（制作见 91 页）·素炒茼蒿 1 半握拳（含植物油 3 滴）·虾皮紫菜汤 1 小饭碗（虾皮 1 小把＋紫菜 1 小把＋香油 1 滴）

加餐：脱脂牛奶 1 小茶盅·无糖饼干 1 块

第 3 天

早餐：无糖豆浆 1 小饭碗·馒头 1 拳头·拌肉丁 3 调羹（含瘦肉 1 小鱼掌＋胡萝卜末 2 小撮＋洋葱末 1 小撮＋甜面酱 0.5 调羹＋香油 3 滴）·拌杂菜 1 半握拳（含圆白菜、茼蒿、胡萝卜＋香油 3 滴）

加餐：西瓜 1 单手捧

午餐：红豆米饭 1 小茶盅·青椒炒蛋 1 掌背（制作见 98 页）·青菜烧土豆 1 半握拳（含土豆 1 指掌体＋植物油 3 滴）·红烧带鱼 1 小鱼掌

加餐：桃子 0.5 单手捧（1 个）

晚餐：油菜肉丝莜麦汤面 2 小饭碗（含无汤面 1 小茶盅＋瘦肉 0.5 小鱼掌＋油菜 1 双手捧＋香油 3 滴）·醋熘黄豆芽 1 半握拳（制作见 150 页）

加餐：脱脂牛奶 1 小茶盅·烤馒头片 0.5 片

第4天

早餐：馒头 1 指掌体 · 人参枸杞子粥 1 小茶盅（制作见 148 页）· 拌菜花 1 掌背（含香油 3 滴）· 煮鸡蛋 1 个 · 西红柿 1 拳头

加餐：李子 0.5 单手捧（1 个）

午餐：杂粮米饭 1 小茶盅 · 红烧排骨 1 小鱼掌（含植物油 3 滴）· 白萝卜橄榄汤 1 小饭碗（制作见 137 页）· 韭菜豆腐丝 1 半握拳（含豆腐干 0.5 小鱼掌 + 香油 3 滴）

加餐：柚子 0.5 单手捧（1~2 瓣）

晚餐：发糕 1 拳头（含面粉和玉米面）· 青椒炒肉 1 掌背（含猪瘦肉 1 小鱼掌 + 植物油 3 滴）· 扒冬瓜条 1 半握拳（制作见 112 页）

加餐：烤鱼片 1 片 · 苏打饼干 1 块

第5天

早餐：杂粮馒头 1 指掌体 · 脱脂牛奶煮燕麦片 1 小饭碗（含燕麦 2 平调羹）· 青菜炒黑木耳 1 半握拳（含香油 3 滴）

加餐：西红柿 1 拳头

午餐：薏米红豆糙米饭 1 小茶盅（制作见 86 页）· 虾仁西葫芦 1 掌背（含鲜虾仁 1 小把 + 植物油 3 滴）· 枸杞子山药羊肉汤 1 小茶盅（制作见 144 页）· 红烧土豆 1 掌背（含猪瘦肉 1 小鱼掌 + 香油 3 滴）

加餐：猕猴桃 0.5 单手捧（1 个）

晚餐：馒头 1 拳头 · 菠菜炒鸡蛋 1 掌背（制作见 96 页）· 三丝小炒 1 半握拳（含水发海带、洋葱、胡萝卜 + 植物油 3 滴）

加餐：烤土豆 0.5 指掌体 · 脱脂牛奶 1 小茶盅

第6天

早餐：麻酱烧饼 1 掌背 · 蒸蛋羹 1 小饭碗（鸡蛋 1 个）· 炒油菜豆腐 1 半握拳（含北豆腐 1 小鱼掌 + 香油 3 滴）

加餐：山楂 0.5 单手捧（4 个）

午餐：杂米饭 1 小茶盅（含粳米、小米、高粱）· 红烧草鱼 1.5 小鱼掌 · 西红柿土豆汤 1 小饭碗（含土豆 1 指掌体 + 植物油 3 滴）· 蒜泥黄瓜 1 半握拳（制作见 152 页）

加餐：苹果 0.5 拳头（0.5 个）

晚餐：美味面片 1 小饭碗（含无汤面片 1 小茶盅 + 大虾 5 只 + 青菜 1 小把 + 甜面酱 0.5 调羹 + 花椒粉少许 + 植物油 3 滴）· 西蓝花烧双菇 1 半握拳（制作见 100 页）

加餐：脱脂牛奶 1 小茶盅 · 无糖饼干 1 块

第7天

早餐：猪肉包子 1 拳头 · 脱脂牛奶 1 小饭碗 · 蒜泥黄瓜 1 半握拳（制作见 152 页）

加餐：木瓜 1 单手捧（1/4 个）

午餐：贴饼子 1 掌背（含玉米面、大豆面）· 小米粥 1 小茶盅 · 玉竹煲兔肉 1 小饭碗（制作见 149 页）· 拍黄瓜 1 半握拳（含香油 3 滴）

加餐：猕猴桃 0.5 单手捧（1 个）

晚餐：烙饼 1 掌背 · 银耳鸭汤 1 小饭碗（含水发银耳 0.5 小把 + 鸭肉 1 小鱼掌 + 植物油 3 滴）· 素炒豌豆苗 1 半握拳（含蒜末 1 小撮 + 植物油 3 滴）

加餐：大虾 5 只 · 烤馒头片 0.5 片

轻体力高大肥胖和矮个标准体型食谱

▶ 17~18 食物交换份的 4 周食谱 第 1 周

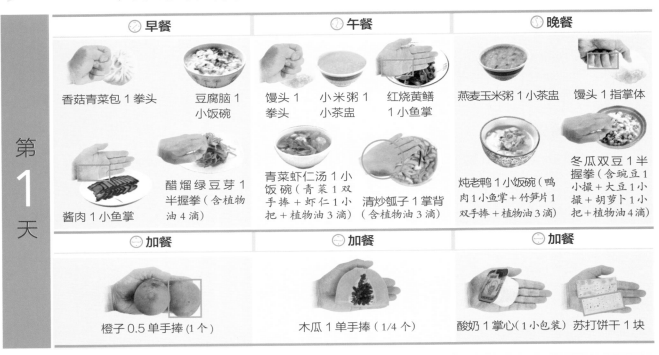

第 1 天

⏲ 早餐	⏲ 午餐	⏲ 晚餐
香菇青菜包 1 拳头　　豆腐脑 1 小饭碗	馒头 1 拳头　小米粥 1 小茶盅　红烧黄鳝 1 小鱼掌	燕麦玉米粥 1 小茶盅　馒头 1 指掌体
酱肉 1 小鱼掌　醋熘绿豆芽 1 半握拳（含植物油 4 滴）	青菜虾仁汤 1 小饭碗（青菜 1 双手捧 + 虾仁 1 小把 + 植物油 3 滴）　清炒瓠子 1 掌背（含植物油 3 滴）	炖老鸭 1 小饭碗（鸭肉 1 小鱼掌 + 竹笋片 1 双手捧 + 植物油 3 滴）　冬瓜双豆 1 半握拳（含豌豆 1 小撮 + 大豆 1 小撮 + 胡萝卜 1 小把 + 植物油 4 滴）

➖ 加餐	➖ 加餐	➖ 加餐
橙子 0.5 单手捧（1 个）	木瓜 1 单手捧（1/4 个）	酸奶 1 掌心（1 小包装）　苏打饼干 1 块

第 2 天

早餐： 小米粥小茶盅·虾仁饺子 8 个·凉拌芹菜丝 1 半握拳（含香油 4 滴）·烤鱼片 1 片

加餐： 番石榴 0.5 单手捧（0.5 个）

午餐： 薏米红豆糙米饭 1 小茶盅（制作见 86 页）·馒头 1 指掌体·菜花炒肉 1 半握拳（含猪瘦肉 1.5 小鱼掌 + 植物油 5 滴）·炒蒜香空心菜 1 掌背（含蒜蓉 1 小撮 + 植物油 4 滴）

加餐： 姜枣橘子汁 1 小茶盅（制作见 153 页）

晚餐： 馒头 1 拳头·青菜豆腐汤 1 小饭碗（含豆腐 2 小鱼掌 + 植物油 3 滴）·小白菜炒肉 1 半握拳（含瘦肉 0.5 小鱼掌 + 植物油 4 滴）

加餐： 酱牛肉 0.5 小鱼掌·无糖饼干 1 块

第 3 天

早餐： 青菜虾仁汤面 2 小饭碗（含无汤面 1 小茶盅 + 虾仁 1 小把 + 青菜 1 双手捧 + 植物油 3 滴）·馒头 1 指掌体·煮鸡蛋 1 个·拍黄瓜 1 掌背（加香油 3 滴）

加餐： 橘子 0.5 单手捧（1 个）

午餐： 黑米粥 1 小茶盅·馒头 1 拳头·西芹牛柳 1 半握拳（含瘦牛肉 1.5 小鱼掌 + 植物油 4 滴）·炒蒜蓉生菜 1 掌背（含蒜蓉 1 小撮 + 植物油 3 滴）

加餐： 木瓜橙汁 1 小茶盅（制作见 138 页）

晚餐： 小米胡萝卜粥 1 小茶盅（制作见 84 页）·窝窝头 1 单手捧（2 个）·肉丝炒茭白 1 半握拳（含瘦肉 1 小鱼掌 + 植物油 4 滴）

加餐： 脱脂牛奶 1 小茶盅·无糖饼干 1 块

第4天

早餐： 荞麦面饼 1 掌背（制作见 89 页）·杂粮粥 1 小茶盅 · 油焖肉片扁豆 1 半握拳（含猪瘦肉 1.5 小鱼掌 + 植物油 4 滴）

加餐： 木瓜橙汁 1 小茶盅（制作见 138 页）

午餐： 米饭 1 小茶盅 · 鲜玉米棒 1 根 · 苦瓜炒鸡蛋 1 掌背（制作见 111 页）· 韭菜绿豆芽 1 掌背（含植物油 3 滴）

加餐： 猕猴桃 0.5 单手捧（1 个）

晚餐： 杂粮粥 1 小茶盅 · 土豆烧牛肉 1 半握拳（含牛肉 1.5 小鱼掌 + 切碎土豆 1 双手捧 + 植物油 4 滴）· 芹菜香菇 1 掌背（含植物油 3 滴）

加餐： 脱脂牛奶 1 小茶盅 · 烤馒头片 0.5 片

第5天

早餐： 玉米燕麦粥 1 小茶盅（制作见 85 页）· 馒头 1 拳头 · 煮鸡蛋 1 个 · 青菜炒蘑菇 1 半握拳（含植物油 4 滴）

加餐： 黄瓜 1 根（3 指掌体）

午餐： 米饭 1 小茶盅 · 窝窝头 0.5 单手捧（1 个）· 菜花香菇炒肉 1 半握拳（含肉 0.5 小鱼掌 + 植物油 4 滴）· 鸡肉炒黑木耳 1 掌背（制作见 113 页）

加餐： 番石榴 0.5 单手捧（0.5 个）

晚餐： 花卷 1 拳头 · 白菜炒肉片 1 半握拳（含瘦肉 0.5 小鱼掌 + 胡萝卜丁 1 小把 + 植物油 4 滴）· 丝瓜豆腐汤 1 小饭碗（含豆腐 2 小鱼掌 + 植物油 3 滴）

加餐： 大虾 5 只 · 烤馒头片 0.5 片

第6天

早餐： 红豆薏米粥 1 小饭碗（制作见 93 页）· 小笼包 2 个 · 茶鸡蛋 1 个 · 拍黄瓜 1 半握拳（含植物油 4 滴）

加餐： 苹果 0.5 拳头（0.5 个）

午餐： 小米粥 1 小茶盅 · 馒头 1 拳头 · 牛肉萝卜汤 1 小饭碗（制作见 114 页）· 西红柿菜花炒虾仁 1 半握拳（含虾仁 1 小把 + 植物油 4 滴）

加餐： 猕猴桃 0.5 单手捧（1 个）

晚餐： 馒头 1 拳头 · 芹菜炒肉丝 1 半握拳（含瘦肉 1 小鱼掌 + 植物油 4 滴）· 炒青菜 1 掌背（含植物油 3 滴）

加餐： 无糖饼干 1 块 · 脱脂牛奶 1 小茶盅

第7天

早餐： 馒头 1 拳头 · 小米粥 1 小茶盅 · 牛奶李子汁 1 小茶盅（制作见 136 页）· 西红柿炒圆白菜 1 半握拳（含植物油 4 滴）· 鸡蛋 1 个（去蛋黄）

加餐： 山楂 0.5 单手捧（4 个）

午餐： 米饭 1 小茶盅 · 清蒸鱼 1 小鱼掌 · 黄瓜炒黑木耳 1 半握拳（含植物油 4 滴）· 土豆西红柿汤 1 小饭碗（含土豆 1 指掌体 + 植物油 3 滴）

加餐： 橘子 0.5 单手捧（1 个）

晚餐： 蒸糕 1 拳头 · 青菜蘑菇炒肉丝 1 掌背（含瘦肉 1 小鱼掌 + 植物油 3 滴）· 白萝卜炖豆腐 1 小饭碗（制作见 104 页）

加餐： 豆腐干（切丁）1 小把 · 苏打饼干 1 块

轻体力高大肥胖和矮个标准体型食谱

▶ **17~18 食物交换份的 4 周食谱** 第 2 周

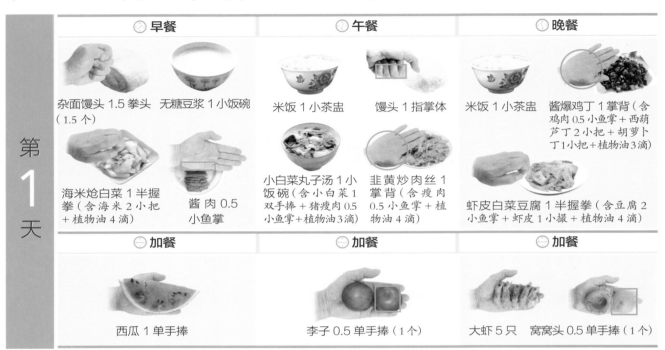

☺ 早餐	☺ 午餐	☽ 晚餐
杂面馒头 1.5 拳头（1.5 个） 无糖豆浆 1 小饭碗	米饭 1 小茶盅 馒头 1 指掌体	米饭 1 小茶盅 酱爆鸡丁 1 掌背（含鸡肉 0.5 小鱼掌＋西葫芦丁 2 小把＋胡萝卜丁 1 小把＋植物油 3 滴）
海米烩白菜 1 半握拳（含海米 2 小把＋植物油 4 滴） 酱肉 0.5 小鱼掌	小白菜丸子汤 1 小饭碗（含小白菜 1 双手捧＋猪瘦肉 0.5 小鱼掌＋植物油 3 滴） 韭黄炒肉丝 1 掌背（含瘦肉 0.5 小鱼掌＋植物油 4 滴）	虾皮白菜豆腐 1 半握拳（含豆腐 2 小鱼掌＋虾皮 1 小撮＋植物油 4 滴）

第 1 天

⊖ 加餐	⊖ 加餐	⊖ 加餐
西瓜 1 单手捧	李子 0.5 单手捧（1 个）	大虾 5 只　窝窝头 0.5 单手捧（1 个）

第 2 天

早餐： 麻酱卷 1 拳头 · 杂粮粥 1 小茶盅 · 太子参煲鸽汤 1 小茶盅（制作见 115 页）· 生菜玉米沙拉 2 小饭碗（制作见 95 页）· 烤鱼片 1 片

加餐： 番石榴 0.5 单手捧（0.5 个）

午餐： 米饭 1 小茶盅 · 窝窝头 1 单手捧（2 个）· 兔肉枸杞子汤 1 小茶盅（制作见 117 页）· 蒜香空心菜 1 半握拳（含植物油 4 滴）

加餐： 李子 0.5 单手捧（1 个）

晚餐： 发糕 1 拳头（面粉＋玉米面）· 白菜鸡片 1 掌背（大白菜 1 双手捧＋鸡胸脯肉 1.5 小鱼掌＋植物油 5 滴）· 炝扁豆丝 1 掌背（扁豆 1 双手捧＋植物油 3 滴）

加餐： 烤鱼片 1 片 · 烤馒头片 0.5 片

第 3 天

早餐： 8 个素菜饺子 · 黑米粥 1 小茶盅 · 番石榴芹菜豆浆 1 小饭碗（制作见 126 页）· 酱牛肉 1 小鱼掌 · 炝黄瓜 1 半握拳（含香油 4 滴）

加餐： 橙子 0.5 单手捧（1 个）

午餐： 米饭 1 小茶盅 · 大豆炒萝卜 1 掌背（制作见 94 页）· 青椒炒土豆丝 1 半握拳（含土豆丝 2 小把＋水发黑木耳 1 小把＋植物油 4 滴）

加餐： 山楂 0.5 单手捧（4 个）

晚餐： 花卷 1 指掌体 · 肉炒黑木耳 1 掌背（含猪瘦肉 1 小鱼掌＋植物油 3 滴）· 芹菜炒豆腐干 1 掌背（制作见 105 页）· 木瓜红枣花生鸡爪汤 1 小茶盅（制作见 128 页）

加餐： 脱脂牛奶 1 小茶盅 · 无糖饼干 1 块

第4天

早餐： 发糕 1 拳头 · 橘皮姜汁粥 1 小茶盅（制作见 132 页）· 凉拌芹菜 1 半握拳（含香油 4 滴）· 煮鸡蛋 1 个

加餐： 木瓜 1 单手捧（1/4 个）

午餐： 牛肉面 2 小饭碗（含无汤面 1 小茶盅 + 牛肉 1 小鱼掌 + 青菜 1 双手捧 + 植物油 3 滴）· 馒头 1 指掌体 · 豆腐干拌扁豆丝 1 掌背（含豆腐干 0.5 小鱼掌 + 扁豆丝 2 小把 + 胡萝卜丝 2 小撮 + 花椒油 3 滴）

加餐： 樱桃 1 单手捧（10 个）

晚餐： 红豆糯米饭 1 小茶盅 · 拌绿豆芽 1 掌背（含香油 3 滴）· 炖老鸭 1 小茶盅（制作见 116 页）· 油麦菜炒虾仁 1 半握拳（含虾仁 1 小把 + 植物油 4 滴）

加餐： 脱脂牛奶 1 小茶盅 · 烤馒头片 0.5 片

第5天

早餐： 荞麦面饼 1.5 掌背（制作见 89 页）· 脱脂牛奶 1 小饭碗 · 炝黄瓜 1 半握拳（含香油 4 滴）· 茶鸡蛋 0.5 个

加餐： 桃子 0.5 单手捧（1 个）

午餐： 馒头 1 拳头 · 土豆烧牛肉 1 掌背（含牛肉 1 小鱼掌 + 植物油 3 滴）· 拌油麦菜 1 半握拳（含植物油 4 滴）

加餐： 李子 0.5 单手捧（1 个）

晚餐： 花卷 1 拳头 · 驴肉汤 1 小茶盅（制作见 118 页）· 凉拌茄子 1 半握拳（含植物油 4 滴）· 红烧带鱼 0.5 小鱼掌

加餐： 脱脂牛奶 1 小茶盅 · 烤馒头片 0.5 片

第6天

早餐： 猪肉饺子 8 个 · 水煮鸡蛋 1 个（去蛋黄）· 樱桃西米露 1 小茶盅（制作见 130 页）· 蒜泥拌荠菜 1 半握拳（含香油 4 滴）

加餐： 草莓柚汁 1 小茶盅（制作见 131 页）

午餐： 荞麦饭 1 小茶盅 · 牛肉土豆汤 1 小饭碗（含牛肉 1 小鱼掌 + 鲜蘑菇 1 小把 + 土豆 1 指掌体 + 植物油 4 滴）· 茄子炒苦瓜 1 半握拳（制作见 101 页）

加餐： 西瓜 1 单手捧

晚餐： 豇豆米饭 1 小茶盅（制作见 90 页）· 肉炒香芹豆腐干 1 半握拳（含猪瘦肉 1 小鱼掌 + 豆腐干 0.5 小鱼掌 + 植物油 4 滴）

加餐： 大虾 5 只 · 苏打饼干 1 块

第7天

早餐： 油饼 1.5 掌背 · 无糖豆浆 1 小饭碗 · 凉拌紫甘蓝 1 掌背（制作见 107 页）· 小西红柿 0.5 单手捧 · 酱牛肉 1 小鱼掌

加餐： 菠萝 0.5 单手捧

午餐： 杂粮粥 1 小茶盅 · 馒头 1 指掌体 · 鲫鱼汤 1 小茶盅（制作见 119 页）· 黑木耳炒芥蓝 1 掌背（含植物油 3 滴）· 双椒炒笋丁 1 掌背（制作见 106 页）

加餐： 火龙果胡萝卜汁 1 小茶盅（制作见 133 页）

晚餐： 蒸饺 8 个（含韭菜 2 小把 + 鸡蛋 0.5 个 + 植物油 3 滴）· 肉丝炒蒜薹 1 掌背（含猪瘦肉 1 小鱼掌 + 植物油 3 滴）· 凉拌菠菜 1 掌背（含香油 3 滴）

加餐： 西红柿芹菜汁 1 小饭碗（制作见 97 页）· 豆腐干（切丁）1 小把

轻体力高大肥胖和矮个标准体型食谱

▶ 17~18 食物交换份的 4 周食谱 第 3 周

第 1 天

⏰ 早餐	⏰ 午餐	🌙 晚餐

 花卷 1 拳头   无糖豆浆 1 小饭碗

 米饭 1.5 小茶盅   蒜香扁豆炒肉丝 1 掌背（含瘦肉 0.5 小鱼掌 + 植物油 2 滴）

凉拌宽心面 1 小饭碗（含黄瓜、胡萝卜各 0.5 指掌体，鸡脯肉 0.5 小鱼掌，紫甘蓝、圆白菜各 1 小把，芝麻酱 1 调羹）

 苦瓜炒鸡蛋 1 掌背（含鸡蛋 0.5 个 + 水发黑木耳 1 小把 + 植物油 3 滴）   炝圆白菜 1 掌背（含植物油 2 滴）

清炒油菜 1 半握拳（含水发黑木耳 1 小把 + 植物油 4 滴）   西湖牛肉羹 1 小饭碗（含牛肉 0.5 小鱼掌 + 香菇 1 小把 + 蛋清 1 个 + 植物油 3 滴）

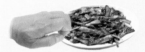 椒香肉末茄子 1 半握拳（含尖椒 1 小把 + 猪瘦肉 1 小鱼掌 + 切碎茄子 2 双手捧 + 植物油 3 滴）

⊖ 加餐	⊖ 加餐	⊖ 加餐

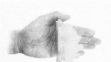 菠萝 0.5 单手捧   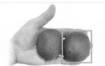 猕猴桃 0.5 单手捧（1 个）   牛肉干 1 食指   烤馒头片 1 片

第 2 天

早餐： 酸奶 1 小茶盅 · 小米粥 1 小茶盅 · 花卷 1 拳头 · 炒芥蓝 1 掌背（含植物油 3 滴）· 豆干（切丁）1 小把 · 蒜末黄瓜 1 掌背（制作见 110 页）

加餐： 燕麦大豆糊 1 小茶盅（制作见 87 页）

午餐： 米饭 1 小茶盅 · 馒头 1 指掌体 · 草鱼炖豆腐 1 小饭碗（含草鱼块 1 小鱼掌 + 豆腐 2 小鱼掌 + 冬笋片 1 小把 + 雪菜 1 小撮 + 大蒜少许 + 植物油 3 滴）· 凉拌魔芋豆腐 1 半握拳（制作见 102 页）

加餐： 黑豆浆 1 小饭碗（制作见 92 页）

晚餐： 杂豆饭 1 小茶盅 · 芹菜炒肉丝 1 半握拳（含瘦肉 0.5 小鱼掌 + 植物油 4 滴）· 青菜豆腐汤 1 小饭碗（含豆腐 2 小鱼掌 + 植物油 3 滴）

加餐： 牛肉干 1 食指 · 黄瓜 1 指掌体

第 3 天

早餐： 莲子黑米粥 1 小茶盅（制作见 142 页）· 馒头 1 拳头 · 凉拌菠菜 1 掌背（含香油 3 滴）· 煮鸡蛋 1 个

加餐： 石榴 0.5 拳头（0.5 个）

午餐： 杂粮米饭 1 小茶盅 · 香煎三文鱼 1.5 小鱼掌（制作见 121 页）· 青菜炒黑木耳 1 半握拳（含植物油 4 滴）· 土豆西红柿汤 1 小饭碗（制作见 99 页）

加餐： 黑米花生浆 1 小茶盅（制作见 88 页）

晚餐： 黑米粥 1 小茶盅 · 馒头 1 指掌体 · 肉丁西蓝花 1 半握拳（含猪瘦肉 1.5 小鱼掌 + 植物油 4 滴）

加餐： 脱脂牛奶 1 小茶盅 · 烤馒头片 0.5 片

第 4 天

早餐： 无糖豆浆 1 小饭碗 · 猪肉饺子 4 个 · 肉末粉丝包 1 拳头（含猪瘦肉 0.5 小鱼掌）· 蒜泥拌荠菜 1 半握拳（含香油 4 滴）

加餐： 无糖银耳雪梨汤 1 小饭碗（制作见 108 页）

午餐： 米饭 1 小茶盅 · 馒头 1 指掌体 · 清蒸鲤鱼 1 小鱼掌 · 韭菜炒豆皮 1 掌背（含豆皮 0.5 小鱼掌 + 植物油 3 滴）· 拍黄瓜 1 掌背（含香油 3 滴）· 桔梗冬瓜汤 1 小饭碗（制作见 146 页）

加餐： 火龙果 0.5 单手捧（1/4 个）

晚餐： 油麦菜汤面 2 小饭碗（含无汤面 1 小茶盅 + 油麦菜 2 双手捧 + 植物油 3 滴）· 蒜苗炒肉 1 掌背（含瘦肉 1 小鱼掌 + 植物油 3 滴）

加餐： 烤馒头片 0.5 片 · 大虾 5 只

第 5 天

早餐： 馒头 1.5 拳头 · 核桃仁豆浆 1 小饭碗（制作见 143 页）· 蒜蓉茼蒿 1 掌背（含植物油 3 滴）· 韭菜炒豆皮 1 掌背（含豆皮 1 小鱼掌 + 植物油 3 滴）

加餐： 杨桃 1 单手捧（1 个）

午餐： 豇豆米饭 1 小茶盅（制作见 90 页）· 小米粥 1 小茶盅 · 炒油麦菜 1 半握拳（含植物油 4 滴）· 牡蛎菠菜汤 1 小饭碗（制作见 122 页）· 清蒸鲈鱼 0.5 小鱼掌

加餐： 炒栗子 4 个

晚餐： 米饭 1 小茶盅 · 红烧黄鳝 1.5 小鱼掌（制作见 123 页）· 芹菜炒豆芽 1 半握拳（含植物油 4 滴）

加餐： 烤馒头片 0.5 片 · 煮鸡蛋 1 个（去蛋黄）

第 6 天

早餐： 面包片 2 片 · 青豆薏米粥 1 小茶盅（含青豆、黑豆和薏米）· 茶鸡蛋 1 个 · 芝麻酱拌苦菊 1 掌背（含蒜泥 1 小撮 + 芝麻酱 0.5 调羹）· 西红柿菜花 1 掌背（含植物油 3 滴）

加餐： 西红柿圆白菜汁 1 小茶盅（制作见 109 页）

午餐： 米粥 1 小茶盅 · 杂粮馒头 1 拳头 · 蒜蔓炒茄子 1 半握拳（含植物油 4 滴）· 鲫鱼豆腐汤 1 小饭碗（含鲫鱼 1 小鱼掌 + 豆腐 2 小鱼掌 + 香油 3 滴）

加餐： 苹果 0.5 拳头（0.5 个）

晚餐： 南瓜饼 1 掌背 · 蒜香鳕鱼汤 1 小饭碗（制作见 124 页）· 凉拌莴苣 1 半握拳（含香油 4 滴）· 清蒸鲈鱼 0.5 小鱼掌

加餐： 脱脂牛奶 1 小茶盅 · 烤馒头片 0.5 片

第 7 天

早餐： 洋葱粥 1 小茶盅（制作见 103 页）· 馒头 1 拳头 · 茶鸡蛋 1 个（去蛋黄）· 凉拌菜 1 半握拳（含紫甘蓝、圆白菜、黄瓜、水发海带、胡萝卜丝 + 香油 4 滴）· 花生拌芹菜 1 调羹（制作见 141 页）· 烤鱼片 1 片

加餐： 苹果胡萝卜汁 1 小茶盅（制作见 127 页）

午餐： 米饭 1 小茶盅 · 红烧土豆 1 掌背（含猪肉 1 小鱼掌 + 土豆 1 指掌体 + 植物油 4 滴）· 乌鸡枸杞子汤 1 小饭碗（含乌鸡 0.5 小鱼掌 + 山药 0.5 指掌体 + 枸杞子 1 小把 + 植物油 3 滴）

加餐： 柚子 0.5 单手捧（1~2 瓣）

晚餐： 窝窝头 1 单手捧（2 个）· 杂粮粥 1 小茶盅 · 清炖鲤鱼 1 小饭碗（制作见 125 页）· 韭菜炒鸡蛋 1 掌背（含鸡蛋 0.5 个 + 植物油 3 滴）· 拍黄瓜 1 掌背（含香油 3 滴）

加餐： 脱脂牛奶 1 小茶盅 · 苏打饼干 2 块

轻体力高大肥胖和矮个标准体型食谱

▶ 17~18 食物交换份的 4 周食谱 第 4 周

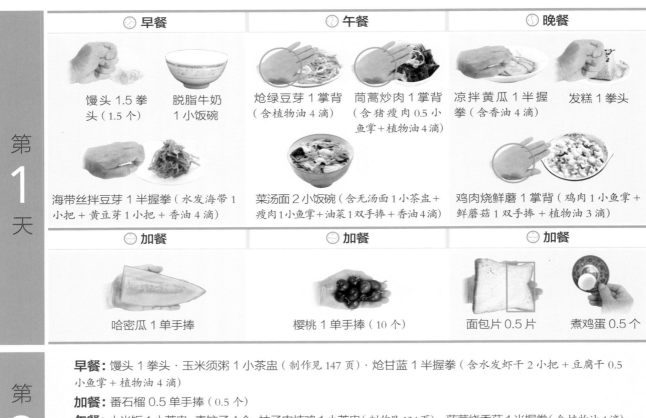

	⏰ 早餐	⏰ 午餐	🕐 晚餐

第1天

馒头 1.5 拳头（1.5 个）　脱脂牛奶 1 小饭碗

炝绿豆芽 1 掌背（含植物油 4 滴）　茼蒿炒肉 1 掌背（含猪瘦肉 0.5 小鱼掌＋植物油 4 滴）

凉拌黄瓜 1 半握拳（含香油 4 滴）　发糕 1 拳头

海带丝拌豆芽 1 半握拳（水发海带 1 小把＋黄豆芽 1 小把＋香油 4 滴）

菜汤面 2 小饭碗（含无汤面 1 小茶盅＋瘦肉 1 小鱼掌＋油菜 1 双手捧＋香油 4 滴）

鸡肉烧鲜蘑 1 掌背（鸡肉 1 小鱼掌＋鲜蘑菇 1 双手捧＋植物油 3 滴）

⊝ 加餐　⊝ 加餐　⊝ 加餐

哈密瓜 1 单手捧　樱桃 1 单手捧（10 个）　面包片 0.5 片　煮鸡蛋 0.5 个

第2天

早餐：馒头 1 拳头 · 玉米须粥 1 小茶盅（制作见 147 页）· 炝甘蓝 1 半握拳（含水发虾干 2 小把＋豆腐干 0.5 小鱼掌＋植物油 4 滴）

加餐：番石榴 0.5 单手捧（0.5 个）

午餐：小米饭 1 小茶盅 · 素饺子 4 个 · 柚子肉炖鸡 1 小茶盅（制作见 134 页）· 菠菜烧香菇 1 半握拳（含植物油 4 滴）

加餐：苹果 0.5 拳头（0.5 个）

晚餐：玉米绿豆饭 1 小茶盅（制作见 91 页）· 素炒茼蒿 1 半握拳（含植物油 4 滴）· 虾皮紫菜汤 1 小饭碗（虾皮 1 小把＋紫菜 1 小把＋香油 1 滴）· 清蒸鳗鱼 0.5 小鱼掌

加餐：脱脂牛奶 1 小茶盅 · 无糖饼干 1 块

第3天

早餐：无糖豆浆 1 小饭碗 · 馒头 1.5 拳头 · 拌肉丁 3 调羹（含瘦肉 1 小鱼掌＋胡萝卜末 1 小撮＋洋葱末 2 小撮＋甜面酱 0.5 调羹＋香油 3 滴）· 拌杂菜 1 半握拳（含圆白菜、茼蒿、胡萝卜＋香油 4 滴）

加餐：西瓜 1 单手捧

午餐：红豆米饭 1 小茶盅 · 青椒炒蛋 1 掌背（制作见 98 页）· 青菜烧土豆 1 半握拳（含土豆 1 指掌体＋植物油 4 滴）· 红烧带鱼 1 小鱼掌

加餐：桃子 0.5 单手捧（1 个）

晚餐：油菜肉丝莜麦汤面 2 小饭碗（含无汤面 1 小茶盅＋瘦肉 0.5 小鱼掌＋油菜 1 双手捧＋香油 3 滴）· 醋熘黄豆芽 1 半握拳（制作见 150 页）· 酱牛肉 0.5 小鱼掌

加餐：脱脂牛奶 1 小茶盅 · 烤馒头片 0.5 片

第 4 天

早餐： 馒头 1 拳头 · 人参枸杞子粥 1 小茶盅（制作见 148 页）· 拌菜花 1 掌背（含香油 3 滴）· 煮鸡蛋 1 个 · 西红柿 1 拳头

加餐： 李子 0.5 单手捧（1 个）

午餐： 杂粮米饭 1 小茶盅 · 红烧排骨 1 小鱼掌（含植物油 3 滴）· 白萝卜橄榄汤 1 小饭碗（制作见 137 页）· 韭菜豆腐丝 1 半握拳（含豆腐干 0.5 小鱼掌 + 香油 4 滴）

加餐： 柚子 0.5 单手捧（1~2 瓣）

晚餐： 发糕 1 拳头（含面粉和玉米面）· 青椒炒肉 1 掌背（含猪瘦肉 1.5 小鱼掌 + 植物油 3 滴）· 扒冬瓜条 1 半握拳（制作见 112 页）

加餐： 烤鱼片 1 片 · 苏打饼干 1 块

第 5 天

早餐： 杂粮馒头 1 拳头 · 脱脂牛奶煮燕麦片 1 小饭碗（含燕麦 2 平调羹）· 青菜炒黑木耳 1 半握拳（含香油 4 滴）

加餐： 西红柿 1 拳头

午餐： 薏米红豆糙米饭 1 小茶盅（制作见 86 页）· 虾仁西葫芦 1 掌背（含鲜虾仁 1 小把 + 植物油 3 滴）· 枸杞子山药羊肉汤 1 小茶盅（制作见 144 页）· 红烧土豆 1 掌背（含猪瘦肉 1 小鱼掌 + 香油 3 滴）

加餐： 猕猴桃 0.5 单手捧（1 个）

晚餐： 馒头 1 拳头 · 菠菜炒鸡蛋 1 掌背（制作见 96 页）· 三丝小炒 1 半握拳（含水发海带、洋葱、胡萝卜 + 植物油 4 滴）· 白切鹅肉 0.5 小鱼掌

加餐： 烤土豆 0.5 指掌体 · 脱脂牛奶 1 小茶盅

第 6 天

早餐： 麻酱烧饼 1.5 掌背 · 蒸蛋羹 1 小饭碗（鸡蛋 1 个）· 炒油菜豆腐 1 半握拳（含北豆腐 1 小鱼掌 + 香油 4 滴）

加餐： 山楂 0.5 单手捧（4 个）

午餐： 杂米饭 1 小茶盅（含粳米、小米、高粱）· 红烧草鱼 1.5 小鱼掌 · 西红柿土豆汤 1 小饭碗（含土豆 1 指掌体 + 植物油 3 滴）· 蒜泥黄瓜 1 半握拳（制作见 152 页）

加餐： 苹果 0.5 拳头（0.5 个）

晚餐： 美味面片 2 小饭碗（含无汤面片 1 小茶盅 + 大虾 10 只 + 青菜 1 双手捧 + 甜面酱 0.5 调羹 + 花椒粉少许 + 植物油 5 滴）· 西蓝花烧双菇 1 半握拳（制作见 100 页）

加餐： 脱脂牛奶 1 小茶盅 · 无糖饼干 1 块

第 7 天

早餐： 猪肉包子 1 拳头 · 面包片 1 片 · 脱脂牛奶 1 小饭碗 · 蒜泥黄瓜 1 半握拳（制作见 152 页）

加餐： 木瓜 1 单手捧（1/4 个）

午餐： 贴饼子 1 掌背（含玉米面、大豆面）· 小米粥 1 小茶盅 · 玉竹煲兔肉 1 小饭碗（制作见 149 页）· 拍黄瓜 1 半握拳（含香油 4 滴）

加餐： 猕猴桃 0.5 单手捧（1 个）

晚餐： 烙饼 1 掌背 · 银耳鸭汤 1 小饭碗（含水发银耳 0.5 小把 + 鸭肉 1 小鱼掌 + 植物油 3 滴）· 素炒豌豆苗 1 半握拳（含蒜末 1 小撮 + 植物油 4 滴）

加餐： 大虾 5 只 · 烤馒头片 0.5 片

轻体力中等标准体型食谱

▶ 19~20 食物交换份的 4 周食谱 第 1 周

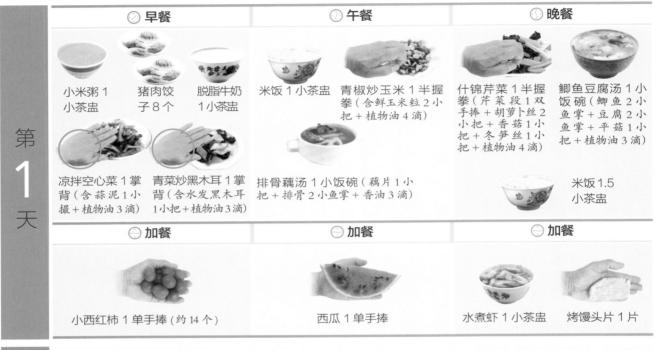

第 1 天

◷ 早餐	◷ 午餐	◷ 晚餐
小米粥 1 小茶盅 / 猪肉饺子 8 个 / 脱脂牛奶 1 小茶盅	米饭 1 小茶盅 / 青椒炒玉米 1 半握拳（含鲜玉米粒 2 小把 + 植物油 4 滴）	什锦芹菜 1 半握拳（芹菜段 1 双手捧 + 胡萝卜丝 2 小把 + 香菇 1 小把 + 冬笋丝 1 小把 + 植物油 4 滴） / 鲫鱼豆腐汤 1 小饭碗（鲫鱼 2 小鱼掌 + 豆腐 2 小鱼掌 + 平菇 1 小把 + 植物油 3 滴）
凉拌空心菜 1 掌背（含蒜泥 1 小撮 + 植物油 3 滴） / 青菜炒黑木耳 1 掌背（含水发黑木耳 1 小把 + 植物油 3 滴）	排骨藕汤 1 小饭碗（藕片 1 小把 + 排骨 2 小鱼掌 + 香油 3 滴）	米饭 1.5 小茶盅

⊖ 加餐	⊖ 加餐	⊖ 加餐
小西红柿 1 单手捧（约 14 个）	西瓜 1 单手捧	水煮虾 1 小茶盅 / 烤馒头片 1 片

第 2 天

早餐： 小米粥小茶盅 · 虾仁饺子 8 个 · 凉拌芹菜丝 1 半握拳（含香油 5 滴）·烤鱼片 1 片

加餐： 番石榴 0.5 单手捧（0.5 个）

午餐： 薏米红豆糙米饭 1 小茶盅（制作见 86 页）· 馒头 1 指掌体 · 菜花炒肉 1 半握拳（含猪瘦肉 1.5 小鱼掌 + 植物油 5 滴）· 炒蒜香空心菜 1 掌背（含蒜蓉 1 小撮 + 植物油 3 滴）

加餐： 姜枣橘子汁 1 小茶盅（制作见 153 页）

晚餐： 馒头 1.5 拳头 · 青菜豆腐汤 1 小饭碗（含豆腐 2 小鱼掌 + 植物油 3 滴）· 小白菜炒肉 1 掌背（含瘦肉 1 小鱼掌 + 植物油 5 滴）

加餐： 酱牛肉 0.5 小鱼掌 · 无糖饼干 2 块

第 3 天

早餐： 青菜虾仁汤面 2 小饭碗（含无汤面 1 小茶盅 + 虾仁 1 小把 + 青菜 1 双手捧 + 植物油 3 滴）· 馒头 1 指掌体 · 煮鸡蛋 1 个 · 拍黄瓜 1 掌背（加香油 3 滴）

加餐： 橘子 0.5 单手捧（1 个）

午餐： 黑米粥 1 小茶盅 · 馒头 1 拳头 · 西芹牛柳 1 半握拳（含瘦牛肉 1.5 小鱼掌 + 植物油 5 滴）· 炒蒜蓉生菜 1 掌背（含蒜蓉 1 小撮 + 植物油 3 滴）

加餐： 木瓜橙汁 1 小茶盅（制作见 138 页）

晚餐： 小米胡萝卜粥 1 小茶盅（制作见 84 页）· 窝窝头 1 单手捧（2 个）· 肉丝炒茭白 1 半握拳（含瘦肉 1.5 小鱼掌 + 植物油 5 滴）

加餐： 脱脂牛奶 1 小茶盅 · 无糖饼干 2 块

第4天

早餐：荞麦面饼 1 掌背（制作见 89 页）·杂粮粥 1 小茶盅 · 油焖肉片扁豆 1 半握拳（含猪瘦肉 1.5 小鱼掌 + 植物油 5 滴）

加餐：木瓜橙汁 1 小茶盅（制作见 138 页）

午餐：米饭 1 小茶盅 · 鲜玉米棒 1 根 · 苦瓜炒鸡蛋 1 掌背（制作见 111 页）· 韭菜绿豆芽 1 掌背（含植物油 3 滴）· 红烧带鱼 0.5 小鱼掌

加餐：猕猴桃 0.5 单手捧（1 个）

晚餐：杂粮粥 1 小茶盅 · 馒头 1 拳头 · 土豆烧牛肉 1 半握拳（含牛肉 1.5 小鱼掌 + 切碎土豆 1 小把 + 植物油 5 滴）· 芹菜香菇 1 掌背（含植物油 3 滴）

加餐：脱脂牛奶 1 小茶盅 · 烤馒头片 1 片

第5天

早餐：玉米燕麦粥 1 小茶盅（制作见 85 页）· 馒头 1 拳头 · 煮鸡蛋 1 个 · 青菜炒蘑菇 1 半握拳（含植物油 5 滴）

加餐：黄瓜 1 根（3 指掌体）

午餐：米饭 1 小茶盅 · 窝窝头 0.5 单手捧（1 个）· 菜花香菇炒肉 1 半握拳（含肉 0.5 小鱼掌 + 植物油 5 滴）· 鸡肉炒黑木耳 1 掌背（制作见 113 页）

加餐：番石榴 0.5 单手捧（0.5 个）

晚餐：花卷 1.5 拳头 · 白菜炒肉片 1 半握拳（含瘦肉 1 小鱼掌 + 胡萝卜丁 1 小把 + 植物油 5 滴）· 丝瓜豆腐汤 1 小饭碗（含豆腐 2 小鱼掌 + 植物油 3 滴）

加餐：大虾 5 只 · 烤馒头片 1 片

第6天

早餐：红豆薏米粥 1 小饭碗（制作见 93 页）· 小笼包 2 个 · 茶鸡蛋 1 个 · 拍黄瓜 1 半握拳（含植物油 5 滴）

加餐：苹果 0.5 拳头（0.5 个）

午餐：小米粥 1 小茶盅 · 馒头 1 拳头 · 牛肉萝卜汤 1 小饭碗（制作见 114 页）· 西红柿菜花炒虾仁 1 半握拳（含虾仁 1 小把 + 植物油 5 滴）

加餐：猕猴桃 0.5 单手捧（1 个）

晚餐：馒头 1 拳头 · 小米粥 1 小茶盅 · 芹菜炒肉丝 1 半握拳（含瘦肉 1.5 小鱼掌 + 植物油 5 滴）· 炒青菜 1 掌背（含植物油 3 滴）

加餐：无糖饼干 2 块 · 脱脂牛奶 1 小茶盅

第7天

早餐：馒头 1 拳头 · 小米粥 1 小茶盅 · 牛奶李子汁 1 小茶盅（制作见 136 页）· 西红柿炒圆白菜 1 半握拳（含植物油 5 滴）· 煮鸡蛋 1 个（去蛋黄）

加餐：山楂 0.5 单手捧（4 个）

午餐：米饭 1 小茶盅 · 清蒸鱼 1 小鱼掌 · 黄瓜炒黑木耳 1 半握拳（含植物油 5 滴）· 土豆西红柿汤 1 小饭碗（含土豆 1 指掌体 + 植物油 3 滴）

加餐：橘子 0.5 单手捧（1 个）

晚餐：蒸糕 1.5 拳头 · 青菜蘑菇炒肉丝 1 掌背（含瘦肉 1.5 小鱼掌 + 植物油 3 滴）· 白萝卜炖豆腐 1 小饭碗（制作见 104 页）

加餐：豆腐干（切丁）1 小把 · 苏打饼干 2 块

轻体力中等标准体型食谱

▶ 19~20 食物交换份的 4 周食谱 第 2 周

第1天

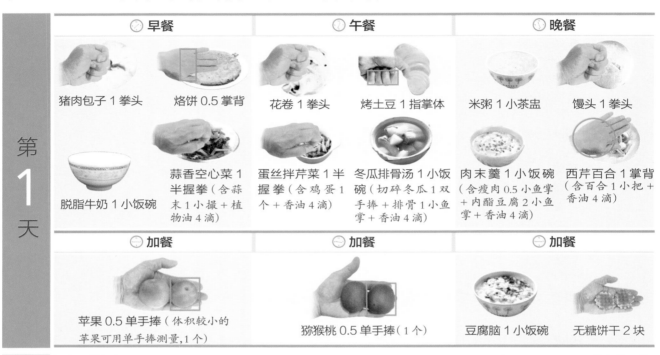

⊘ 早餐	⊘ 午餐	⊘ 晚餐
猪肉包子 1 拳头　烙饼 0.5 掌背	花卷 1 拳头　烤土豆 1 指掌体	米粥 1 小茶盅　馒头 1 拳头
脱脂牛奶 1 小饭碗　蒜香空心菜 1 半握拳（含蒜末 1 小撮 + 植物油 4 滴）	蛋丝拌芹菜 1 半握拳（含鸡蛋 1 个 + 香油 4 滴）　冬瓜排骨汤 1 小饭碗（切碎冬瓜 1 双手捧 + 排骨 1 小鱼掌 + 香油 4 滴）	肉末羹 1 小饭碗（含瘦肉 0.5 小鱼掌 + 内酯豆腐 2 小鱼掌 + 香油 4 滴）　西芹百合 1 掌背（含百合 1 小把 + 香油 4 滴）

⊖ 加餐	⊖ 加餐	⊖ 加餐
苹果 0.5 单手捧（体积较小的苹果可用单手捧测量,1 个）	猕猴桃 0.5 单手捧（1 个）	豆腐脑 1 小饭碗　无糖饼干 2 块

第2天

早餐：麻酱卷 1 拳头 · 杂粮粥 1 小茶盅 · 太子参煲鸽汤 1 小茶盅（制作见 115 页）· 生菜玉米沙拉 2 小饭碗（制作见 95 页）· 烤鱼片 1 片

加餐：番石榴 0.5 单手捧（0.5 个）

午餐：米饭 1 小茶盅 · 窝窝头 1 单手捧（2 个）· 兔肉枸杞子汤 1 小茶盅（制作见 117 页）· 蒜香空心菜 1 半握拳（含植物油 5 滴）· 白水虾 1 小茶盅

加餐：李子 0.5 单手捧（1 个）

晚餐：发糕 1 拳头（面粉 + 玉米面）· 米粥 1 小茶盅 · 白菜鸡片 1 掌背（含大白菜 1 双手捧 + 鸡胸脯肉 1.5 小鱼掌 + 植物油 5 滴）· 炝扁豆丝 1 掌背（含扁豆 1 双手捧 + 植物油 3 滴）

加餐：烤鱼片 1 片 · 烤馒头片 1 片

第3天

早餐：8 个素菜饺子 · 黑米粥 1 小茶盅 · 番石榴芹菜豆浆 1 小饭碗（制作见 126 页）· 酱牛肉 1 小鱼掌 · 炝黄瓜 1 半握拳（含香油 5 滴）

加餐：橙子 0.5 单手捧（1 个）

午餐：米饭 1 小茶盅 · 大豆炒萝卜 1 掌背（制作见 94 页）· 青椒炒土豆丝 1 半握拳（含土豆丝 2 小把 + 水发黑木耳 1 小把 + 植物油 5 滴）

加餐：山楂 0.5 单手捧（4 个）

晚餐：花卷 1.5 指掌体 · 肉炒黑木耳 1 掌背（含猪瘦肉 1.5 小鱼掌 + 植物油 3 滴）· 芹菜炒豆腐干 1 掌背（制作见 105 页）· 木瓜红枣花生鸡爪汤 1 小茶盅（制作见 128 页）

加餐：脱脂牛奶 1 小茶盅 · 无糖饼干 2 块

第4天

早餐： 猪肉包子 1 拳头·橘皮姜汁粥 1 小茶盅（制作见 132 页）·凉拌芹菜 1 半握拳（含香油 5 滴）·煮鸡蛋 1 个

加餐： 木瓜 1 单手捧（1/4 个）

午餐： 牛肉面 2 小饭碗（含无汤面 1 小茶盅 + 牛肉 1 小鱼掌 + 青菜 1 双手捧 + 植物油 3 滴）·馒头 1 指掌体·豆腐干拌扁豆丝 1 掌背（含豆腐干 0.5 小鱼掌 + 扁豆丝 2 小把 + 胡萝卜丝 2 小撮 + 花椒油 3 滴）

加餐： 樱桃 1 单手捧（10 个）

晚餐： 红豆糯米饭 1 小茶盅·面包片 1 片·拌绿豆芽 1 掌背（含香油 3 滴）·炖老鸭 1 小茶盅（制作见 116 页）·油麦菜炒虾仁 1 半握拳（含虾仁 1 小把 + 植物油 5 滴）

加餐： 脱脂牛奶 1 小茶盅·烤馒头片 1 片

第5天

早餐： 荞麦面饼 1.5 掌背（制作见 89 页）·脱脂牛奶 1 小饭碗·炝黄瓜 1 半握拳（含香油 5 滴）·茶鸡蛋 0.5 个

加餐： 桃子 0.5 单手捧（1 个）

午餐： 馒头 1 拳头·土豆烧牛肉 1 掌背（含牛肉 1.5 小鱼掌 + 植物油 3 滴）·拌油麦菜 1 半握拳（含植物油 5 滴）

加餐： 李子 0.5 单手捧（1 个）

晚餐： 花卷 1.5 拳头·驴肉汤 1 小茶盅（制作见 118 页）·凉拌茄子 1 半握拳（含植物油 5 滴）·红烧带鱼 0.5 小鱼掌

加餐： 脱脂牛奶 1 小茶盅·烤馒头片 1 片

第6天

早餐： 猪肉饺子 8 个·水煮鸡蛋 1 个（去蛋黄）·樱桃西米露 1 小茶盅（制作见 130 页）·蒜泥拌荠菜 1 半握拳（含香油 5 滴）

加餐： 草莓柚汁 1 小茶盅（制作见 131 页）

午餐： 荞麦饭 1 小茶盅·牛肉土豆汤 1 小饭碗（含牛肉 1.5 小鱼掌 + 鲜蘑菇 1 小把 + 土豆 1 指掌体 + 植物油 4 滴）·茄子炒苦瓜 1 半握拳（制作见 101 页）

加餐： 西瓜 1 单手捧

晚餐： 豇豆米饭 1.5 小茶盅（制作见 90 页）·肉炒香芹豆腐干 1 半握拳（含猪瘦肉 1 小鱼掌 + 豆腐干 0.5 小鱼掌 + 植物油 5 滴）

加餐： 大虾 5 只·苏打饼干 2 块

第7天

早餐： 油饼 1.5 掌背·无糖豆浆 1 小饭碗·凉拌紫甘蓝 1 掌背（制作见 107 页）·小西红柿 0.5 单手捧·酱牛肉 1 小鱼掌

加餐： 菠萝 0.5 单手捧

午餐： 杂粮粥 1 小茶盅·猪肉包子 1 拳头·鲫鱼汤 1 小茶盅（制作见 119 页）·黑木耳炒芥蓝 1 掌背（含植物油 3 滴）·双椒炒笋丁 1 掌背（制作见 106 页）

加餐： 火龙果胡萝卜汁 1 小茶盅（制作见 133 页）

晚餐： 蒸饺 8 个（含韭菜 2 小把 + 鸡蛋 0.5 个 + 植物油 3 滴）·肉丝炒蒜薹 1 掌背（含猪瘦肉 1 小鱼掌 + 植物油 3 滴）·凉拌菠菜 1 掌背（含香油 3 滴）

加餐： 西红柿芹菜汁 1 小饭碗（制作见 97 页）·豆腐干（切丁）1 小把

轻体力中等标准体型食谱

▶ **19~20 食物交换份的 4 周食谱** 第 3 周

⏰ 早餐	⏰ 午餐	⏰ 晚餐

第1天

葱花饼 1.5 掌背 ｜ 脱脂牛奶 1 小饭碗

米饭 1 小茶盅 ｜ 馒头 1 指掌体

小米粥 1 小茶盅 ｜ 馒头 1 拳头

素炒豌豆苗 1 掌背（含蒜末 1 小撮 + 植物油 3 滴）｜ 香肠拌青椒 1 掌背（含青椒 1 双手捧 + 瘦肉香肠 0.5 小鱼掌 + 香油 3 滴）

肉炒萝卜春笋 1 半握拳（含猪瘦肉 1.5 小鱼掌 + 切碎萝卜 1 双手捧 + 切碎春笋 1 小把 + 植物油 3 滴）｜ 青菜肉丝汤 1 小饭碗（含青菜 1 双手捧 + 瘦肉 1 小鱼掌 + 香油 3 滴）

芥蓝莴笋肉片 1 半握拳（含猪瘦肉 1 小鱼掌 + 芥蓝 1 双手捧 + 莴笋 1 小把 + 植物油 5 滴）｜ 豆腐菠菜汤 1 小饭碗（含菠菜 1 双手捧 + 南豆腐 2 小鱼掌 + 植物油 4 滴）

⊙ 加餐	⊙ 加餐	⊙ 加餐

苹果 0.5 拳头（0.5 个）

小西红柿 1 单手捧（约 14 个）

卤豆腐干 1 小把 ｜ 烤馒头片 1 片

第2天

早餐： 酸奶 1 小茶盅 · 小米粥 1 小茶盅 · 花卷 1 拳头 · 炒芥蓝 1 掌背（含植物油 3 滴）· 豆腐干（切丁）1 小把 · 蒜末黄瓜 1 掌背（制作见 110 页）

加餐： 燕麦大豆糊 1 小茶盅（制作见 87 页）

午餐： 米饭 1 小茶盅 · 馒头 1 指掌体 · 草鱼炖豆腐 1 小饭碗（含草鱼块 1 小鱼掌 + 豆腐 2 小鱼掌 + 冬笋片 1 小把 + 雪菜 1 小撮 + 大蒜少许 + 植物油 3 滴）· 凉拌魔芋豆腐 1 半握拳（制作见 102 页）

加餐： 黑豆浆 1 小饭碗（制作见 92 页）

晚餐： 杂米饭 1.5 小茶盅 · 芹菜炒肉丝 1 半握拳（含瘦肉 1 小鱼掌 + 植物油 5 滴）· 青菜豆腐汤 1 小饭碗（含豆腐 2 小鱼掌 + 植物油 3 滴）

加餐： 牛肉干 1 食指 · 黄瓜 2 指掌体

第3天

早餐： 莲子黑米粥 1 小茶盅（制作见 142 页）· 馒头 1 拳头 · 凉拌菠菜 1 掌背（含香油 3 滴）· 煮鸡蛋 1 个

加餐： 石榴 0.5 拳头（0.5 个）

午餐： 杂粮米饭 1 小茶盅 · 香煎三文鱼 1.5 小鱼掌（制作见 121 页）· 青菜炒肉丝 1 半握拳（含瘦肉 0.5 小鱼掌 + 水发黑木耳 1 小把 + 植物油 5 滴）· 土豆西红柿汤 1 小饭碗（制作见 99 页）

加餐： 黑米花生浆 1 小茶盅（制作见 88 页）

晚餐： 黑米粥 1 小茶盅 · 馒头 1 拳头 · 肉丁西蓝花 1 半握拳（含猪瘦肉 1.5 小鱼掌 + 植物油 5 滴）

加餐： 脱脂牛奶 1 小茶盅 · 烤馒头片 1 片

第 4 天

早餐： 无糖豆浆 1 小饭碗 · 猪肉饺子 4 个 · 肉末粉丝包 1 拳头（含猪瘦肉 0.5 小鱼掌）· 蒜泥拌荠菜 1 半握拳（含香油 5 滴）

加餐： 无糖银耳雪梨汤 1 小饭碗（制作见 108 页）

午餐： 米饭 1 小茶盅 · 馒头 1 指掌体 · 清蒸鲤鱼 1 小鱼掌 · 韭菜炒豆皮 1 掌背（含豆皮 0.5 小鱼掌 + 植物油 3 滴）· 拍黄瓜 1 掌背（含香油 3 滴）· 桔梗冬瓜汤 1 小饭碗（制作见 146 页）

加餐： 火龙果 0.5 单手捧（1/4 个）

晚餐： 油麦菜汤面 2 小饭碗（含无汤面 1 小茶盅 + 油麦菜 2 双手捧 + 植物油 3 滴）· 蒜苗炒肉 1 掌背（含瘦肉 1.5 小鱼掌 + 植物油 3 滴）· 烤土豆 1 指掌体

加餐： 烤馒头片 1 片 · 大虾 5 只

第 5 天

早餐： 馒头 1.5 拳头 · 核桃仁豆浆 1 小饭碗（制作见 143 页）· 蒜蓉茼蒿 1 掌背（含植物油 3 滴）· 韭菜炒豆皮 1 掌背（含豆皮 1 小鱼掌 + 植物油 3 滴）

加餐： 杨桃 1 单手捧（1 个）

午餐： 豇豆米饭 1 小茶盅（制作见 90 页）· 小米粥 1 小茶盅 · 炒油麦菜 1 半握拳（含植物油 5 滴）· 牡蛎菠菜汤 1 小饭碗（制作见 122 页）· 清蒸鲈鱼 0.5 小鱼掌

加餐： 炒栗子 4 个

晚餐： 米粥 1 小茶盅 · 馒头 1 拳头 · 红烧黄鳝 1.5 小鱼掌（制作见 123 页）· 芹菜炒豆芽 1 半握拳（含植物油 5 滴）

加餐： 烤馒头片 1 片 · 煮鸡蛋 1 个（去蛋黄）

第 6 天

早餐： 面包片 2 片 · 青豆薏米粥 1 小茶盅（含青豆、黑豆和薏米）· 茶鸡蛋 1 个 · 芝麻酱拌苦菊 1 掌背（含蒜泥 1 小撮 + 芝麻酱 0.5 调羹）· 西红柿菜花 1 掌背（含植物油 3 滴）

加餐： 西红柿圆白菜汁 1 小茶盅（制作见 109 页）

午餐： 米粥 1 小茶盅 · 杂粮馒头 1 拳头 · 蒜薹炒茄子 1 半握拳（含植物油 5 滴）· 鲫鱼豆腐汤 1 小饭碗（含鲫鱼 1 小鱼掌 + 豆腐 2 小鱼掌 + 香油 3 滴）

加餐： 苹果 0.5 单手捧（体积较小，1 个）

晚餐： 南瓜饼 1.5 掌背 · 蒜香鳕鱼汤 1 小饭碗（制作见 124 页）· 凉拌莴苣 1 半握拳（含香油 5 滴）· 清蒸鲈鱼 1 小鱼掌

加餐： 脱脂牛奶 1 小茶盅 · 烤馒头片 1 片

第 7 天

早餐： 洋葱粥 1 小茶盅（制作见 103 页）· 馒头 1 拳头 · 茶鸡蛋 1 个（去蛋黄）· 凉拌菜 1 半握拳（含紫甘蓝、圆白菜、黄瓜、水发海带、胡萝卜丝 + 香油 5 滴）· 花生拌芹菜 1 调羹（制作见 141 页）· 烤鱼片 1 片

加餐： 苹果胡萝卜汁 1 小茶盅（制作见 127 页）

午餐： 米饭 1 小茶盅 · 红烧土豆 1 掌背（含猪肉 1 小鱼掌 + 土豆 1 指掌体 + 植物油 4 滴）· 乌鸡枸杞子汤 1 小饭碗（含乌鸡 1 小鱼掌 + 山药 0.5 指掌体 + 枸杞子 1 小把 + 植物油 3 滴）

加餐： 柚子 0.5 单手捧（1~2 瓣）

晚餐： 馒头 1 拳头 · 杂粮粥 1 小茶盅 · 清炖鲤鱼 1 小饭碗（制作见 125 页）· 韭菜炒鸡蛋 1 掌背（含鸡蛋 0.5 个 + 植物油 3 滴）· 拍黄瓜 1 掌背（含香油 3 滴）

加餐： 脱脂牛奶 1 小茶盅 · 苏打饼干 2 块

轻体力中等标准体型食谱

▶ 19~20 食物交换份的 4 周食谱 第 4 周

	☺ 早餐	⏰ 午餐	☽ 晚餐
第1天	无糖豆浆 1 小饭碗　咸面包 3 片 韭菜炒鸡蛋 1 半握拳（含鸡蛋 1 个＋植物油 4 滴）　素杂拌 1 掌背（切碎菜花 1 小把＋黄瓜片 1 小把＋西红柿丁 1 小把＋香油 3 滴）	茄子肉末 1 半握拳（含瘦肉 1 小鱼掌＋植物油 4 滴）　牛肉蔬菜汤 1 小饭碗（含牛肉 1 小鱼掌＋切碎圆白菜 2 小把＋西红柿丁 1 小把＋植物油 4 滴） 馒头 1.5 拳头（1.5 个）	拌豇豆 1 掌背（豇豆 1 双手捧＋花生仁 0.5 小把＋香油 3 滴）　油豆腐烧油菜 1 半握拳（含油豆腐 6 只＋植物油 4 滴） 二米饭（粳米和小米）1 小茶盅

☽ 加餐	☽ 加餐	☽ 加餐
黄瓜 3 指掌体（1 根）	沙糖橘 1 单手捧（约 4 个）	脱脂牛奶 1 小饭碗　苏打饼干 2 块

第2天

早餐： 馒头 1 拳头 · 玉米须粥 1 小茶盅（制作见 147 页）· 炝甘蓝 1 半握拳（含水发虾干 2 小把＋豆腐干 0.5 小鱼掌＋植物油 5 滴）

加餐： 番石榴 0.5 单手捧（0.5 个）

午餐： 小米饭 1 小茶盅 · 素饺子 4 个 · 柚子肉炖鸡 1 小茶盅（制作见 134 页）· 菠菜烧香菇 1 半握拳（含植物油 5 滴）

加餐： 苹果 0.5 单手捧（体积较小，1 个）

晚餐： 玉米绿豆饭 1.5 小茶盅（制作见 91 页）· 素炒茼蒿 1 半握拳（含植物油 5 滴）· 虾皮紫菜汤 1 小饭碗（含虾皮 1 小把＋紫菜 1 小把＋香油 2 滴）· 清蒸鳗鱼 1 小鱼掌

加餐： 脱脂牛奶 1 小茶盅 · 无糖饼干 2 块

第3天

早餐： 无糖豆浆 1 小饭碗 · 馒头 1.5 拳头 · 拌肉丁 3 调羹（含瘦肉 1 小鱼掌＋胡萝卜末 2 小撮＋洋葱末 1 小撮＋甜面酱 0.5 调羹＋香油 3 滴）· 拌杂菜 1 半握拳（含圆白菜、茼蒿、胡萝卜＋香油 5 滴）

加餐： 西瓜 1 单手捧

午餐： 红豆米饭 1 小茶盅 · 青椒炒蛋 1 掌背（制作见 98 页）· 青菜烧土豆 1 半握拳（含土豆 1 指掌体＋植物油 5 滴）· 红烧带鱼 1 小鱼掌

加餐： 桃子 0.5 单手捧（1 个）

晚餐： 面包片 1 片 · 油菜肉丝荞麦汤面 2 小饭碗（含无汤面 1 小茶盅＋瘦肉 1 小鱼掌＋油菜 1 双手捧＋香油 3 滴）· 醋熘黄豆芽 1 半握拳（制作见 150 页）· 酱牛肉 0.5 小鱼掌

加餐： 脱脂牛奶 1 小茶盅 · 烤馒头片 1 片

第4天

早餐：猪肉包子 1 拳头 · 人参枸杞子粥 1 小茶盅（制作见 148 页）· 拌菜花 1 掌背（含香油 3 滴）· 煮鸡蛋 1 个（去蛋黄）· 西红柿 1 拳头

加餐：李子 0.5 单手捧（1 个）

午餐：杂粮米饭 1.5 小茶盅 · 红烧排骨 1 小鱼掌（含植物油 3 滴）· 白萝卜橄榄汤 1 小饭碗（制作见 137 页）· 韭菜豆腐丝 1 半握拳（含豆腐干 0.5 小鱼掌 + 香油 5 滴）

加餐：柚子 0.5 单手捧（1 ~ 2 瓣）

晚餐：发糕 1.5 拳头（含面粉和玉米面）· 青椒炒肉 1 掌背（含猪瘦肉 1.5 小鱼掌 + 植物油 3 滴）· 扒冬瓜条 1 半握拳（制作见 112 页）

加餐：烤鱼片 1 片 · 苏打饼干 2 块

第5天

早餐：杂粮馒头 1 拳头 · 脱脂牛奶煮燕麦片 1 小饭碗（含燕麦 2 平调羹）· 青菜炒黑木耳 1 半握拳（含香油 5 滴）· 烤鱼片 1 片

加餐：西红柿 1 拳头

午餐：薏米红豆糙米饭 1 小茶盅（制作见 86 页）· 虾仁西葫芦 1 掌背（含鲜虾仁 1 小把 + 植物油 3 滴）· 枸杞子山药羊肉汤 1 小茶盅（制作见 144 页）· 红烧土豆 1 掌背（含猪瘦肉 1.5 小鱼掌 + 香油 3 滴）

加餐：猕猴桃 0.5 单手捧（1 个）

晚餐：馒头 1.5 拳头 · 菠菜炒鸡蛋 1 掌背（制作见 96 页）· 三丝小炒 1 半握拳（含水发海带、洋葱、胡萝卜 + 植物油 5 滴）· 白切鹅肉 0.5 小鱼掌

加餐：烤土豆 0.5 指掌体 · 脱脂牛奶 1 小茶盅

第6天

早餐：麻酱烧饼 1.5 掌背 · 蒸蛋羹 1 小饭碗（鸡蛋 1 个）炒油菜豆腐 1 半握拳（含北豆腐 1 小鱼掌 + 香油 5 滴）

加餐：山楂 0.5 单手捧（4 个）

午餐：杂米饭 1 小茶盅（含粳米、小米、高粱）· 红烧草鱼 1.5 小鱼掌 · 西红柿土豆汤 1 小饭碗（含土豆 1 指掌体 + 植物油 3 滴）· 蒜泥黄瓜 1 半握拳（制作见 152 页）

加餐：苹果 0.5 单手捧（体积较小，1 个）

晚餐：美味面片 3 小饭碗（含无汤面片 1.5 小茶盅 + 大虾 15 只 + 青菜 1 双手捧 + 甜面酱 0.5 调羹 + 花椒粉少许 + 植物油 5 滴）· 西蓝花烧双菇 1 半握拳（制作见 100 页）

加餐：脱脂牛奶 1 小茶盅 · 无糖饼干 2 块

第7天

早餐：猪肉包子 1 拳头 · 面包片 1 片 · 脱脂牛奶 1 小饭碗 · 蒜泥黄瓜 1 半握拳（制作见 152 页）

加餐：木瓜 1 单手捧（1/4 个）

午餐：贴饼子 1 掌背（含玉米面、大豆面）· 小米粥 1 小茶盅 · 玉竹煲兔肉 1 小饭碗（制作见 149 页）· 拍黄瓜 1 半握拳（含香油 5 滴）

加餐：猕猴桃 0.5 单手捧（1 个）

晚餐：烙饼 1.5 掌背 · 银耳鸭汤 1 小饭碗（含水发银耳 0.5 小把 + 鸭肉 1 小鱼掌 + 植物油 3 滴）· 素炒豌豆苗 1 半握拳（含蒜末 1 小撮 + 植物油 5 滴）· 酱牛肉 0.5 小鱼掌

加餐：大虾 5 只 · 烤馒头片 1 片

轻体力矮个消瘦体型食谱

▶ 21~22 食物交换份的 4 周食谱 第 1 周

第 1 天

☼ 早餐	☽ 午餐	☾ 晚餐

早餐： 酱牛肉 0.5 小鱼掌 · 无糖豆浆 1 小饭碗

蔬菜玉米饼 2 掌背（鲜玉米棒 1 单手捧 + 鸡蛋 1 个 + 面粉 4 平调羹 + 韭菜段 2 小把 + 胡萝卜丝 2 小把 + 植物油 3 滴）· 西红柿炒草菇 1 半握拳（草菇 2 双手捧 + 西红柿 0.5 拳头 + 植物油 4 滴）

午餐： 馒头 2 拳头（2 个）· 萝卜烧肉 1 半握拳（含猪瘦肉 1.5 小鱼掌 + 植物油 3 滴）

 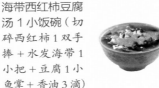

海带西红柿豆腐汤 1 小饭碗（切碎西红柿 1 双手捧 + 水发海带 1 小把 + 豆腐 1 小鱼掌 + 香油 3 滴）

晚餐： 汤面疙瘩 2 小饭碗（含无汤面疙瘩 1.5 小茶盅）· 青椒炒笋丝 1 半握拳（含青椒丝 2 小把 + 熟火腿 1 小鱼掌 + 香干 1 小鱼掌 + 植物油 4 滴）

 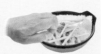

⊖ 加餐	⊖ 加餐	⊖ 加餐

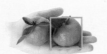 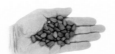

橘子 0.5 单手捧（1 个）　　开口松子 1 小把　　苹果 0.5 单手捧（1 个）　面包片 0.5 片

第 2 天

早餐： 小米粥 1 小茶盅 · 虾仁饺子 8 个 · 凉拌芹菜丝 1 半握拳（含香油 6 滴）· 酱牛肉 1 小鱼掌

加餐： 番石榴 0.5 单手捧（0.5 个）

午餐： 薏米红豆糙米饭 1 小茶盅（制作见 86 页）· 馒头 1 拳头 · 菜花炒肉 1 半握拳（含猪瘦肉 2 小鱼掌 + 植物油 6 滴）· 炒蒜香空心菜 1 掌背（含蒜蓉 1 小撮 + 植物油 3 滴）

加餐： 姜枣橘子汁 1 小茶盅（制作见 153 页）

晚餐： 馒头 1.5 拳头 · 青菜豆腐汤 1 小饭碗（含豆腐 2 小鱼掌 + 植物油 3 滴）· 小白菜炒肉 1 掌背（含瘦肉 1 小鱼掌 + 植物油 6 滴）

加餐： 酱牛肉 0.5 小鱼掌 · 无糖饼干 2 块

第 3 天

早餐： 青菜虾仁汤面 2 小饭碗（含无汤面 1 小茶盅 + 虾仁 2 小把 + 青菜 1 双手捧 + 植物油 3 滴）· 馒头 1 指掌体 · 煮鸡蛋 1 个 · 拍黄瓜 1 掌背（含香油 3 滴）

加餐： 橘子 0.5 单手捧（1 个）

午餐： 黑米粥 1 小饭碗 · 馒头 1 拳头 · 西芹牛柳 1 半握拳（含瘦牛肉 2 小鱼掌 + 植物油 6 滴）· 炒蒜蓉生菜 1 掌背（含蒜蓉 1 小撮 + 植物油 3 滴）

加餐： 木瓜橙汁 1 小茶盅（制作见 138 页）

晚餐： 小米胡萝卜粥 1 小茶盅（制作见 84 页）· 窝窝头 1.5 单手捧（3 个）· 肉丝炒茭白 1 半握拳（含瘦肉 1.5 小鱼掌 + 植物油 6 滴）

加餐： 脱脂牛奶 1 小茶盅 · 无糖饼干 2 块

第4天

早餐: 荞麦面饼 1 掌背（制作见 89 页）·杂粮粥 1 小茶盅·油焖肉片扁豆 1 半握拳（含猪瘦肉 2 小鱼掌 + 植物油 6 滴）

加餐: 木瓜橙汁 1 小茶盅（制作见 138 页）

午餐: 米饭 1 小饭碗·苦瓜炒鸡蛋 1 掌背（制作见 111 页）·韭菜绿豆芽 1 掌背（含植物油 3 滴）·红烧带鱼 1 小鱼掌

加餐: 猕猴桃 0.5 单手捧（1 个）

晚餐: 杂粮粥 1 小茶盅·馒头 1 拳头·土豆烧牛肉 1 半握拳（含牛肉 1.5 小鱼掌 + 切碎土豆 1 小把 + 植物油 6 滴）·芹菜香菇 1 掌背（含植物油 3 滴）

加餐: 脱脂牛奶 1 小茶盅·烤馒头片 1 片

第5天

早餐: 玉米燕麦粥 1 小茶盅（制作见 85 页）·馒头 1 拳头·煮鸡蛋 1 个·青菜炒蘑菇 1 半握拳（含植物油 6 滴）·豆腐干 1 小鱼掌

加餐: 黄瓜 1 根（3 指掌体）

午餐: 馒头 2 拳头（2 个）·菜花香菇炒肉 1 半握拳（含肉 1 小鱼掌 + 植物油 6 滴）·鸡肉炒黑木耳 1 掌背（制作见 113 页）

加餐: 番石榴 0.5 单手捧（0.5 个）

晚餐: 花卷 1.5 拳头·白菜炒肉片 1 半握拳（含瘦肉 1 小鱼掌 + 胡萝卜丁 1 小把 + 植物油 6 滴）·丝瓜豆腐汤 1 小饭碗（含豆腐 2 小鱼掌 + 植物油 3 滴）

加餐: 脱脂牛奶 1 小茶盅·烤馒头片 1 片

第6天

早餐: 红豆薏米粥 1 小饭碗（制作见 93 页）·小笼包 2 个·茶鸡蛋 1 个·拍黄瓜 1 半握拳（含植物油 6 滴）·烤鱼片 1 片

加餐: 苹果 0.5 拳头（0.5 个）

午餐: 小米粥 1 小饭碗·馒头 1 拳头·牛肉萝卜汤 1 小饭碗（制作见 114 页）·西红柿菜花炒虾仁 1 半握拳（含虾仁 2 小把 + 植物油 6 滴）

加餐: 猕猴桃 0.5 单手捧（1 个）

晚餐: 馒头 1 拳头·小米粥 1 小茶盅·芹菜炒肉丝 1 半握拳（含瘦肉 1.5 小鱼掌 + 植物油 6 滴）·炒青菜 1 掌背（含植物油 3 滴）

加餐: 无糖饼干 2 块·脱脂牛奶 1 小茶盅

第7天

早餐: 馒头 1 拳头·小米粥 1 小茶盅·牛奶李子汁 1 小茶盅（制作见 136 页）·西红柿炒圆白菜 1 半握拳（含植物油 6 滴）·鸡蛋 1 个（去蛋黄）

加餐: 山楂 0.5 单手捧（4 个）

午餐: 米饭 1 小饭碗·清蒸鱼 1 小鱼掌·黄瓜炒黑木耳 1 掌背（含植物油 3 滴）·土豆西红柿汤 1 小饭碗（含土豆 1 指掌体 + 植物油 3 滴）

加餐: 橘子 0.5 单手捧（1 个）

晚餐: 蒸糕 1.5 拳头·青菜蘑菇炒肉丝 1 掌背（含瘦肉 1.5 小鱼掌 + 植物油 3 滴）·白萝卜炖豆腐 1 小饭碗（制作见 104 页）

加餐: 豆腐干（切丁）1 小把·苏打饼干 2 块

轻体力矮个消瘦体型食谱

▶ 21~22 食物交换份的 4 周食谱 第 2 周

第 1 天

⏱ 早餐	⏱ 午餐	⏱ 晚餐

     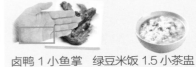

早餐： 麻酱拌面 1.5 小茶盅　脱脂牛奶 1 小饭碗　茶鸡蛋 1 个

黑木耳拌黄瓜 1 半握拳（水发黑木耳、黄瓜各 1 双手捧 + 醋 1 调羹 + 辣椒油 5 滴）

午餐： 绿豆芽炒兔肉丝 1 掌背（含兔肉 1 小鱼掌 + 植物油 5 滴）　炒杂菜 1 半握拳（莴笋 1 双手捧 + 黑木耳 2 小把 + 河虾 1 小把 + 植物油 5 滴）　馒头 1.5 拳头

晚餐： 卤鸭 1 小鱼掌　绿豆米饭 1.5 小茶盅　辣炒藕丝 1 掌背（藕片 1 双手捧 + 植物油 5 滴）　西红柿豆腐羹 1 小饭碗（西红柿 0.5 拳头 + 豆腐 2 小鱼掌 + 植物油 5 滴）

⊟ 加餐	⊟ 加餐	⊟ 加餐

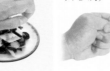

杨桃 1 单手捧（1 个）　　橙子 0.5 单手捧（1 个）　　酱牛肉 0.5 小鱼掌　面包片 1 片

第 2 天

早餐： 麻酱卷 1 拳头 · 杂粮粥 1 小茶盅 · 太子参煲鸽汤 1 小茶盅（制作见 115 页）· 生菜玉米沙拉 2 小饭碗（制作见 95 页）· 烤鱼片 2 片

加餐： 番石榴 0.5 单手捧（0.5 个）

午餐： 米饭 1 小饭碗 · 兔肉枸杞子汤 1 小茶盅（制作见 117 页）· 蒜香空心菜 1 半握拳（含植物油 6 滴）· 白水虾 1 小茶盅 · 酱肉 0.5 小鱼掌

加餐： 李子 0.5 单手捧（1 个）

晚餐： 发糕 1 拳头（面粉 + 玉米面）· 米粥 1 小茶盅 · 白菜鸡片 1 掌背（含大白菜 1 双手捧 + 鸡胸脯肉 1.5 小鱼掌 + 植物油 6 滴）· 炝扁豆丝 1 掌背（含扁豆 1 双手捧 + 植物油 3 滴）

加餐： 烤鱼片 1 片 · 烤馒头片 1 片

第 3 天

早餐： 8 个素菜饺子 · 黑米粥 1 小茶盅 · 番石榴芹菜豆浆 1 小饭碗（制作见 126 页）· 酱牛肉 1.5 小鱼掌 · 炝黄瓜 1 半握拳（含香油 6 滴）

加餐： 橙子 0.5 单手捧（1 个）

午餐： 米饭 1.5 小茶盅 · 大豆炒萝卜 1 掌背（制作见 94 页）· 青椒炒土豆丝 1 半握拳（含土豆丝 2 小把 + 水发黑木耳 1 小把 + 植物油 6 滴）· 红烧带鱼 1 小鱼掌

加餐： 山楂 0.5 单手捧（4 个）

晚餐： 花卷 1.5 指掌体 · 肉炒黑木耳 1 掌背（含猪瘦肉 1.5 小鱼掌 + 植物油 3 滴）· 芹菜炒豆腐干 1 掌背（制作见 105 页）· 木瓜红枣花生鸡爪汤 1 小茶盅（制作见 128 页）

加餐： 脱脂牛奶 1 小茶盅 · 无糖饼干 2 块

第4天

早餐： 猪肉包子 1 拳头 · 橘皮姜汁粥 1 小茶盅（制作见 132 页）· 凉拌芹菜 1 半握拳（含香油 6 滴）· 煮鸡蛋 1 个

加餐： 木瓜 1 单手捧（1/4 个）

午餐： 牛肉面 2 小饭碗（含无汤面 1 小茶盅 + 牛肉 1 小鱼掌 + 青菜 1 双手捧 + 植物油 3 滴）· 馒头 1 拳头 · 豆腐干拌扁豆丝 1 半握拳（含豆腐干 1 小鱼掌 + 扁豆丝 2 小把 + 胡萝卜丝 2 小撮 + 花椒油 3 滴）

加餐： 樱桃 1 单手捧（10 个）

晚餐： 红豆糯米饭 1 小茶盅 · 面包片 1 片 · 拌绿豆芽 1 掌背（含香油 3 滴）· 炖老鸭 1 小茶盅（制作见 116 页）· 油麦菜炒虾仁 1 半握拳（含虾仁 1 小把 + 植物油 6 滴）

加餐： 脱脂牛奶 1 小茶盅 · 烤馒头片 1 片

第5天

早餐： 荞麦面饼 1.5 掌背（制作见 89 页）· 脱脂牛奶 1 小饭碗 · 炝黄瓜 1 半握拳（含香油 6 滴）· 茶鸡蛋 1 个

加餐： 桃子 0.5 单手捧（1 个）

午餐： 馒头 1 拳头 · 小米粥 1 小茶盅 · 土豆烧牛肉 1 掌背（含牛肉 2 小鱼掌 + 植物油 3 滴）· 拌油麦菜 1 半握拳（含植物油 6 滴）

加餐： 李子 0.5 单手捧（1 个）

晚餐： 花卷 1.5 拳头 · 驴肉汤 1 小茶盅（制作见 118 页）· 凉拌茄子 1 半握拳（含植物油 6 滴）· 红烧带鱼 0.5 小鱼掌

加餐： 脱脂牛奶 1 小茶盅 · 烤馒头片 1 片

第6天

早餐： 猪肉饺子 8 个 · 水煮鸡蛋 1 个（去蛋黄）· 樱桃西米露 1 小茶盅（制作见 130 页）· 蒜泥拌荠菜 1 半握拳（含香油 6 滴）· 豆腐干 0.5 小鱼掌

加餐： 草莓柚汁 1 小茶盅（制作见 131 页）

午餐： 荞麦饭 1.5 小茶盅 · 牛肉土豆汤 1 小饭碗（含牛肉 2 小鱼掌 + 鲜蘑菇 1 小把 + 土豆 1 指掌体 + 植物油 4 滴）· 茄子炒苦瓜 1 半握拳（制作见 101 页）

加餐： 西瓜 1 单手捧

晚餐： 豇豆米饭 1.5 小茶盅（制作见 90 页）· 肉炒香芹豆腐干 1 半握拳（含猪瘦肉 1 小鱼掌 + 豆腐干 0.5 小鱼掌 + 植物油 6 滴）

加餐： 大虾 5 只 · 苏打饼干 2 块

第7天

早餐： 油饼 1.5 掌背 · 无糖豆浆 1 小饭碗 · 凉拌紫甘蓝 1 掌背（制作见 107 页）· 小西红柿 0.5 单手捧 · 酱牛肉 1.5 小鱼掌

加餐： 菠萝 0.5 单手捧

午餐： 猪肉包子 2 拳头（2 个）· 鲫鱼汤 1 小茶盅（制作见 119 页）· 黑木耳炒芥蓝 1 掌背（含植物油 3 滴）· 双椒炒笋丁 1 掌背（制作见 106 页）

加餐： 火龙果胡萝卜汁 1 小茶盅（制作见 133 页）

晚餐： 蒸饺 8 个（含韭菜 2 小把 + 鸡蛋 0.5 个 + 植物油 3 滴）· 肉丝炒蒜薹 1 掌背（含猪瘦肉 1 小鱼掌 + 植物油 3 滴）· 凉拌菠菜 1 掌背（含香油 3 滴）

加餐： 西红柿芹菜汁 1 小饭碗（制作见 97 页）· 豆腐干（切丁）1 小把

轻体力矮个消瘦体型食谱

▶ **21~22 食物交换份的 4 周食谱** 第 3 周

第 1 天

☺ 早餐	☺ 午餐	☺ 晚餐
	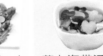	
馒头 1 拳头　拌空心菜 1 半握拳（含香油 5 滴）	葱花饼 1 掌背　卤鸭肉（去皮)1 小鱼掌	萝卜海带汤 1 小饭碗（萝卜 1 小把＋水发海带 1 小把＋干粉条 1 小把＋植物油 6 滴）　肉丝蒜苗 1 半握拳（含瘦肉 1 小鱼掌＋植物油 3 滴）
疙瘩汤 2 小饭碗（含面粉 3 平调羹＋瘦肉 1 小鱼掌＋鸡蛋 1 个＋油菜 1 双手捧＋香油 4 滴）	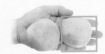 丝瓜豆腐汤 1 小饭碗（丝瓜 1 双手捧＋豆腐 2 小鱼掌＋植物油 4 滴）　 韭菜炒地皮 1 掌背（含地皮 1 小把＋植物油 4 滴）	花卷 1.5 拳头

☺ 加餐	☺ 加餐	☺ 加餐
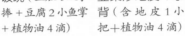		
桃子 0.5 单手捧（1 个）	火龙果 0.5 单手捧（1/4 个）	牛肉干 1 食指　无糖饼干 2 块

第 2 天

早餐： 酸奶 1 小茶盅 ·小米粥 1 小茶盅 ·花卷 1 拳头 ·炒芥蓝 1 掌背（含植物油 3 滴）·豆腐干 0.5 小鱼掌 ·蒜末黄瓜 1 掌背（制作见 110 页）

加餐： 燕麦大豆糊 1 小茶盅（制作见 87 页）

午餐： 米饭 1 小茶盅 · 馒头 1 拳头 · 草鱼炖豆腐 1 小饭碗（含草鱼块 2 小鱼掌＋豆腐 2 小鱼掌＋冬笋片 1 小把＋雪菜 1 小撮＋大蒜少许＋植物油 3 滴）· 凉拌魔芋豆腐 1 半握拳（制作见 102 页）

加餐： 黑豆浆 1 小饭碗（制作见 92 页）

晚餐： 杂米饭 1.5 小茶盅 ·芹菜炒肉丝 1 半握拳（含瘦肉 1 小鱼掌＋植物油 6 滴）·青菜豆腐汤 1 小饭碗（含豆腐 2 小鱼掌＋植物油 3 滴）

加餐： 牛肉干 1 食指 · 黄瓜 2 指掌体

第 3 天

早餐： 莲子黑米粥 1 小茶盅（制作见 142 页）·猪肉包子 1 拳头 ·凉拌菠菜 1 掌背（含香油 3 滴）·煮鸡蛋 1 个

加餐： 石榴 0.5 拳头（0.5 个）

午餐： 杂粮米饭 1.5 小茶盅 · 香煎三文鱼 1.5 小鱼掌（制作见 121 页）·青菜炒肉丝 1 半握拳（含瘦肉 1 小鱼掌＋水发黑木耳 1 小把＋植物油 6 滴）· 土豆西红柿汤 1 小饭碗（制作见 99 页）

加餐： 黑米花生浆 1 小茶盅（制作见 88 页）

晚餐： 黑米粥 1 小茶盅 · 馒头 1 拳头 · 肉丁西蓝花 1 半握拳（含猪瘦肉 1.5 小鱼掌＋植物油 6 滴）

加餐： 脱脂牛奶 1 小茶盅 · 烤馒头片 1 片

第4天

早餐： 无糖豆浆 1 小饭碗 · 猪肉饺子 4 个 · 肉末粉丝包 1 拳头（含猪瘦肉 0.5 小鱼掌）· 蒜泥拌荠菜 1 半握拳（含香油 6 滴）· 豆腐干 0.5 小鱼掌

加餐： 无糖银耳雪梨汤 1 小饭碗（制作见 108 页）

午餐： 米饭 1 小茶盅 · 馒头 1 拳头 · 清蒸鲤鱼 1 小鱼掌 · 韭菜炒豆皮 1 半握拳（含豆皮 1 小鱼掌 + 植物油 6 滴）· 桔梗冬瓜汤 1 小饭碗（制作见 146 页）

加餐： 火龙果 0.5 单手捧（1/4 个）

晚餐： 油麦菜汤面 2 小饭碗（含无汤面 1 小茶盅 + 油麦菜 2 双手捧 + 植物油 3 滴）· 蒜苗炒肉 1 掌背（含瘦肉 1.5 小鱼掌 + 植物油 3 滴）· 烤土豆 1 指掌体

加餐： 烤馒头片 1 片 · 大虾 5 只

第5天

早餐： 馒头 1.5 拳头 · 核桃仁豆浆 1 小饭碗（制作见 143 页）· 蒜蓉茼蒿 1 掌背（含植物油 3 滴）· 酱牛肉 1.5 小鱼掌

加餐： 杨桃 1 单手捧（1 个）

午餐： 豇豆米饭 1 小茶盅（制作见 90 页）· 小米粥 1 小饭碗 · 炒油麦菜 1 半握拳（含植物油 6 滴）· 牡蛎菠菜汤 1 小饭碗（制作见 122 页）· 清蒸鲈鱼 1 小鱼掌

加餐： 炒栗子 4 个

晚餐： 米粥 1 小茶盅 · 馒头 1 拳头 · 红烧黄鳝 1.5 小鱼掌（制作见 123 页）· 芹菜炒豆芽 1 半握拳（含植物油 6 滴）

加餐： 烤馒头片 1 片 · 煮鸡蛋 1 个（去蛋黄）

第6天

早餐： 猪肉包子 1 拳头 · 青豆薏米粥 1 小茶盅（含青豆、黑豆和薏米）· 茶鸡蛋 1 个 · 芝麻酱拌苦菊 1 掌背（含蒜泥 1 小撮 + 芝麻酱 0.5 调羹）· 西红柿菜花 1 掌背（含植物油 3 滴）

加餐： 西红柿圆白菜汁 1 小茶盅（制作见 109 页）

午餐： 米粥 1 小茶盅 · 杂粮馒头 1 拳头 · 蒜薹炒茄子 1 半握拳（含植物油 6 滴）· 鲫鱼豆腐汤 1 小饭碗（含鲫鱼 2 小鱼掌 + 豆腐 2 小鱼掌 + 香油 3 滴）

加餐： 苹果 0.5 单手捧（体积较小，1 个）

晚餐： 南瓜饼 1.5 掌背 · 蒜香鳕鱼汤 1 小饭碗（制作见 124 页）· 凉拌莴苣 1 半握拳（含香油 6 滴）· 清蒸鲈鱼 1 小鱼掌

加餐： 脱脂牛奶 1 小茶盅 · 烤馒头片 1 片

第7天

早餐： 洋葱粥 1 小茶盅（制作见 103 页）· 馒头 1 拳头 · 茶鸡蛋 1 个（去蛋黄）· 凉拌菜 1 半握拳（含紫甘蓝、圆白菜、黄瓜、水发海带、胡萝卜丝 + 香油 6 滴）· 花生拌芹菜 1 调羹（制作见 141 页）· 烤鱼片 2 片

加餐： 苹果胡萝卜汁 1 小茶盅（制作见 127 页）

午餐： 米饭 1.5 小茶盅 · 红烧土豆 1 掌背（含猪肉 1 小鱼掌 + 土豆 1 指掌体 + 植物油 4 滴）· 乌鸡枸杞子汤 1 小饭碗（含乌鸡 1 小鱼掌 + 山药 0.5 指掌体 + 枸杞子 1 小把 + 植物油 3 滴）

加餐： 柚子 0.5 单手捧（1~2 瓣）

晚餐： 馒头 1 拳头 · 杂粮粥 1 小茶盅 · 清炖鲤鱼 1 小饭碗（制作见 125 页）· 韭菜炒鸡蛋 1 掌背（含鸡蛋 0.5 个 + 植物油 3 滴）· 拍黄瓜 1 掌背（含香油 3 滴）

加餐： 脱脂牛奶 1 小茶盅 · 苏打饼干 2 块

轻体力矮个消瘦体型食谱

▶ 21~22 食物交换份的 4 周食谱 第 4 周

第1天

◷ 早餐	◷ 午餐	◷ 晚餐
猪肉饺子 12 只	花卷 1 拳头	馒头 1 拳头
凉拌魔芋豆腐 1 掌背（含魔芋豆腐 0.5 双手捧 + 胡萝卜丝、黄瓜丝各 1 小把 + 植物油 3 滴）	海鲜面 2 小饭碗（含无汤面 1 小茶盅 + 青菜 1 双手捧 + 虾仁 2 小把 + 植物油 3 滴）	肉炒大白菜 1 掌背（含猪瘦肉 1.5 小鱼掌 + 植物油 6 滴）
韭菜炒鸡蛋 1 半握拳（含鸡蛋 0.5 个 + 植物油 4 滴）	海带瘦肉汤 1 小饭碗（猪瘦肉 1 小鱼掌 + 海带 1 小把 + 香油 3 滴）	双椒土豆丝 1 掌背（含土豆丝 1 双手捧 + 青椒丝、红椒丝各 1 小把 + 植物油 4 滴）

◷ 加餐	◷ 加餐	◷ 加餐
小西红柿 1 单手捧（约 14 个）	杨桃 1 单手捧（1 个）	大虾 5 只 　 烤馒头片 1 片

第2天

早餐: 馒头 1 拳头 · 玉米须粥 1 小茶盅（制作见 147 页）· 炝甘蓝 1 半握拳（含水发虾干 2 小把 + 豆腐干 1 小鱼掌 + 植物油 6 滴）

加餐: 番石榴 0.5 单手捧（0.5 个）

午餐: 小米饭 1 小茶盅 · 素饺子 8 个 · 柚子肉炖鸡 1 小茶盅（制作见 134 页）· 菠菜烧香菇 1 半握拳（含植物油 6 滴）· 大虾 5 只

加餐: 苹果 0.5 单手捧（体积较小,1 个）

晚餐: 玉米绿豆饭 1.5 小茶盅（制作见 91 页）· 素炒茼蒿 1 半握拳（含植物油 6 滴）· 虾皮紫菜汤 1 小饭碗（含虾皮 1 小把 + 紫菜 1 小把 + 香油 2 滴）· 清蒸鳗鱼 1 小鱼掌

加餐: 脱脂牛奶 1 小茶盅 · 无糖饼干 2 块

第3天

早餐: 无糖豆浆 1 小饭碗 · 馒头 1.5 拳头 · 拌肉丁 4 调羹（含瘦肉 1.5 小鱼掌 + 胡萝卜末 2 小撮 + 洋葱末 2 小撮 + 甜面酱 0.5 调羹 + 香油 3 滴）· 拌杂菜 1 半握拳（含圆白菜、茼蒿、胡萝卜 + 香油 6 滴）

加餐: 西瓜 1 单手捧

午餐: 红豆米饭 1.5 小茶盅 · 青椒炒蛋 1 掌背（制作见 98 页）· 青菜烧土豆 1 半握拳（含土豆 1 指掌体 + 植物油 6 滴）· 红烧带鱼 1.5 小鱼掌

加餐: 桃子 0.5 单手捧（1 个）

晚餐: 面包片 1 片 · 油菜肉丝莜麦汤面 2 小饭碗（含无汤面 1 小茶盅 + 瘦肉 1 小鱼掌 + 油菜 1 双手捧 + 香油 3 滴）· 醋熘黄豆芽 1 半握拳（制作见 150 页）· 酱牛肉 0.5 小鱼掌

加餐: 脱脂牛奶 1 小茶盅 · 烤馒头片 1 片

第4天

早餐： 猪肉包子 1 拳头 · 人参枸杞子粥 1 小茶盅（制作见 148 页）· 拌菜花 1 掌背（含香油 3 滴）· 煮鸡蛋 1 个 · 西红柿 1 拳头

加餐： 李子 0.5 单手捧（1 个）

午餐： 杂粮米饭 1 小饭碗 · 红烧排骨 1 小鱼掌（含植物油 3 滴）· 白萝卜橄榄汤 1 小饭碗（制作见 137 页）· 韭菜豆腐丝 1 半握拳（含豆腐干 1 小鱼掌 + 香油 6 滴）

加餐： 柚子 0.5 单手捧（1~2 瓣）

晚餐： 发糕 1.5 拳头（含面粉和玉米面）· 青椒炒肉 1 掌背（含猪瘦肉 1.5 小鱼掌 + 植物油 3 滴）· 扒冬瓜条 1 半握拳（制作见 112 页）

加餐： 烤鱼片 1 片 · 苏打饼干 2 块

第5天

早餐： 杂粮馒头 1 拳头 · 脱脂牛奶煮燕麦片 1 小饭碗（含燕麦 2 平调羹）· 青菜炒黑木耳 1 半握拳（含香油 6 滴）· 烤鱼片 2 片

加餐： 西红柿 1 拳头

午餐： 薏米红豆糙米饭 1 小饭碗（制作见 86 页）· 虾仁西葫芦 1 掌背（含鲜虾仁 2 小把 + 植物油 3 滴）· 枸杞子山药羊肉汤 1 小茶盅（制作见 144 页）· 红烧土豆 1 掌背（含猪瘦肉 1.5 小鱼掌 + 香油 3 滴）

加餐： 猕猴桃 0.5 单手捧（1 个）

晚餐： 馒头 1.5 拳头 · 菠菜炒鸡蛋 1 掌背（制作见 96 页）· 三丝小炒 1 半握拳（含水发海带、洋葱、胡萝卜 + 植物油 6 滴）· 白切鹅肉 0.5 小鱼掌

加餐： 烤土豆 0.5 指掌体 · 脱脂牛奶 1 小茶盅

第6天

早餐： 麻酱烧饼 1.5 掌背 · 蒸蛋羹 1 小饭碗（鸡蛋 1 个）炒油菜豆腐 1 半握拳（含北豆腐 2 小鱼掌 + 香油 6 滴）

加餐： 山楂 0.5 单手捧（4 个）

午餐： 杂米饭 1.5 小茶盅（含粳米、小米、高粱）· 红烧草鱼 2.5 小鱼掌 · 西红柿土豆汤 1 小饭碗（含土豆 1 指掌体 + 植物油 3 滴）· 蒜泥黄瓜 1 半握拳（制作见 152 页）

加餐： 苹果 0.5 单手捧（体积较小，1 个）

晚餐： 美味面片 3 小饭碗（含无汤面片 1.5 小茶盅 + 大虾 15 只 + 青菜 1 双手捧 + 甜面酱 0.5 调羹 + 花椒粉少许 + 植物油 6 滴）· 西蓝花烧双菇 1 半握拳（制作见 100 页）

加餐： 脱脂牛奶 1 小茶盅 · 无糖饼干 2 块

第7天

早餐： 猪肉包子 1 拳头 · 面包片 1 片 · 脱脂牛奶 1 小饭碗 · 蒜泥黄瓜 1 半握拳（制作见 152 页）

加餐： 木瓜 1 单手捧（1/4 个）

午餐： 贴饼子 1.5 掌背（含玉米面、大豆面）· 小米粥 1 小茶盅 · 玉竹煲兔肉 1 小饭碗（制作见 149 页）· 拍黄瓜 1 半握拳（含香油 6 滴）· 红烧带鱼 0.5 小鱼掌

加餐： 猕猴桃 0.5 单手捧（1 个）

晚餐： 烙饼 1.5 掌背 · 银耳鸭汤 1 小饭碗（含水发银耳 0.5 小把 + 鸭肉 1 小鱼掌 + 植物油 3 滴）· 素炒豌豆苗 1 半握拳（含蒜末 1 小撮 + 植物油 6 滴）· 酱牛肉 0.5 小鱼掌

加餐： 大虾 5 只 · 烤馒头片 1 片

轻体力高大标准和中等消瘦体型食谱

▶ 23~24 食物交换份的 4 周食谱 第 1 周

第 1 天

⏰ 早餐	⏰ 午餐	⏰ 晚餐

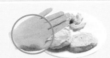 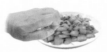 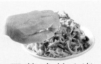

早餐： 无糖豆浆 1 小饭碗 · 摊莜麦蛋饼 2 掌背（含莜麦面 9 平调羹＋鸡蛋 1 个＋韭菜段 2 小把＋植物油 5 滴）

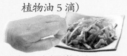 · 火腿炒魔芋豆腐 1 半握拳（含火腿 0.5 小鱼掌＋胡萝卜丝 1 小把＋植物油 4 滴）

午餐： 米饭 1.5 小茶盅 · 红烧土豆 1 半握拳（含土豆丁 2 双手捧＋葱适量＋酱油适量＋植物油 5 滴）

 · 山药羊肉汤 1 小饭碗（含切碎山药 1 双手捧＋羊肉 1 小鱼掌＋植物油 3 滴）

晚餐： 紫菜汤 1 小饭碗（紫菜 1 小把＋香油 3 滴）· 豆芽鸡丝 1 半握拳（绿豆芽 2 双手捧＋鸡胸肉 1.5 小鱼掌＋青椒丁 1 小把＋香油 5 滴）

 · 二米饭 1.5 小茶盅

⊙ 加餐	⊙ 加餐	⊙ 加餐

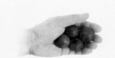 山楂 0.5 单手捧（约 4 个）

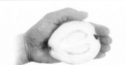 番石榴 0.5 单手捧（0.5 个）

 脱脂牛奶 1 小茶盅 面包片 1 片

第 2 天

早餐： 小米粥 1 小饭碗 · 虾仁饺子 8 个 · 凉拌芹菜丝 1 半握拳（含香油 6 滴）· 酱牛肉 1 小鱼掌

加餐： 番石榴 0.5 单手捧（0.5 个）

午餐： 薏米红豆糙米饭 1 小茶盅（制作见 86 页）· 馒头 1 拳头 · 菜花炒肉 1 半握拳（含猪瘦肉 2 小鱼掌＋植物油 6 滴）· 炒蒜香空心菜 1 掌背（含蒜蓉 1 小撮＋植物油 3 滴）

加餐： 姜枣橘子汁 1 小茶盅（制作见 153 页）

晚餐： 馒头 1.5 拳头 · 青菜豆腐汤 1 小饭碗（含豆腐 2 小鱼掌＋植物油 3 滴）· 小白菜炒肉 1 掌背（含瘦肉 1 小鱼掌＋植物油 6 滴）

加餐： 酱牛肉 0.5 小鱼掌 · 无糖饼干 4 块

第 3 天

早餐： 青菜虾仁汤面 2 小饭碗（含无汤面 1 小茶盅＋虾仁 2 小把＋青菜 1 双手捧＋植物油 3 滴）· 馒头 1 拳头 · 煮鸡蛋 1 个 · 拍黄瓜 1 掌背（含香油 3 滴）

加餐： 橘子 0.5 单手捧（1 个）

午餐： 黑米粥 1 小饭碗 · 馒头 1 拳头 · 西芹牛柳 1 半握拳（含瘦牛肉 2 小鱼掌＋植物油 6 滴）· 炒蒜蓉生菜 1 掌背（含蒜蓉 1 小撮＋植物油 3 滴）

加餐： 木瓜橙汁 1 小茶盅（制作见 138 页）

晚餐： 小米胡萝卜粥 1 小茶盅（制作见 84 页）· 窝窝头 2 单手捧（4 个）· 肉丝炒茭白 1 半握拳（含瘦肉 1.5 小鱼掌＋植物油 6 滴）

加餐： 脱脂牛奶 1 小饭碗 · 无糖饼干 2 块

第 4 天

早餐： 荞麦面饼 1 掌背（制作见 89 页）· 杂粮粥 1 小饭碗 · 油焖肉片扁豆 1 半握拳（含猪瘦肉 2 小鱼掌 + 植物油 6 滴）

加餐： 木瓜橙汁 1 小茶盅（制作见 138 页）

午餐： 米饭 1 小饭碗 · 苦瓜炒鸡蛋 1 掌背（制作见 111 页）· 韭菜绿豆芽 1 掌背（含植物油 3 滴）· 红烧带鱼 1 小鱼掌

加餐： 猕猴桃 0.5 单手捧（1 个）

晚餐： 杂粮粥 1 小茶盅 · 馒头 1 拳头 · 土豆烧牛肉 1 半握拳（含牛肉 1.5 小鱼掌 + 切碎土豆 1 小把 + 植物油 6 滴）· 芹菜香菇 1 掌背（含植物油 3 滴）

加餐： 脱脂牛奶 1 小茶盅 · 烤馒头片 2 片

第 5 天

早餐： 玉米燕麦粥 1 小饭碗（制作见 85 页）· 馒头 1 拳头 · 煮鸡蛋 1 个 · 青菜炒蘑菇 1 半握拳（含植物油 6 滴）· 豆腐干 1 小鱼掌

加餐： 黄瓜 1 根（3 指掌体）

午餐： 馒头 2 拳头（2 个）· 菜花香菇炒肉 1 半握拳（含肉 1 小鱼掌 + 植物油 6 滴）· 鸡肉炒黑木耳 1 掌背（制作见 113 页）

加餐： 番石榴 0.5 单手捧（0.5 个）

晚餐： 花卷 1.5 拳头 · 白菜炒肉片 1 半握拳（含瘦肉 1 小鱼掌 + 胡萝卜丁 1 小把 + 植物油 6 滴）· 丝瓜豆腐汤 1 小饭碗（含豆腐 2 小鱼掌 + 植物油 3 滴）

加餐： 脱脂牛奶 1 小饭碗 · 烤馒头片 1 片

第 6 天

早餐： 红豆薏米粥 1 小饭碗（制作见 93 页）· 小笼包 4 个 · 茶鸡蛋 1 个 · 拍黄瓜 1 半握拳（含植物油 6 滴）· 烤鱼片 1 片

加餐： 苹果 0.5 拳头（0.5 个）

午餐： 小米粥 1 小饭碗 · 馒头 1 拳头 · 牛肉萝卜汤 1 小饭碗（制作见 114 页）· 西红柿菜花炒虾仁 1 半握拳（含虾仁 2 小把 + 植物油 6 滴）

加餐： 猕猴桃 0.5 单手捧（1 个）

晚餐： 馒头 1 拳头 · 小米粥 1 小茶盅 · 芹菜炒肉丝 1 半握拳（含瘦肉 1.5 小鱼掌 + 植物油 6 滴）· 炒青菜 1 掌背（含植物油 3 滴）

加餐： 无糖饼干 2 块 · 脱脂牛奶 1 小饭碗

第 7 天

早餐： 馒头 1 拳头 · 小米粥 1 小饭碗 · 牛奶李子汁 1 小茶盅（制作见 136 页）· 西红柿炒圆白菜 1 半握拳（含植物油 6 滴）· 鸡蛋 1 个（去蛋黄）

加餐： 山楂 0.5 单手捧（4 个）

午餐： 米饭 1 小饭碗 · 清蒸鱼 1 小鱼掌 · 黄瓜炒黑木耳 1 掌背（含植物油 3 滴）· 土豆西红柿汤 1 小饭碗（含土豆 1 指掌体 + 植物油 3 滴）

加餐： 橘子 0.5 单手捧（1 个）

晚餐： 蒸糕 1.5 拳头 · 青菜蘑菇炒肉丝 1 掌背（含瘦肉 1.5 小鱼掌 + 植物油 3 滴）· 白萝卜炖豆腐 1 小饭碗（制作见 104 页）

加餐： 豆腐干（切丁）1 小把 · 苏打饼干 4 块

轻体力高大标准和中等消瘦体型食谱

▶ 23~24 食物交换份的 4 周食谱 第 2 周

第 1 天

☺ 早餐	☺ 午餐	☽ 晚餐

猪肉包子 1.5 拳头 (1.5 个) ・ 无糖豆浆 1 小饭碗 ・ 玉米饼 1 掌背 ・ 米饭 1 小茶盅 ・ 二合面发糕 0.5 拳头 ・ 海鲜面 2 小饭碗 (含无汤面 1 小茶盅 + 青菜 1 双手捧 + 虾仁 2 小把 + 植物油 3 滴)

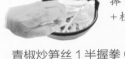

拌黑木耳 1 指背 (含香油 3 滴) ・ 银耳拌芹菜 1 半握拳 (含水发银耳 1 小把 + 香油 5 滴) ・ 肉片炒百合 1 掌背 (含百合 1 小把 + 猪瘦肉 1 小鱼掌 + 植物油 5 滴) ・ 虾仁素杂汤 1 小饭碗 (青菜 1 小把 + 虾仁 1 小把 + 胡萝卜丁 1 小把 + 水发黑木耳 1 小把 + 香油 5 滴) ・ 青椒炒笋丝 1 半握拳 (含竹笋丝 2 双手捧 + 切碎青椒 1 小把 + 熟火腿 1 小鱼掌 + 植物油 6 滴)

☺ 加餐	☺ 加餐	☺ 加餐

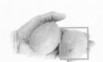
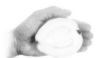
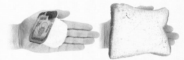

香梨 0.5 单手捧 (1 个) ・ 番石榴 0.5 单手捧 (0.5 个) ・ 酸奶 1 掌心 (1 小包装) ・ 面包片 1 片

第 2 天

早餐： 麻酱卷 1 拳头 ・杂粮粥 1 小饭碗 ・太子参煲鸽汤 1 小茶盅（制作见 115 页）・生菜玉米沙拉 2 小饭碗（制作见 95 页）・烤鱼片 2 片

加餐： 番石榴 0.5 单手捧（0.5 个）

午餐： 米饭 1 小饭碗 ・兔肉枸杞子汤 1 小茶盅（制作见 117 页）・蒜香空心菜 1 半握拳（含植物油 6 滴）・白水虾 1 小茶盅 ・酱肉 0.5 小鱼掌

加餐： 李子 0.5 单手捧（1 个）

晚餐： 发糕 1 拳头（面粉 + 玉米面）・米粥 1 小茶盅 ・白菜鸡片 1 掌背（含大白菜 1 双手捧 + 鸡胸脯肉 1.5 小鱼掌 + 植物油 6 滴）・炝扁豆丝 1 掌背（含扁豆 1 双手捧 + 植物油 3 滴）

加餐： 烤鱼片 1 片 ・烤馒头片 2 片

第 3 天

早餐： 8 个素菜饺子 ・黑米粥 1 小饭碗 ・番石榴芹菜豆浆 1 小饭碗（制作见 126 页）・酱牛肉 1.5 小鱼掌 ・炝黄瓜 1 半握拳（含香油 6 滴）

加餐： 橙子 0.5 单手捧（1 个）

午餐： 米饭 1.5 小茶盅 ・大豆炒萝卜 1 掌背（制作见 94 页）・青椒炒土豆丝 1 半握拳（含土豆丝 2 小把 + 水发黑木耳 1 小把 + 植物油 6 滴）・红烧带鱼 1 小鱼掌

加餐： 山楂 0.5 单手捧（4 个）

晚餐： 花卷 2 指掌体 ・肉炒黑木耳 1 掌背（含猪瘦肉 1.5 小鱼掌 + 植物油 3 滴）・芹菜炒豆腐干 1 掌背（制作见 105 页）・木瓜红枣花生鸡爪汤 1 小茶盅（制作见 128 页）

加餐： 脱脂牛奶 1 小饭碗 ・无糖饼干 2 块

第4天

早餐： 猪肉包子 1 拳头 · 橘皮姜汁粥 1 小饭碗（制作见 132 页）· 凉拌芹菜 1 半握拳（含香油 6 滴）· 煮鸡蛋 1 个

加餐： 木瓜 1 单手捧（1/4 个）

午餐： 牛肉面 2 小饭碗（含无汤面 1 小茶盅 + 牛肉 1 小鱼掌 + 青菜 1 双手捧 + 植物油 3 滴）· 馒头 1 拳头 · 豆腐干拌扁豆丝 1 掌背（含豆腐干 1 小鱼掌 + 扁豆丝 2 小把 + 胡萝卜丝 2 小撮 + 花椒油 3 滴）

加餐： 樱桃 1 单手捧（10 个）

晚餐： 红豆糯米饭 1 小茶盅 · 面包片 1 片 · 拌绿豆芽 1 掌背（含香油 3 滴）· 炖老鸭 1 小茶盅（制作见 116 页）· 油麦菜炒虾仁 1 半握拳（含虾仁 1 小把 + 植物油 6 滴）

加餐： 脱脂牛奶 1 小茶盅 · 烤馒头片 2 片

第5天

早餐： 荞麦面饼 2 掌背（制作见 89 页）· 脱脂牛奶 1 小饭碗 · 炝黄瓜 1 半握拳（含香油 6 滴）· 茶鸡蛋 1 个

加餐： 桃子 0.5 单手捧（1 个）

午餐： 馒头 1 拳头 · 小米粥 1 小饭碗 · 土豆烧牛肉 1 掌背（含牛肉 2 小鱼掌 + 植物油 3 滴）· 拌油麦菜 1 半握拳（含植物油 6 滴）

加餐： 李子 0.5 单手捧（1 个）

晚餐： 花卷 1.5 拳头 · 驴肉汤 1 小茶盅（制作见 118 页）· 凉拌茄子 1 半握拳（含植物油 6 滴）· 红烧带鱼 0.5 小鱼掌

加餐： 脱脂牛奶 1 小饭碗 · 烤馒头片 1 片

第6天

早餐： 素饺子 12 个 · 水煮鸡蛋 1 个（去蛋黄）· 樱桃西米露 1 小茶盅（制作见 130 页）· 蒜泥拌荠菜 1 半握拳（含香油 6 滴）· 豆腐干 1 小鱼掌

加餐： 草莓柚汁 1 小茶盅（制作见 131 页）

午餐： 荞麦饭 1.5 小茶盅 · 牛肉土豆汤 1 小饭碗（含牛肉 2 小鱼掌 + 鲜蘑菇 1 小把 + 土豆 1 指掌体 + 植物油 4 滴）· 茄子炒苦瓜 1 半握拳（制作见 101 页）

加餐： 西瓜 1 单手捧

晚餐： 豇豆米饭 1.5 小茶盅（制作见 90 页）· 肉炒香芹豆腐干 1 半握拳（含猪瘦肉 1 小鱼掌 + 豆腐干 0.5 小鱼掌 + 植物油 6 滴）

加餐： 大虾 5 只 · 苏打饼干 4 块

第7天

早餐： 油饼 2 掌背 · 无糖豆浆 1 小饭碗 · 凉拌紫甘蓝 1 掌背（制作见 107 页）· 小西红柿 0.5 单手捧 · 酱牛肉 1.5 小鱼掌

加餐： 菠萝 0.5 单手捧

午餐： 猪肉包子 2 拳头（2 个）· 鲫鱼汤 1 小茶盅（制作见 119 页）· 黑木耳炒芥蓝 1 掌背（含植物油 3 滴）· 双椒炒笋丁 1 掌背（制作见 106 页）

加餐： 火龙果胡萝卜汁 1 小茶盅（制作见 133 页）

晚餐： 蒸饺 8 个（含韭菜 2 小把 + 鸡蛋 0.5 个 + 植物油 3 滴）· 凉拌菠菜 1 掌背（含香油 3 滴）· 肉丝炒蒜薹 1 掌背（含猪瘦肉 1 小鱼掌 + 植物油 3 滴）

加餐： 西红柿芹菜汁 1 小饭碗（制作见 97 页）· 豆腐干（切丁）2 小把

轻体力高大标准和中等消瘦体型食谱

▶ 23~24 食物交换份的 4 周食谱 第 3 周

第 1 天

⏱ 早餐	⏱ 午餐	⏱ 晚餐

二合面发糕 1.5 拳头

青菜肉丝面 2 小饭碗（含无汤面 1 小茶盅 + 瘦肉 1 小鱼掌 + 青菜 2 小把 + 植物油 4 滴）

凉拌紫甘蓝 1 半握拳（含尖椒 1 小把 + 香菜 1 小把 + 香油 4 滴）

花卷 2 拳头（2 个）　五香兔肉 1.5 小鱼掌

西红柿豆腐汤 1 小饭碗（含西红柿 0.5 拳头 + 豆腐 2 小鱼掌 + 香油 4 滴）　炒西葫芦 1 半握拳（含植物油 5 滴）

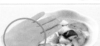

草鱼丝瓜片 1 掌背（含草鱼 1.5 小鱼掌 + 丝瓜块 1 双手捧 + 植物油 4 滴）

清炒莴笋胡萝卜 1 半握拳（含莴笋 1 双手捧 + 胡萝卜片 1 小把 + 水发黑木耳 1 小把 + 植物油 5 滴）

米饭 1 小饭碗

⊖ 加餐	⊖ 加餐	⊖ 加餐

黄瓜 3 指掌体

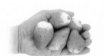

草莓 1 单手捧（约 5 个）

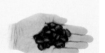

茶鸡蛋 1 个　西瓜子 1 小把

第 2 天

早餐： 酸奶 1 小茶盅 · 小米粥 1 小茶盅 · 花卷 1.5 拳头 · 炒芥蓝 1 掌背（含植物油 3 滴）· 豆腐干 0.5 小鱼掌 · 蒜末黄瓜 1 掌背（制作见 110 页）

加餐： 燕麦大豆糊 1 小茶盅（制作见 87 页）

午餐： 米饭 1 小茶盅 · 馒头 1 拳头 · 草鱼炖豆腐 1 小饭碗（含草鱼块 2 小鱼掌 + 豆腐 2 小鱼掌 + 冬笋片 1 小把 + 雪菜 1 小撮 + 大蒜少许 + 植物油 3 滴）· 凉拌魔芋豆腐 1 半握拳（制作见 102 页）

加餐： 黑豆浆 1 小饭碗（制作见 92 页）

晚餐： 杂米饭 1.5 小茶盅 · 芹菜炒肉丝 1 半握拳（含瘦肉 1 小鱼掌 + 植物油 6 滴）· 青菜豆腐汤 1 小饭碗（含豆腐 2 小鱼掌 + 植物油 3 滴）

加餐： 牛肉干 2 食指 · 黄瓜 2 指掌体

第 3 天

早餐： 莲子黑米粥 1 小饭碗（制作见 142 页）· 猪肉包子 1 拳头 · 凉拌菠菜 1 掌背（含香油 3 滴）· 煮鸡蛋 1 个

加餐： 石榴 0.5 拳头（0.5 个）

午餐： 杂粮米饭 1.5 小茶盅 · 香煎三文鱼 1.5 小鱼掌（制作见 121 页）· 青菜炒肉丝 1 半握拳（含瘦肉 1 小鱼掌 + 水发黑木耳 1 小把 + 植物油 6 滴）· 土豆西红柿汤 1 小饭碗（制作见 99 页）

加餐： 黑米花生浆 1 小茶盅（制作见 88 页）

晚餐： 黑米粥 1 小茶盅 · 馒头 1 拳头 · 肉丁西蓝花 1 半握拳（含猪瘦肉 1.5 小鱼掌 + 植物油 6 滴）

加餐： 脱脂牛奶 1 小茶盅 · 烤馒头片 2 片

第 4 天

早餐： 无糖豆浆 1 小饭碗 · 猪肉饺子 8 个 · 肉末粉丝包 1 拳头（含猪瘦肉 0.5 小鱼掌）· 蒜泥拌荠菜 1 半握拳（含香油 6 滴）

加餐： 无糖银耳雪梨汤 1 小饭碗（制作见 108 页）

午餐： 米饭 1 小茶盅 · 馒头 1 拳头 · 清蒸鲤鱼 1 小鱼掌 · 韭菜炒豆皮 1 半握拳（含豆皮 1 小鱼掌＋植物油 6 滴）· 桔梗冬瓜汤 1 小饭碗（制作见 146 页）

加餐： 火龙果 0.5 单手捧（1/4 个）

晚餐： 油麦菜汤面 2 小饭碗（含无汤面 1 小茶盅＋油麦菜 2 双手捧＋植物油 3 滴）· 蒜苗炒肉 1 掌背（含瘦肉 1.5 小鱼掌＋植物油 3 滴）· 烤土豆 1 指掌体

加餐： 烤馒头片 2 片 · 大虾 5 只

第 5 天

早餐： 馒头 2 拳头 · 核桃仁豆浆 1 小饭碗（制作见 143 页）· 蒜蓉茼蒿 1 掌背（含植物油 3 滴）· 酱牛肉 1.5 小鱼掌

加餐： 杨桃 1 单手捧（1 个）

午餐： 豇豆米饭 1 小茶盅（制作见 90 页）· 小米粥 1 小饭碗 · 炒油麦菜 1 半握拳（含植物油 6 滴）· 牡蛎菠菜汤 1 小饭碗（制作见 122 页）· 清蒸鲈鱼 1 小鱼掌

加餐： 炒栗子 4 个

晚餐： 米粥 1 小茶盅 · 馒头 1 拳头 · 红烧黄鳝 1.5 小鱼掌（制作见 123 页）· 芹菜炒豆芽 1 半握拳（含植物油 6 滴）

加餐： 烤馒头片 2 片 · 煮鸡蛋 1 个（去蛋黄）

第 6 天

早餐： 猪肉包子 1 拳头 · 青豆薏米粥 1 小饭碗（含青豆、黑豆和薏米）· 茶鸡蛋 1 个 · 芝麻酱拌苦菊 1 掌背（含蒜泥 1 小撮＋芝麻酱 0.5 调羹）· 西红柿菜花 1 掌背（含植物油 3 滴）

加餐： 西红柿圆白菜汁 1 小茶盅（制作见 109 页）

午餐： 米粥 1 小茶盅 · 杂粮馒头 1 拳头 · 蒜薹炒茄子 1 半握拳（含植物油 6 滴）· 鲫鱼豆腐汤 1 小饭碗（含鲫鱼 2 小鱼掌＋豆腐 2 小鱼掌＋香油 3 滴）

加餐： 苹果 0.5 单手捧（体积较小，1 个）

晚餐： 南瓜饼 1.5 掌背 · 蒜香鳕鱼汤 1 小饭碗（制作见 124 页）· 凉拌莴苣 1 半握拳（含香油 6 滴）· 清蒸鲈鱼 1 小鱼掌

加餐： 脱脂牛奶 1 小茶盅 · 烤馒头片 2 片

第 7 天

早餐： 洋葱粥 1 小饭碗（制作见 103 页）· 馒头 1 拳头 · 茶鸡蛋 1 个（去蛋黄）· 凉拌菜 1 半握拳（含紫甘蓝、圆白菜、黄瓜、水发海带、胡萝卜丝＋香油 6 滴）· 花生拌芹菜 1 调羹（制作见 141 页）· 烤鱼片 2 片

加餐： 苹果胡萝卜汁 1 小茶盅（制作见 127 页）

午餐： 米饭 1.5 小茶盅 · 红烧土豆 1 掌背（含猪肉 1 小鱼掌＋土豆 1 指掌体＋植物油 4 滴）· 乌鸡枸杞子汤 1 小饭碗（含乌鸡 1 小鱼掌＋山药 0.5 指掌体＋枸杞子 1 小把＋植物油 3 滴）

加餐： 柚子 0.5 单手捧（1~2 瓣）

晚餐： 馒头 1 拳头 · 杂粮粥 1 小茶盅 · 清炖鲤鱼 1 小饭碗（制作见 125 页）· 韭菜炒鸡蛋 1 掌背（含鸡蛋 0.5 个＋植物油 3 滴）· 拍黄瓜 1 掌背（含香油 3 滴）

加餐： 脱脂牛奶 1 小饭碗 · 苏打饼干 2 块

轻体力高大标准和中等消瘦体型食谱

▶ 23~24 食物交换份的 4 周食谱 第 4 周

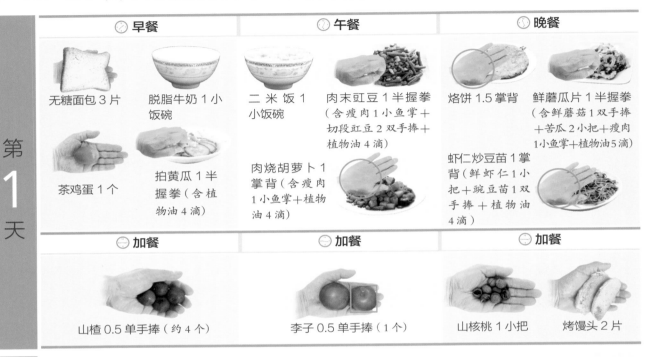

第1天

⏱ 早餐

无糖面包 3 片　脱脂牛奶 1 小饭碗　茶鸡蛋 1 个　拍黄瓜 1 半握拳（含植物油 4 滴）

⏱ 午餐

二米饭 1 小饭碗　肉末豇豆 1 半握拳（含瘦肉 1 小鱼掌＋切段豇豆 2 双手捧＋植物油 4 滴）　肉烧胡萝卜 1 掌背（含瘦肉 1 小鱼掌＋植物油 4 滴）

⏱ 晚餐

烙饼 1.5 掌背　鲜蘑瓜片 1 半握拳（含鲜蘑菇 1 双手捧＋苦瓜 2 小把＋瘦肉 1 小鱼掌＋植物油 5 滴）　虾仁炒豆苗 1 掌背（鲜虾仁 1 小把＋豌豆苗 1 双手捧＋植物油 4 滴）

⊖ 加餐

山楂 0.5 单手捧（约 4 个）

⊖ 加餐

李子 0.5 单手捧（1 个）

⊖ 加餐

山核桃 1 小把　烤馒头 2 片

第2天

早餐： 馒头 1 拳头·玉米须粥 1 小饭碗（制作见 147 页）·炝甘蓝 1 半握拳（含水发虾干 2 小把＋豆腐干 1 小鱼掌＋植物油 6 滴）

加餐： 番石榴 0.5 单手捧（0.5 个）

午餐： 小米饭 1 小茶盅·素饺子 8 个·柚子肉炖鸡 1 小茶盅（制作见 134 页）·菠菜烧香菇 1 半握拳（含植物油 6 滴）·大虾 5 只

加餐： 苹果 0.5 单手捧（体积较小，1 个）

晚餐： 玉米绿豆饭 1.5 小茶盅（制作见 91 页）·素炒茼蒿 1 半握拳（含植物油 6 滴）·虾皮紫菜汤 1 小饭碗（含虾皮 1 小把＋紫菜 1 小把＋香油 2 滴）·清蒸鳗鱼 1 小鱼掌

加餐： 脱脂牛奶 1 小饭碗·无糖饼干 2 块

第3天

早餐： 无糖豆浆 1 小饭碗·馒头 2 拳头·拌肉丁 4 调羹（含瘦肉 1.5 小鱼掌＋胡萝卜末 2 小撮＋洋葱末 2 小撮＋甜面酱 0.5 调羹＋香油 3 滴）·拌杂菜 1 半握拳（含圆白菜、茼蒿、胡萝卜＋香油 6 滴）

加餐： 西瓜 1 单手捧

午餐： 红豆米饭 1.5 小茶盅·青椒炒蛋 1 掌背（制作见 98 页）·青菜烧土豆 1 半握拳（含土豆 1 指掌体＋植物油 6 滴）·红烧带鱼 1.5 小鱼掌

加餐： 桃子 0.5 单手捧（1 个）

晚餐： 面包片 1 片·油菜肉丝莜麦汤面 2 小饭碗（含无汤面 1 小茶盅＋瘦肉 1 小鱼掌＋油菜 1 双手捧＋香油 3 滴）·醋熘黄豆芽 1 半握拳（制作见 150 页）·酱牛肉 0.5 小鱼掌

加餐： 脱脂牛奶 1 小饭碗·烤馒头片 1 片

第 4 天

早餐：猪肉包子 1 拳头 · 人参枸杞子粥 1 小饭碗（制作见 148 页）· 拌菜花 1 掌背（含香油 3 滴）· 煮鸡蛋 1 个 · 西红柿 1 拳头

加餐：李子 0.5 单手捧（1 个）

午餐：杂粮米饭 1 小饭碗 · 红烧排骨 1 小鱼掌（含植物油 3 滴）· 白萝卜橄榄汤 1 小饭碗（制作见 137 页）· 韭菜豆腐丝 1 半握拳（含豆腐干 1 小鱼掌 + 香油 6 滴）

加餐：柚子 0.5 单手捧（1~2 瓣）

晚餐：发糕 1.5 拳头（含面粉和玉米面）· 青椒炒肉 1 掌背（含猪瘦肉 1.5 小鱼掌 + 植物油 3 滴）· 扒冬瓜条 1 半握拳（制作见 112 页）

加餐：烤鱼片 2 片 · 苏打饼干 2 块

第 5 天

早餐：杂粮馒头 1.5 拳头 · 脱脂牛奶煮燕麦片 1 小饭碗（含燕麦 2 平调羹）· 青菜炒黑木耳 1 半握拳（含香油 6 滴）· 烤鱼片 2 片

加餐：西红柿 1 拳头

午餐：薏米红豆糙米饭 1 小饭碗（制作见 86 页）· 虾仁西葫芦 1 掌背（含鲜虾仁 2 小把 + 植物油 3 滴）· 枸杞子山药羊肉汤 1 小茶盅（制作见 144 页）· 红烧土豆 1 掌背（含猪瘦肉 1.5 小鱼掌 + 香油 3 滴）

加餐：猕猴桃 0.5 单手捧（1 个）

晚餐：馒头 1.5 拳头 · 菠菜炒鸡蛋 1 掌背（制作见 96 页）· 三丝小炒 1 半握拳（含水发海带、洋葱、胡萝卜 + 植物油 6 滴）· 白切鹅肉 0.5 小鱼掌

加餐：烤土豆 1 指掌体 · 脱脂牛奶 1 小茶盅

第 6 天

早餐：麻酱烧饼 2 掌背 · 蒸蛋羹 1 小饭碗（鸡蛋 1 个）· 炒油菜豆腐 1 半握拳（含北豆腐 2 小鱼掌 + 香油 6 滴）

加餐：山楂 0.5 单手捧（4 个）

午餐：杂粮饭 1.5 小茶盅（含粳米、小米、高粱）· 红烧草鱼 2.5 小鱼掌 · 西红柿土豆汤 1 小饭碗（含土豆 1 指掌体 + 植物油 3 滴）· 蒜泥黄瓜 1 半握拳（制作见 152 页）

加餐：苹果 0.5 单手捧（体积较小，1 个）

晚餐：美味面片 3 小饭碗（含无汤面片 1.5 小茶盅 + 大虾 15 只 + 青菜 1 双手捧 + 甜面酱 0.5 调羹 + 花椒粉少许 + 植物油 6 滴）· 西蓝花烧双菇 1 半握拳（制作见 100 页）

加餐：脱脂牛奶 1 小茶盅 · 无糖饼干 4 块

第 7 天

早餐：猪肉包子 1 拳头 · 面包片 2 片 · 脱脂牛奶 1 小饭碗 · 蒜泥黄瓜 1 半握拳（制作见 152 页）

加餐：木瓜 1 单手捧（1/4 个）

午餐：贴饼子 1.5 掌背（含玉米面、大豆面）· 小米粥 1 小茶盅 · 玉竹煲兔肉 1 小饭碗（制作见 149 页）· 拍黄瓜 1 半握拳（含香油 6 滴）· 红烧带鱼 0.5 小鱼掌

加餐：猕猴桃 0.5 单手捧（1 个）

晚餐：烙饼 1.5 掌背 · 银耳鸭汤 1 小饭碗（含水发银耳 0.5 小把 + 鸭肉 1 小鱼掌 + 植物油 3 滴）· 素炒豌豆苗 1 半握拳（含植物油 6 滴）· 酱牛肉 0.5 小鱼掌

加餐：大虾 5 只 · 烤馒头片 2 片

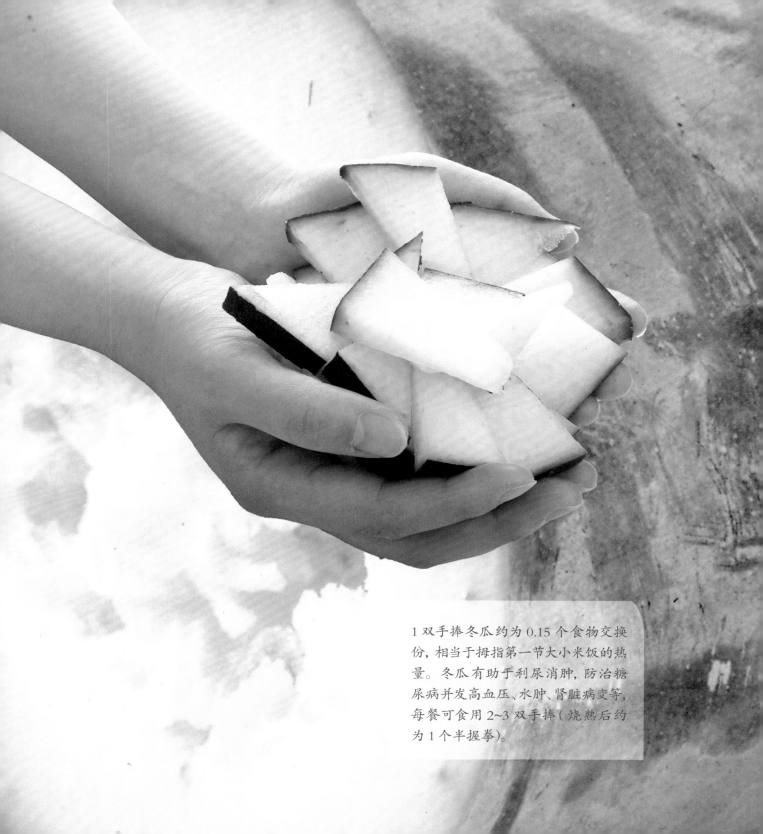

1 双手捧冬瓜约为 0.15 个食物交换份，相当于拇指第一节大小米饭的热量。冬瓜有助于利尿消肿，防治糖尿病并发高血压、水肿、肾脏病变等，每餐可食用 2~3 双手捧（烧熟后约为 1 个半握拳）。

第三章
70种控糖食物食量速算

本章从糖尿病患者最关注的『吃什么，怎么吃』入手，筛选出70种最有效的控糖食物，推荐食谱全手量，食物热量一目了然，还详细讲解了每种食物的烹饪和搭配宜忌。吃对食物用对量，既能有效降血糖，又能让你大饱口福。

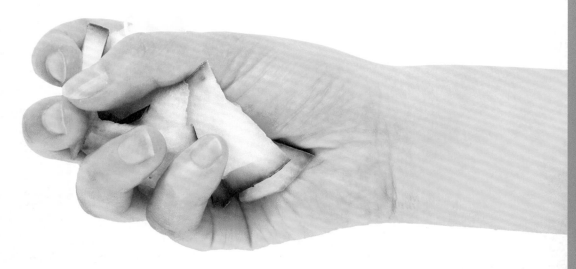

这样1小把的冬瓜约30克，热量约4千卡。

降糖原理

小米中含有维生素 B_1，可以参与糖类与脂肪的代谢，能够帮助葡萄糖转变成能量，控制血糖升高，对糖尿病患者的手、足和视觉神经均有保护作用。小米中含丰富的钙、磷、镁等元素，均有益于调节血糖水平。

 营养师支招

小米含赖氨酸较少，而赖氨酸又大量存在于豆类和肉类中，因此不宜单以小米为主食，应注意搭配豆类及肉类，以免缺乏其他营养；小米煮成小米饭，升糖指数也极低，适合糖尿病患者食用。

吃好主食不饿不晕

小米 富含多种矿物质，调节血糖

对并发症好处

小米具有健脾和胃、滋补身体的作用，小米粥营养丰富，有"代参汤"之美称。小米中的膳食纤维具有促进肠蠕动、防治便秘的功效，对身体虚弱、脾胃不佳的糖尿病患者有很好的调补作用。

降糖烹饪宜忌

煮小米粥时不宜放碱，因为碱会破坏小米中的多种维生素，造成营养的缺失，不利于血糖的控制；淘米次数不宜过多，更不宜用手搓。

人群宜忌

✔ 中老年人；高血压患者；消化功能不好的患者；产妇。 ✘ 气滞者；体质虚寒者；小便清长者。

降糖搭配

小米 + 胡萝卜：两者都富含类胡萝卜素，在体内可转变成维生素 A，有助于保健眼睛与皮肤，延缓老化。

小米 + 大豆：小米中的类胡萝卜素可转成维生素 A，与大豆的异黄酮作用，对并发眼病的糖尿病患者有益。

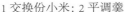

1 交换份小米：2 平调羹

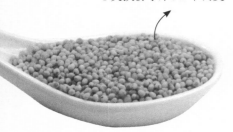

升糖指数：71（中）

热量：358 千卡 /100 克

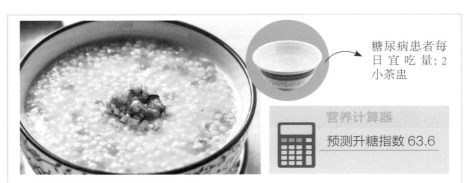

糖尿病患者每日宜吃量：2 小茶盅

营养计算器
预测升糖指数 63.6

小米胡萝卜粥（热量约 4 食物交换份，目测 5 小茶盅）

小米 4 平调羹，切碎胡萝卜 1 双手捧，燕麦 2 平调羹，枸杞子 0.5 平调羹。把胡萝卜碎、小米、燕麦、枸杞子分别淘洗干净，放入锅中，加 2~3 小饭碗水，大火煮沸后，小火慢炖半小时即可。糖尿病患者经常食用此粥，对药物引起的肠道反应有辅助治疗的作用。

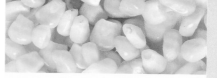

玉米

调节胰岛素分泌

对并发症好处

调节血脂、降低血压。玉米中含有丰富的单不饱和脂肪酸，长期食用有较好的调血脂作用；玉米中膳食纤维、矿物质的含量也较丰富，长期食用还有降压的作用。

降糖烹饪宜忌

玉米煮粥时加少量碱，可使玉米中的烟酸充分释放出来，同时还有利于保存 B 族维生素，有利于维持糖尿病患者微血管健康。

人群宜忌

✓ 心血管疾病患者；癌症患者；慢性肾炎水肿者。　✗ 胃肠功能较弱人群。

降糖搭配	玉米 + 豆类：玉米蛋白质中缺乏色氨酸，单一食用玉米易发生糙皮病，所以宜与富含色氨酸的豆类食品搭配食用。
	玉米 + 燕麦：玉米和燕麦搭配可以增加胰岛素的敏感性，防止餐后血糖的急剧升高。

降糖原理

玉米富含膳食纤维，具有降低血脂及改善葡萄糖耐量的功效。玉米中含有的镁有强化胰岛功能的功效；谷胱甘肽则能清除破坏胰岛素的自由基，延缓糖类吸收，稳定糖尿病患者的血糖水平。

营养师支招

糖尿病患者应选择含膳食纤维较多的老玉米，尽量少吃含糖量高的甜玉米和食用后血糖容易升高的糯玉米。玉米的胚尖有丰富的不饱和脂肪酸，因此食用时应把胚尖全部吃掉。

糖尿病患者每日宜吃量：1~2 小茶盅

营养计算器
预测升糖指数 55

玉米燕麦粥（热量约 3 食物交换份，目测 2 小饭碗或 4 小茶盅）

玉米粒、燕麦片各 4 平调羹。把玉米粒淘洗干净，放入锅中，加 2 小饭碗水，大火煮沸后，放入燕麦片，小火慢炖半小时即可。玉米中的铬对糖类的代谢有重要作用，可增加胰岛素的效能，还具有丰富的膳食纤维，对控制血糖有重要辅助作用。

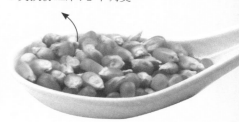

1 交换份玉米：2 平调羹

升糖指数：55（中）

热量：335 千卡 /100 克

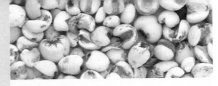

降糖原理

研究表明，薏米中含有的薏米多糖有显著的降糖作用，可以改善糖耐量异常，增加肝糖原和肌糖原的储存，起到调节血糖的作用，可作为各种类型糖尿病患者的食疗选择。此外，薏米中的膳食纤维也可延缓餐后血糖的上升速度。

营养师支招

薏米具有显著的防癌抗癌功效，特别适合癌症患者在放疗、化疗后食用。薏米所含的糖类黏性较高，一次吃太多不易消化。

薏米

有效控制餐后血糖

👍 对并发症好处

薏米能增强肾功能，并有清热利尿的作用，可以改善糖尿病性肾病尿少、水肿等症状。薏米中的水溶性膳食纤维，可以降低血液中胆固醇以及甘油三酯，进而降低血脂。

🍽 降糖烹饪宜忌

在淘洗薏米时，避免用力揉搓，浸泡薏米后，与浸泡的水一同煮食，能最大限度防止水溶性维生素的流失。薏米不易煮熟，煮之前最好用温水浸泡 2~3 小时，这样煮时更有利于营养的释放。

✓✗ 人群宜忌

✔ 癌症患者；皮肤粗糙者。 ✗ 大便燥结者；遗精者；遗尿者；孕妇。

降糖搭配

薏米 + 红豆：两者均含有较高的碳水化合物、蛋白质及多种维生素，搭配食用对糖尿病合并肥胖症、高脂血症有一定的防治作用。

薏米 + 山药：薏米和山药搭配，能够抑制餐后血糖急剧上升，并能避免胰岛素过度分泌，可较好地调节血糖。

1 交换份薏米：2 平调羹

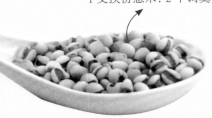

升糖指数：53（低）

热量：357 千卡 /100 克

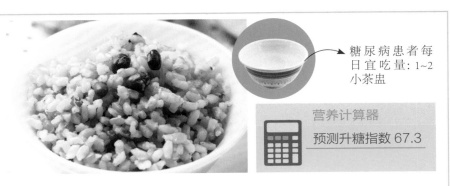

糖尿病患者每日宜吃量：1~2 小茶盅

营养计算器

预测升糖指数 67.3

薏米红豆糙米饭（热量约 10 食物交换份，目测 4 小饭碗或 8 小茶盅）

薏米 6 平调羹，红豆 4 平调羹，糙米 1 小茶盅。薏米、糙米、红豆分别淘洗干净，用水浸泡 4~6 小时。把薏米、红豆和糙米一起倒入电饭锅中，倒入 3 小饭碗水，蒸至米饭熟软即可。

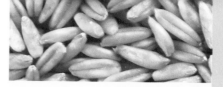

燕麦

增加胰岛素敏感性

👍 对并发症好处

燕麦中含有的抗氧化剂可以通过抑制黏性分子来有效减少血液中的胆固醇，预防糖尿病合并血脂异常及冠心病的发生。燕麦还具有润肠通便，改善血液循环，预防骨质疏松的保健功效。

🍽 降糖烹饪宜忌

燕麦一次食用不宜过多，否则易造成胃痉挛；燕麦最好选择没有加工过的，这样能最大限度地保留其营养成分；在家自制燕麦馒头的时候不要放糖，可用木糖醇代替甜味剂。

人群宜忌

✅ 脂肪肝患者；糖尿病、高血压患者。 ❌ 消化功能不好的人。

| 降糖搭配 | 燕麦 + 牛奶：集牛奶与谷物营养精华于一体，含丰富的蛋白质、膳食纤维、维生素、钙等，对糖尿病患者有益。 |
| | 燕麦 + 大豆：两者搭配，可减少糖尿病患者对胰岛素的需求。 |

 降糖原理

燕麦中的膳食纤维可以增加胰岛素的敏感性，防止餐后血糖的急剧升高，这样机体只需分泌较少的胰岛素就能维持代谢。久之，膳食纤维就可降低循环中的胰岛素水平，减少糖尿病患者对胰岛素的需求。

 营养师支招

超市里销售的"营养麦片"，虽然标注添加了钙、铁、蛋白质之类的营养成分，但是这样的"麦片"中的燕麦成分却很少，奶精、糖分等添加剂会很多，糖尿病患者不宜食用。

糖尿病患者每日宜吃量：2~4小茶盅

营养计算器

预测升糖指数 45.2

燕麦大豆糊（热量约4食物交换份，目测3小饭碗或6小茶盅）

燕麦、大豆各4平调羹。将大豆在水中浸泡10小时左右，然后捞出洗净；燕麦洗净。将燕麦、大豆放入豆浆机中，加3小饭碗水煮成浆。过滤后即可饮用。燕麦中的膳食纤维可降低循环中的胰岛素水平，减少糖尿病患者对胰岛素的需求。

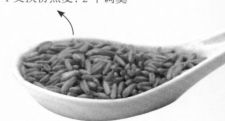

1 交换份燕麦：2 平调羹

升糖指数：55（中）

热量：367 千卡 /100 克

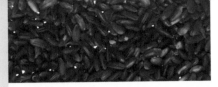

黑米

延缓小肠对糖类及脂肪的吸收

降糖原理

黑米中含膳食纤维较多，且淀粉消化速度比较慢，可提高胰岛素的利用率，延缓小肠对糖类和脂肪的吸收，食用后不会造成血糖的剧烈波动，很适合作为糖尿病患者的主食。黑米性温味甘，特别适合脾胃虚弱、体虚乏力、小便频数等糖尿病患者食用。

营养师支招

黑米米粒外部有一层坚韧的种皮，不易煮烂，因此应先浸泡一夜再煮，有利于糖尿病患者消化吸收；黑米含有水溶性维生素，所以淘洗干净即可，次数不要过多。

对并发症好处

黑米色素富含黄酮类活性物质，对预防动脉硬化有很大的功用。黑米中的硒可以激活体内糖类的代谢，还能防止脂类在血管壁上的沉积，降低动脉硬化及冠心病、高血压等血管并发症的发病率。

降糖烹饪宜忌

食用未煮烂的黑米粥，不仅没有营养，而且多食易引起急性肠胃炎，因此，消化不良的人不要吃未煮烂的黑米。

人群宜忌

✓ 头晕目眩者；糖尿病、心脑血管病患者；贫血、白发患者；孕妇、产妇。 ✗ 消化功能较弱的人。

降糖搭配	黑米＋豆类、花生：豆类和花生油脂含量较高，有利于黑米中的溶脂性维生素 E 被更好地消化吸收。
	黑米＋川贝母：两者同食可化痰宣肺，缓解老年性慢性支气管炎导致的咳喘病。

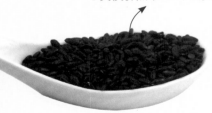

1 交换份黑米：2 平调羹

升糖指数：55（中）

热量：333 千卡 /100 克

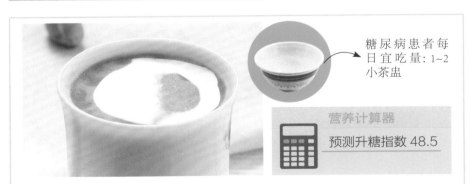

糖尿病患者每日宜吃量：1~2 小茶盅

营养计算器

预测升糖指数 48.5

黑米花生浆（热量约 3.5 食物交换份，目测 3 小饭碗或 6 小茶盅）

黑米 3 平调羹，花生仁 2 平调羹。将黑米、花生仁洗净碾碎后放入豆浆机中，加 3 小饭碗水后启动豆浆机即可。黑米富含黄酮类活性物质，可预防动脉硬化，黑米中的硒可调节糖代谢。本品特别适合脾胃虚弱的糖尿病患者食用。

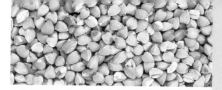

荞麦

调节胰岛素活性

👍 对并发症好处

荞麦中含有丰富的镁，能使血管扩张而抗栓塞，也有利于降低血清胆固醇。荞麦还含有芦丁，可降低血脂，软化血管，对糖尿病并发血脂异常很有益处。荞麦还能抑制体内脂肪的蓄积，具有减肥瘦身的功效。

🍽 降糖烹饪宜忌

荞麦的米质较硬，烹调前宜先用清水浸泡数小时，更有利于糖尿病患者充分吸收营养；荞麦一次不可食用太多，否则易造成消化不良。

人群宜忌

✓✗ ✅ 中老年人；体弱者；妇女和儿童。　❌ 脾胃虚寒、消化功能差者；经常腹泻的人。

降糖搭配	荞麦 + 薏米：荞麦富含膳食纤维，可改善葡萄糖耐量，薏米中的薏米多糖能调节血糖浓度，两者搭配可以抑制餐后血糖升高。
	荞麦 + 牛奶：荞麦中的蛋白质中缺少精氨酸、酪氨酸，与牛奶搭配食用最好，能够营养互补。

 降糖原理

荞麦的升糖指数低，有利于控制血糖。荞麦中的某些黄酮成分、锌、维生素 E 等，具有改善葡萄糖耐量的功效。荞麦中的铬能增强胰岛素的活性，是重要的血糖调节剂。荞麦中的芦丁能促进胰岛素分泌，调节胰岛素活性，具有降糖作用。

89

👨‍⚕️ 营养师支招

荞麦粉做面条时，加入小麦面粉，更有助于消化。可将荞麦磨成粉，做成饼、粥、面条、冲剂等，作为糖尿病患者的主食，既补充营养又可降低血糖。

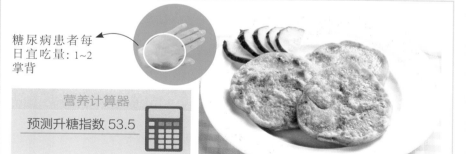

糖尿病患者每日宜吃量：1~2 掌背

营养计算器
预测升糖指数 53.5

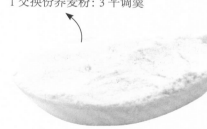

1 交换份荞麦粉：3 平调羹

荞麦面饼（不包括烹饪油热量约 5 食物交换份，目测 2 掌背）

荞麦粉 12 平调羹，鸡蛋 1 个，植物油 5 滴，盐和小苏打各适量。荞麦面中加入打散的鸡蛋、小苏打、盐，先和成面团，再分次加水搅成糊。将平底锅上油烧热，倒入适量面糊，均匀铺满锅底，成形后翻面，待熟后即可出锅。

升糖指数：54（低）

热量：329 千卡 /100 克

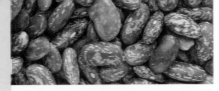

 降糖原理

豇豆中含有烟酸，这是对糖尿病患者很重要的维生素，是天然的血糖调节剂；锰元素和磷脂可参与糖代谢，促进胰岛素的分泌，上述元素协同作用下有良好的降糖作用。豇豆中富含铁、锌等微量元素，是缺铁性贫血和锌缺乏症患者良好的食物来源。

 营养师支招

烹饪豇豆前，先用冷水浸泡几小时，可减少烹饪时间。豇豆适合与猪肉搭配，营养丰富，并且对糖尿病并发高血压、便秘及消化不良症有食疗功效。

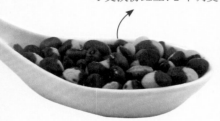

1 交换份豇豆：2 平调羹

升糖指数：32（低）

热量：322 千卡 /100 克

豇豆

改善糖的代谢功能

 对并发症好处

豇豆能有效清除人体内的自由基，降低胆固醇和甘油三酯，净化血液，软化和保护血管，能有效防治和延缓糖尿病并发高血压、高脂血症、高胆固醇血症等心脑血管疾病。

降糖烹饪宜忌

生豇豆中含有对人体有害的物质，一定要充分加热煮熟或炒熟。但豇豆煮熟即可，烹调时间也不宜过长，否则会造成营养成分的流失，且易使糖尿病患者餐后血糖快速升高。

人群宜忌

✔ 糖尿病患者；肾虚、尿频、遗精患者。　✖ 气滞便结者。

降糖搭配	豇豆 + 粳米：两者搭配煮粥，每日温热服食两次，有健脾固肾之功效。
	豇豆 + 猪肉：营养丰富，对动脉硬化、高血压、糖尿病、水肿、消化不良、便秘等有帮助。

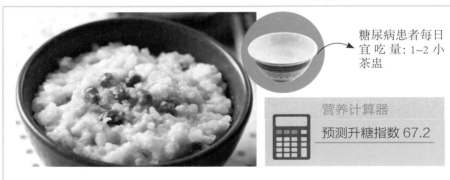

糖尿病患者每日宜吃量：1~2 小茶盅

营养计算器

预测升糖指数 67.2

豇豆米饭（热量约 8 食物交换份，目测 2 小饭碗或 4 小茶盅）

粳米 10 平调羹，豇豆 6 平调羹。把豇豆洗净，在冷水中浸泡一夜，粳米淘洗干净。把豇豆和粳米一起放入电饭锅中，加入 2 小饭碗水，按下蒸饭键，待跳键后，再焖 10 分钟即可。

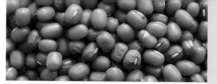

绿豆

降低空腹、餐后血糖

对并发症好处

绿豆汤清热、解毒、消暑，还有降低血压和胆固醇、防治动脉粥样硬化等作用，且升糖指数低，是糖尿病患者的夏季绝佳饮品。绿豆还能止渴利尿，及时补充水分和矿物质。

降糖烹饪宜忌

绿豆可与粳米、小米一起煮饭、煮粥，也可磨成粉后制成糕点及小吃。但绿豆煮得过烂，会使有机酸和维生素遭到破坏，降低对糖尿病患者的功效。另外，绿豆有解毒的功效，正在吃中药的人不要食用。

人群宜忌

✔ 热性体质的人。 ✘ 脾胃虚弱者；泄泻者；正在吃中药的人。

降糖搭配	绿豆 + 南瓜：对夏季心烦、身热口渴、赤尿或头晕乏力等症有一定疗效。
	绿豆 + 薏米：绿豆和薏米都含大量维生素 B_1，有益于糖尿病患者预防周围神经功能障碍。

 ### 降糖原理

绿豆淀粉中含有相当数量的低聚糖（戊聚糖、半乳聚糖等），但这些低聚糖因人体胃肠道没有相应的水解酶系统而很难被消化吸收，所以绿豆提供的热量值比其他谷物稍低，对糖尿病患者的空腹血糖、餐后血糖的降低都有一定作用，适宜肥胖者和糖尿病患者食用。

 ### 营养师支招

将绿豆洗净，放入保温瓶中，倒入开水浸泡 3~4 个小时，再下锅煮，就很容易在较短的时间内将绿豆煮烂。绿豆能清暑益气，最适合在夏天食用。

糖尿病患者每日宜吃量：1~2 小茶盅

营养计算器
预测升糖指数 58.2

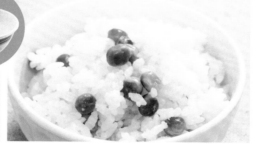

玉米绿豆饭（热量约 6 食物交换份，目测 2 小饭碗或 4 小茶盅）

绿豆、玉米渣、粳米各 4 平调羹。粳米浸泡 20 分钟；玉米渣浸泡 4 小时；绿豆浸泡一晚，用蒸锅蒸熟，待用。将浸泡好的玉米渣倒入电饭锅，加 1 小饭碗水，煮开约 15 分钟后加入粳米、绿豆做成米饭。

1 交换份绿豆：2 平调羹

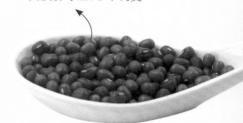

升糖指数：27.2（低）

热量：316 千卡 /100 克

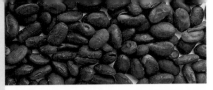

黑豆

促进胰岛素分泌

降糖原理

黑豆的营养价值很高，除了拥有大豆所含的大部分营养素外，还含有较多糖尿病患者体内易缺少的铬，铬可调整人体的血糖代谢，帮助糖尿病患者提高对胰岛素的敏感性，所以糖尿病患者适当食用黑豆对血糖控制有好处。此外，黑豆中含有的胰蛋白酶能增强胰腺功能，促进胰岛素分泌。

营养师支招

黑豆与核桃、花生、大豆、粳米一起熬粥，具有补脾养胃、养血安神之功效，对糖尿病脾虚乏力、形体消瘦有辅助治疗作用。

👍 对并发症好处

黑豆中含有能降低胆固醇的大豆球蛋白、亚油酸、卵磷脂，以及降低中性脂肪的亚麻酸等，对糖尿病并发高血压有一定的改善作用。黑豆含有丰富的钾，能排除人体多余的钠，有效降低血压和预防高血压。

🍽 降糖烹饪宜忌

黑豆皮中含有的花青素可增加人体内部的胰岛素含量，因此食用不宜去皮。

✓✗ 人群宜忌

✔ 老年人肾虚耳聋、小儿夜间遗尿者；妊娠腰痛或腰膝酸软、白带频多者；体虚者。 ✖ 小儿不宜多食。

降糖搭配	黑豆＋谷类：各种谷类都适合与黑豆煮粥，不仅味道好，还可增加营养价值，是一种科学的食用方法。
搭配禁忌	黑豆＋柿子：黑豆中钙含量较丰富，与含鞣酸过多的柿子同食，会生成不溶性结合物，长期食用易产生结石。

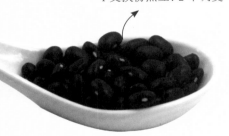

1 交换份黑豆：2 平调羹

升糖指数：20（低）

热量：381 千卡 /100 克

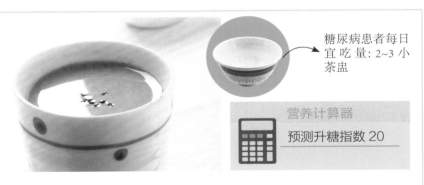

糖尿病患者每日宜吃量：2~3 小茶盅

营养计算器

预测升糖指数 20

黑豆浆（热量约 2 食物交换份，目测 3.5 小饭碗或 7 小茶盅）

干黑豆 4 平调羹。将干黑豆淘洗干净，用水浸泡 6~12 小时。将黑豆放入豆浆机中，加入 2 小饭碗的水，按下制作豆浆的键。取碗，倒入煮熟的黑豆浆晾至温热，饮用即可。

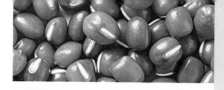

红豆

延缓餐后血中葡萄糖的吸收

 对并发症好处

红豆含有较多的膳食纤维，不仅能够润肠通便，还能起到辅助降血糖的作用。红豆含有较多的皂角苷，有解毒、利尿作用，对心脏病、肾病水肿有一定的疗效。

降糖烹饪宜忌

在煮粥时放些红豆，可以降低血糖的升高速度，粳米与红豆的比例为2:1。红豆可以和鲤鱼或黄母鸡一起食用，消肿效果会更好。红豆利水功能太强，体质燥热者慎食。

人群宜忌

✔ 哺乳期妇女；水肿者。 ✘ 阴虚而无湿热者；尿频者。

降糖搭配	红豆 + 山药：山药与红豆一起吃，有清热祛湿、健脾止泻的功效。
	红豆 + 薏米：红豆和薏米都具有利水消肿的功效，两者搭配在一起吃，用于辅助治疗肾炎水肿的效果很好。

 降糖原理

红豆含糖量少，是糖尿病患者理想的食品。红豆中的可溶性膳食纤维可延缓饭后血中葡萄糖的吸收，食用后血糖上升速度较慢，对维持餐后血糖、稳定胰岛素的能力较好。

 营养师支招

将红豆与白果用水煮熟后，放凉，同食，不仅能控制血糖，还对糖尿病合并肥胖症、血脂异常有防治作用。中药中有一味红黑豆，也叫相思子，与红豆外形相似，误食会引起中毒，因此在食用时切记不可混淆。

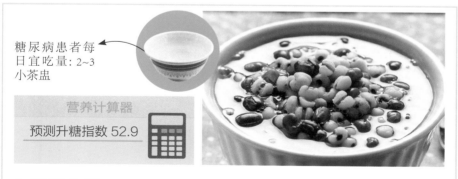

糖尿病患者每日宜吃量：2~3小茶盅

营养计算器

预测升糖指数 52.9

红豆薏米粥（热量约6食物交换份，目测3小饭碗或6小茶盅）

红豆、薏米、粳米各4平调羹。红豆用水浸泡3小时，薏米和粳米用水浸泡1小时。锅中放入红豆，加入4小饭碗水，大火煮开后改小火。煮约40分钟后，放入薏米煮30分钟，再将粳米放入锅中，大火煮沸后，改小火煮20分钟即可。

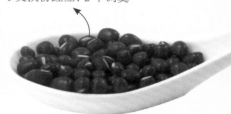

1 交换份红豆：2 平调羹

升糖指数：30（低）

热量：309 千卡 /100 克

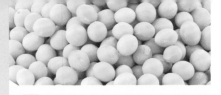

降糖原理

大豆富含膳食纤维，容易增加人体的饱腹感，能延缓身体对糖的吸收，有效控制餐后血糖，维持血糖稳定。大豆中的铁元素含量丰富，而且容易被人体消化吸收，能帮助糖尿病患者改善缺铁性贫血症。

营养师支招

大豆生食易发生胀肚、呕吐、发热等中暑症状。豆渣中含有大量的膳食纤维和多糖成分，而且热量偏低，可以将豆渣炒食，或者蒸熟以后食用，也可以用豆渣来制作豆渣馒头，也有一定的降糖作用。

大豆

降低血糖、改善糖耐量

👍 对并发症好处

大豆及其制品对心血管有特殊的作用，可有效降低血清胆固醇，帮助缓解动脉血管壁已遭受的损害。大豆中的卵磷脂，可除掉附在血管壁上的胆固醇，软化血管，防止肝脏内积存过多的脂肪。

🍲 降糖烹饪宜忌

不要食用色泽暗淡无光泽、颗粒瘦瘪不完整、虫蛀或者有霉变的大豆，否则会导致腹泻。在炒大豆时，滴几滴黄酒，再放入少许盐，这样可以减少豆腥味。

✓✗ 人群宜忌

✓ 心血管疾病患者；更年期女性；糖尿病患者。　✗ 痛风患者。

降糖搭配	大豆 + 萝卜：两者同食，营养成分相互补充，并有消食、补脑益智的功效。
	大豆 + 茼蒿：有助于缓解更年期综合征，且有利于预防糖尿病并发高脂血症。

1 交换份大豆：2 平调羹

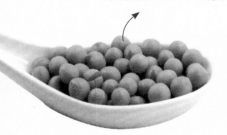

升糖指数：18（低）

热量：359 千卡 /100 克

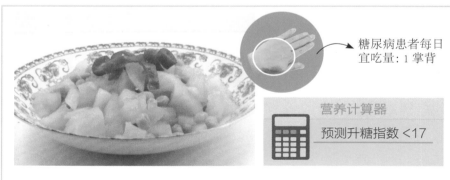

糖尿病患者每日宜吃量：1 掌背

营养计算器
预测升糖指数 <17

大豆炒萝卜（不包括烹饪油热量约 2 食物交换份，手测 1 半握拳或 2 掌背）

大豆 4 平调羹，白萝卜洗净，切丁取 1 双手捧备用；大豆洗净，浸泡一夜，沥干水分。植物油 4 滴，盐适量，白醋少许。锅内放油，油热后下大豆翻炒，然后倒入白萝卜煸炒，加少许水、盐，淋香油即可。

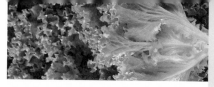

多吃蔬菜，避免热量过剩

生菜 减缓餐后血糖上升

 对并发症好处

生菜中含有膳食纤维和维生素，能消除体内多余脂肪，对糖尿病并发肥胖患者大有裨益。生菜中的矿物质和膳食纤维，还能防治由糖尿病引起的血管并发症。生菜还具有降低胆固醇、治疗神经衰弱等功效。

降糖烹饪宜忌

生菜用少量植物油炒后再食用，这样比生吃更有利于糖尿病患者吸收营养素。生菜炒豆腐营养价值虽然高，但对痛风患者来说，却要慎食，因豆腐含有较多的嘌呤。

人群宜忌

✓ 糖尿病、高血压患者；肥胖者；便秘患者。 ✗ 尿频者；胃寒者。

降糖搭配	生菜 + 玉米：防治糖尿病，降低胆固醇。
	生菜 + 海带：促进糖尿病患者对铁元素的吸收。
	生菜 + 豆腐：具有美白肌肤、降脂减肥的功效。

 降糖原理

生菜中富含钾、钙、铁等矿物质和膳食纤维，可降血糖，减缓餐后血糖上升。其所含的膳食纤维，不仅能够促进胃肠蠕动，还有助于减少胰岛素的用量。

营养师支招

生菜生食可最大限度吸收其营养成分，但必须要清洗干净。很多人为了图省事，简单地用水冲冲就吃。如果洗不干净，很可能引发腹泻，甚至农药中毒。要把生菜洗干净，最好用自来水不断冲洗，流动的水可避免农药渗入叶子中。

1 交换份生菜: 6 双手捧

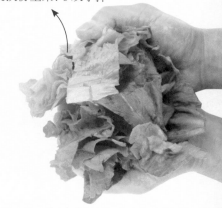

升糖指数：<15（低）

热量：15 千卡 /100 克

糖尿病患者每日宜吃量：≤ 4 小饭碗

营养计算器
预测升糖指数 <40.9

生菜玉米沙拉（热量约 2 食物交换份，目测 4 小饭碗）

生菜 2 双手捧，玉米粒 2 平调羹，沙拉酱 1 调羹。生菜洗净、切片，玉米粒洗净、煮熟。生菜、玉米粒放入盘中，加入沙拉酱，搅拌均匀即可。生菜能防治由糖尿病引起的血管并发症，还能降低胆固醇。玉米可提高胰岛素分泌，有预防糖尿病的作用。

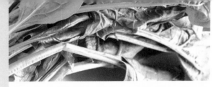

菠菜

适宜 2 型糖尿病患者控制血糖

 降糖原理

菠菜中含有较多的胡萝卜素及铬等微量元素，能稳定血糖，尤其适合 2 型糖尿病患者食用。菠菜中含菠菜皂苷 A、菠菜皂苷 B，能刺激胰腺分泌，使血糖保持稳定。菠菜中的膳食纤维，可以减缓糖分和脂类物质的吸收，减轻胰腺的负担。

营养师支招

菠菜性较寒凉，煮熟后，性变得较为平和，肠胃虚弱的人亦可食用。生菠菜与豆腐共煮有碍消化，应将其用沸水焯烫后再与豆腐共煮。

对并发症好处

菠菜含有大量的膳食纤维，利于排出肠道中的有毒物质，润肠通便，对糖尿病并发便秘患者有益。菠菜还富含铁，常吃菠菜令人面色红润，不易患缺铁性贫血。

 ### 降糖烹饪宜忌

菠菜含有的草酸，不但使菠菜有涩味，而且食后影响人体对钙的吸收，并会造成骨钙流失，易导致骨质疏松，因此，烹饪菠菜时应先用开水焯烫，以减少草酸含量。

人群宜忌

✅ 糖尿病患者；贫血及坏血病患者。　❌ 肾炎患者；肾结石患者。

降糖搭配	菠菜 + 大蒜：菠菜中的维生素 B_1，与大蒜中的大蒜素搭配，可消除疲劳，保护皮肤。
	菠菜 + 鸡蛋：菠菜中的钙含量高于磷含量，搭配磷含量高于钙的鸡蛋，有助于人体钙与磷的摄取平衡。

1 交换份菠菜: 5 双手捧

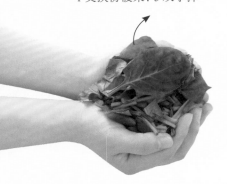

升糖指数: 18 (低)

热量: 24 千卡 /100 克

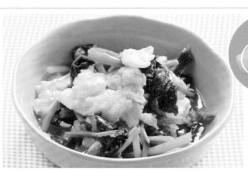

糖尿病患者每日宜吃量: ≤ 1 掌背 (鸡蛋每天不超过 1 个)

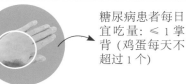

营养计算器

预测升糖指数 <20

菠菜炒鸡蛋（不包括烹饪油热量约 1.5 食物交换份，目测 1 掌背）

将菠菜洗净，切碎，取菠菜 1 双手捧，鸡蛋 1 个，植物油 4 滴，盐适量。将鸡蛋磕入碗内，加盐，打散，入油锅炒熟盛出。将菠菜焯水，炒熟，加入鸡蛋拌匀，加盐调匀即可。糖尿病患者经常食用此菜，可以很好地控制血糖。

西红柿

热量低，富含各种维生素

对并发症好处

由于血小板的过分"黏稠"，2 型糖尿病患者较常人更容易出现动脉硬化和其他心血管疾病，如心脏病和脑卒中等。西红柿有抗血小板凝结的作用，可以降低糖尿病患者发生心血管并发症的风险。

降糖烹饪宜忌

烹调西红柿时加少许醋，能破坏西红柿中的有害物质——番茄碱。西红柿加热或烹制时间过长，会造成维生素的流失。

人群宜忌

✔ 肝炎患者；高血压、糖尿病患者；心脏病、肾病患者。 ✗ 胃溃疡患者；急性肠炎患者。

降糖搭配	西红柿 + 苹果：富含维生素 C 的西红柿与苹果榨汁饮用，可调理肠胃，增进体力，还可预防贫血。
	西红柿 + 芹菜：芹菜和西红柿都有明显的降压作用，芹菜还含有丰富的膳食纤维，与西红柿搭配，可健胃消食，降低血压。

糖尿病患者每日宜吃量：2~4 小茶盅（要现配现吃）

营养计算器
预测升糖指数 <15

西红柿芹菜汁（热量约 0.3 食物交换份，目测 1 小饭碗略浅）

将西红柿、芹菜分别洗净，取西红柿 0.5 个拳头切块，芹菜切段取 1 双手捧。西红柿块和芹菜段放入榨汁机中榨汁即可。西红柿热量低，与芹菜搭配榨汁，可补充膳食纤维，尤其适合 2 型糖尿病患者。

降糖原理

西红柿含有大量的番茄红素，可减少对胰岛细胞及受体的损害，提高胰岛素质量和受体敏感性，使血糖下降。西红柿营养丰富，适合糖尿病患者经常食用。

营养师支招

西红柿不仅热量低，还含有丰富的胡萝卜素、B 族维生素和维生素 C，尤其是维生素 P 的含量居蔬菜之冠，适合糖尿病患者每日进补。但未成熟的青色西红柿含有有毒物质龙葵素，不宜食用。将西红柿洗净当水果吃，连吃半月，可帮助治疗牙龈出血。

1 交换份西红柿：2 拳头或 2 单手捧

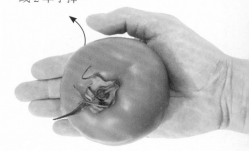

升糖指数：<15（低）

热量：19 千卡 /100 克

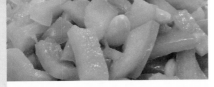

青椒

降低血糖和尿糖

降糖原理

青椒中的硒能防止胰岛 B 细胞被氧化破坏，促进糖分代谢，降低血糖和尿糖，改善糖尿病患者的症状，可以起到辅助调节血糖的作用。

营养师支招

青椒不宜一次吃得过多，以每日 60 克为宜。选择大而丰满的青椒，剖开、去籽，将 5% 的纯碱水加热到 90℃ 左右，然后把青椒放入浸泡 3~4 分钟，捞出晾干，不但颜色得以保持，味道也会很好。青椒与猪肉同食可均衡营养，有益于糖尿病患者控制血糖。

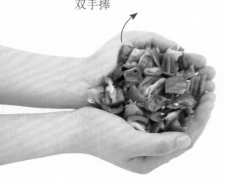

1 交换份青椒（切碎）：4 双手捧

升糖指数：<15（低）

热量：27 千卡 /100 克

对并发症好处

适宜糖尿病并发动脉硬化、冠心病、高血压患者。青椒中的硒能改善糖、脂肪等物质在血管壁上的沉积，降低血液黏稠度，降低动脉硬化及冠心病、高血压等血管并发症的发生率。

降糖烹饪宜忌

青椒在种植过程中喷洒过的农药都积聚在其凹陷的果蒂上，因此清洗时应先去蒂。在烹饪时，用急火快炒，可使青椒保持原有的色味。

人群宜忌

✔ 脾胃虚寒、食欲缺乏者；贫血患者；体质虚弱者。 ✖ 火热病症或阴虚火旺者；眼疾患者；食管炎、胃肠炎、胃溃疡患者；痔疮患者。

降糖搭配

青椒 + 鸡蛋：青椒可促进糖分代谢，降低血糖和尿糖，鸡蛋富含蛋白质，两者同食可辅助调节血糖，补充身体所需营养素。

青椒 + 土豆：土豆能健脾补气、镇静神经，与富含多种维生素的青椒一起吃，可营养互补。

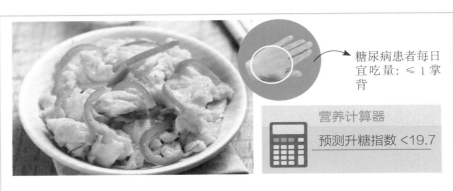

糖尿病患者每日宜吃量：≤ 1 掌背

营养计算器
预测升糖指数 <19.7

青椒炒蛋（不包括烹饪油热量约 1.5 食物交换份，手测 1 半握拳或 2 掌背）

将青椒洗净切丝取 1 双手捧，鸡蛋 1 个打入碗中，搅匀。锅入油 5 滴，烧热，将鸡蛋倒入锅中，快速翻炒后盛出。倒入青椒丝，大火翻炒至断生。倒入鸡蛋，加盐适量、香油 3 滴翻炒后即可。

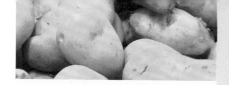

土豆

减肥降压，增加饱腹感

👍 对并发症好处

土豆中含有丰富的钾、镁、钙等矿物质，其中的钾元素有助于肌肉收缩及维持人体体液和电解质的平衡。钾、镁、钙元素共同作用，能够增强血管弹性，对心血管疾病，如脑卒中和高血压有防治功效。

🍽 降糖烹饪宜忌

土豆用于糖尿病饮食，适宜用蒸、煮的烹饪方法，这样饱腹感较强。不适宜做土豆泥和油炸，也不要煮得太烂，否则反而会提升餐后血糖水平。皮色发青或发芽的土豆不能吃。

✓✗ 人群宜忌

✅ 一般人群；肥胖者；大便干结者。 ❌ 肾功能不全的人。

降糖搭配	红烧土豆：土豆切成大块，刀工少，断面亦少，因此各种维生素损失也少。更重要的是，加工简单的土豆升糖指数低，也更有饱腹感。
	土豆＋牛肉：土豆既可以增加人体对牛肉中铁的吸收，还可以减少人体对胆固醇的吸收。同食可以增强糖尿病患者的免疫力。

降糖原理

土豆所含的营养物质比米、面更为丰富，而且它含有丰富的膳食纤维，膳食纤维中的果胶可以降低人体对食物中葡萄糖的吸收速度，使餐后血糖升得慢，对糖尿病能够起到很好的预防和治疗作用。

✚ 营养师支招

食用土豆应该与等热量的主食交换，否则会导致膳食总能量的过多摄入，加重胰岛负担。

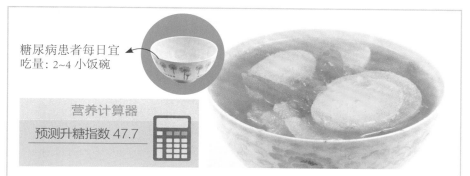

糖尿病患者每日宜吃量：2~4 小饭碗

营养计算器
预测升糖指数 47.7

土豆西红柿汤（不包括烹饪油热量约 1.5 食物交换份，目测 2 小饭碗）

土豆去皮、切片取 1 双手捧，西红柿 1 拳头洗净、切碎备用。锅热后滴油 5 滴，放入土豆片翻炒，加适量的花椒粉、酱油炒匀，加 2 小饭碗水煮。待熟时，加入西红柿块煮 1 分钟左右，放少许盐调味即可。土豆富含膳食纤维，西红柿富含维生素 P，具有维持血糖稳定和保护心血管的作用。

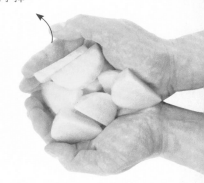

1 交换份土豆（生、切碎）：
1 双手捧

升糖指数：62（中）

热量：77 千卡 /100 克

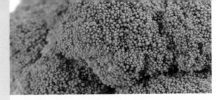

降糖原理

西蓝花含有丰富的微量元素铬，可以保护胰岛 P 细胞，减少胰岛素的需要量，可以使糖尿病患者症状减轻，帮助糖尿病患者提高胰岛素的敏感性，起到控制病情的作用。尤其适用于预防和控制 2 型糖尿病。

营养师支招

西蓝花用开水焯过后不仅口感更好，而且使膳食纤维更容易消化，可提高胰岛素的利用率。将西蓝花茎梗粗厚的外皮削去，用里面的嫩茎可以做成凉拌菜。西蓝花还可以和菜花一起炒，是糖尿病患者的理想菜肴。

1 交换份西蓝花（掰碎）：
3 双手捧

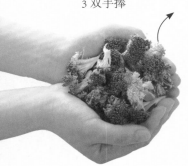

升糖指数：<15（低）

热量：33 千卡/100 克

西蓝花

预防和控制 2 型糖尿病

对并发症好处

西蓝花含有一定量的类黄酮物质，对高血压和心脏病有一定的辅助治疗作用。其所含的维生素 C，可降低胆固醇含量，促进血液循环。西蓝花中含有硫代葡萄糖苷，有抗癌功效，可预防多种癌症。

降糖烹饪宜忌

西蓝花烧煮和加盐的时间不宜过长，否则易破坏其营养成分。西蓝花在炒制时不宜直接入锅烹炒，应先用开水焯一下，做成烩菜。

人群宜忌

✔ 儿童及中老年人；脾胃虚弱者；消化功能不强者；癌症患者。 ✘ 痛风患者或尿酸过高的人。

降糖搭配	西蓝花 + 香菇：两者同食，利肠胃、壮筋骨，还有较强的降血脂作用，是"三高"患者的首选佳品。
	西蓝花 + 墨鱼：西蓝花中含维生素 C 及膳食纤维，除补充墨鱼不足的营养外，还可预防感冒，帮助消化。

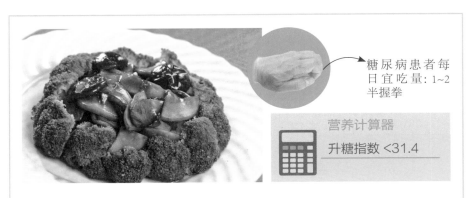

糖尿病患者每日宜吃量：1~2 半握拳

营养计算器
升糖指数 <31.4

西蓝花烧双菇（不包括烹饪油热量约 2 食物交换份，手测 2 半握拳或 4 掌背）

西蓝花 1 双手捧，掰成小朵，洗净；蘑菇、香菇各 1 单手捧，洗净，切片；胡萝卜洗净，切片，取 1 双手捧。锅入油 4 滴，烧热，放入所有食材翻炒，并调入蚝油 5 滴，倒少许水，调入适量盐，小火煨 5 分钟，用水淀粉勾芡即可。

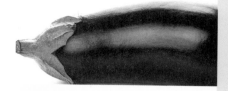

茄子

增强毛细血管的弹性

👍 对并发症好处

茄子富含维生素 P，维生素 P 能增强细胞间的黏着力，对微血管有保护作用，能提高对疾病的抵抗力，保持细胞和毛细血管壁的正常渗透性，增加微血管韧性和弹性。

🍽 降糖烹饪宜忌

茄子切成块或片后，放入水中浸泡，可避免茄子变色。茄子皮中含有丰富的维生素 P 和维生素 E，这是其他蔬菜不能比的。

✓✗ 人群宜忌

✅ 糖尿病、高血压患者；动脉硬化患者；胃癌患者；肥胖者。 ❌ 脾胃虚寒者；哮喘病患者。

降糖搭配	茄子 + 大豆：茄子与大豆一起吃，可以平衡营养，而且具有保护血管的作用。
	茄子 + 猪肉：茄子含有膳食纤维，可降低猪肉中的胆固醇在人体内的吸收，两者搭配，营养价值更高。

 降糖原理

茄子中的膳食纤维可以减少小肠对糖类与脂肪的吸收，有助于减少胰岛素的用量。此外，茄子还是低脂、低热量、营养成分极多的适合糖尿病患者食用的食品。

 营养师支招

凉拌茄子是糖尿病患者很好的选择，尤其适用于老年人。老茄子含有较多茄碱，特别是秋后的茄子，对人体有害，不宜多吃。茄子忌生吃，以免中毒。

糖尿病患者每日宜吃量：≤ 2 半握拳

营养计算器

预测升糖指数 <21.7

茄子炒苦瓜（不包括烹饪油热量约 1 食物交换份，手测 2 半握拳或 4 掌背）

茄子洗净、去皮、切块，取 2 双手捧；苦瓜洗净、切片，取 1 双手捧。锅入油 4 滴，烧热，爆香蒜粒，倒入茄子块翻炒至茄子块成半透明状，再倒入苦瓜片翻炒至软，放入 1 小撮青红椒，调入适量盐翻炒，放约 2 调羹水，调入生抽和蚝油 5 滴，炒匀即可。

1 交换份茄子（切丁）：4 双手捧

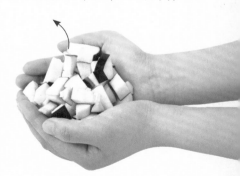

升糖指数：25（低）

热量：21 千卡 /100 克

魔芋豆腐

增加血液中的胰岛素

 降糖原理

魔芋豆腐是高水分、高膳食纤维、低热量的食物，所含的大量膳食纤维在进入胃时可吸收糖类，直接进入小肠，在小肠内抑制糖类的吸收，可有效降低餐后血糖。膳食纤维还能增加血液中的胰岛素，对控制、预防和治疗糖尿病有极好的辅助效果。

营养师支招

魔芋豆腐所含的钙极易溶解被人体吸收。魔芋豆腐一次不宜吃得过多，否则会引起腹胀等不适的感觉。魔芋豆腐热量极低，在充分满足人们饮食快感的同时不会增肥，因而是减肥人士的理想食品。

 对并发症好处

魔芋豆腐中的葡甘露聚糖，有吸收胆固醇的作用，使胆固醇浓度正常化，可有效降低血脂。魔芋豆腐中的膳食纤维能使胃肠蠕动功能增强，润滑肠道，还能包附脂肪和多余的毒素，使这些废物排出体外。

降糖烹饪宜忌

生魔芋豆腐必须煎煮 3 小时以上才可食用，且每次食量不宜过多。魔芋豆腐不易入味，烹饪时可加些柠檬汁或胡椒粉来调味，最后出锅时放盐，这样可以减少盐的摄入量。

人群宜忌

✔ 糖尿病患者；肥胖者。　✘ 皮肤病患者；伤寒感冒者。

降糖搭配	魔芋豆腐 + 苹果：魔芋豆腐与苹果同食可以促进肠道蠕动，是糖尿病并发肥胖患者的上选食材。
	魔芋豆腐 + 鸡肉：魔芋豆腐含有人体所需的多种营养成分，与鸡肉炒食，具有温中补气、补虚去损的功效。

1 交换份魔芋豆腐（切碎）：10 双手捧

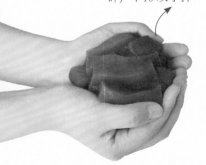

升糖指数：17（低）

热量：5 千卡 /100 克

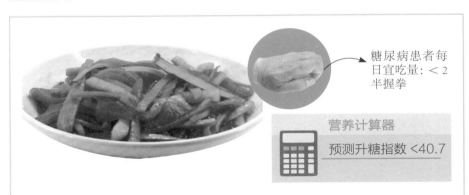

糖尿病患者每日宜吃量：< 2 半握拳

营养计算器

预测升糖指数 <40.7

凉拌魔芋豆腐（不包括烹饪油热量约 1 食物交换份，手测 1 掌背或 2 指背）

胡萝卜 1 指掌体，黄瓜 2 指掌体，分别切丝备用。魔芋豆腐切条 1 双手捧，入锅加水煮 10 分钟，去掉碱味。三者混合，放入适量鲜酱油、醋、香油、鲜辣酱，拌匀即可。

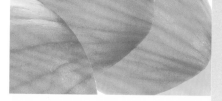

洋葱

修复胰岛细胞，调节血糖

对并发症好处

洋葱是蔬菜中唯一含有前列腺素 A 的蔬菜，有利于扩张血管，防止动脉硬化。

降糖烹饪宜忌

切洋葱时宜将洋葱浸入热水中 3 分钟，然后再切，就不辣眼睛了。洋葱烹炒至嫩脆且微辣为佳，加热时间不宜过长，否则会造成营养流失，不利于控制血糖。

人群宜忌

✔ 心血管疾病、糖尿病、癌症患者。 ✘ 皮肤瘙痒患者。

降糖搭配	
	洋葱 + 茶叶：两者都含有大量的黄酮类天然抗氧化剂，长期同食可减少糖尿病性冠心病的发病率。
	洋葱 + 粳米：粳米与洋葱煮粥，可降压降脂，提高机体免疫力，预防糖尿病。

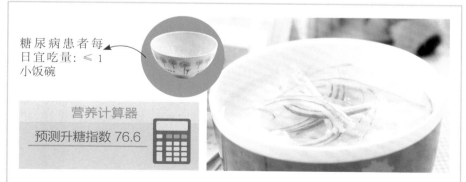

糖尿病患者每日宜吃量：≤ 1 小饭碗

营养计算器
预测升糖指数 76.6

洋葱粥（热量约 5 食物交换份，目测 4 小饭碗或 8 小茶盅）

将洋葱去老皮，洗净，切丝取 2 双手捧，与粳米 8 平调羹共入锅中加水 3 小饭碗煮粥。待粥熟时，加盐适量调味即可。洋葱是良好的血液稀释剂，可扩展血管，降低血液黏度，调节和稳定血糖。

降糖原理

洋葱中含有微量元素硒，可修复胰岛细胞并保护其免受损害，维持正常的胰岛素分泌功能，调节血糖。洋葱所含的烯基二硫化合物可刺激胰岛素的合成及分泌，具有降低血糖的功效。洋葱还含有类似降糖药物"甲苯磺丁脲"的槲皮素，能帮助维持正常的糖代谢和糖耐量。

营养师支招

洋葱与粳米煮粥食用，具有降压降脂、止泻止痢的作用，且能提高机体的免疫能力，防癌抗癌，是心血管病患者和胃肠炎、糖尿病、癌症患者的理想保健食品。

1 交换份洋葱（切碎）：2 双手捧

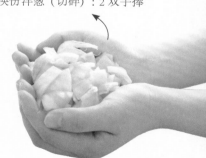

升糖指数：45（低）
热量：39 千卡 /100 克

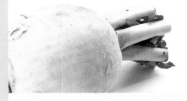

白萝卜

具有降低血糖的功效

降糖原理

白萝卜所含热量较少，含水分较多，糖尿病患者食后易产生饱腹感，从而减少食物的摄入量，保持合理体重。白萝卜中富含香豆酸等活性成分，具有降低血糖的功效。

 ## 营养师支招

服用人参、西洋参时不要同时吃白萝卜，以免药效相反，起不到补益作用。但在服用人参、西洋参后出现腹胀时，则可以吃白萝卜以消除腹胀。

对并发症好处

白萝卜中的淀粉酶、氧化酶可以分解食物中的脂肪和淀粉，促进脂肪的代谢，降低胆固醇，防治冠心病。白萝卜富含芥子油和可溶性膳食纤维，可延缓食物吸收，有利于改善血糖，并促进肠蠕动，防治便秘。

降糖烹饪宜忌

白萝卜顶部维生素含量丰富，多食可降血糖，不可丢弃。切碎白萝卜、芹菜各1双手捧，鲜车前草1小把，一起捣烂取汁，小火炖沸后温服，每日1次，适用于湿热型糖尿病合并脂肪肝，有清热、利湿、健脾之功效。

人群宜忌

✔ 咳嗽痰多者；急慢性支气管炎患者。　✘ 脾胃虚寒者。

降糖搭配	白萝卜 + 豆腐：白萝卜助消化功能很强，与豆腐伴食，有助于人体吸收豆腐的营养。
	白萝卜 + 猪肉：猪肉和白萝卜搭配，具有健脾润肤、健胃消食、顺气、利尿等功效。

1 交换份白萝卜（切碎）：4 双手捧

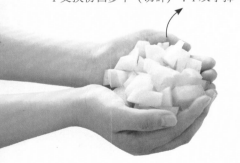

升糖指数：26（低）
热量：21 千卡 /100 克

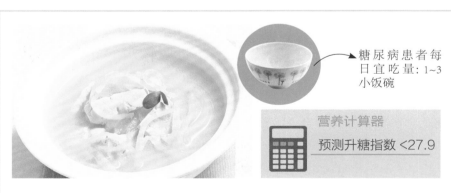

糖尿病患者每日宜吃量：1~3 小饭碗

营养计算器
预测升糖指数 <27.9

白萝卜炖豆腐（不包括烹饪油热量约 2 食物交换份，目测 3 小饭碗或 6 小茶盅）

植物油 4 滴，盐适量，白萝卜洗净切丝取 2 双手捧，豆腐 4 小鱼掌切小块。白萝卜丝入油锅略炒，加水煮至白萝卜丝酥软，放入豆腐块，煮熟后，加盐调味即可。多食白萝卜炖豆腐，可增加糖尿病患者饱腹感，从而控制食物过多摄入，还可补充营养素。

芹菜

减少胰岛素的用量

对并发症好处

芹菜素能抑制血管平滑肌增殖，预防动脉硬化，适合血脂异常、高血压、动脉硬化及肿瘤患者食用。芹菜中的芹菜素有明显的降压、降脂、利尿的作用，对糖尿病并发痛风有辅助调理作用。

降糖烹饪宜忌

芹菜叶中所含的胡萝卜素和维生素 C 比茎多，因此不要把能吃的嫩叶扔掉。芹菜烹饪时间过长，会造成维生素 C 的流失。

人群宜忌

✔ 糖尿病、高血压患者；癌症患者；贫血患者；肝火过旺者。 ✖ 计划生育的男性；脾胃虚寒、肠滑不固者；血压偏低者。

降糖搭配

芹菜 + 花生：芹菜与花生一起吃，有助于降低血压、血脂。

芹菜 + 豆腐干：芹菜平肝降压，安神镇静，利尿消肿，与豆腐干搭配，可清热解毒，润肠通便。

降糖原理

芹菜富含膳食纤维，能阻碍消化道对糖的吸收，改善糖代谢，使血糖下降，从而减少胰岛素的用量。芹菜中所含的芹菜碱、甘露醇等活性成分，经常食用也可降低血糖。芹菜中的黄酮类物质，可改善微循环，促进糖在肌肉等组织中的转化。

营养师支招

用新鲜芹菜榨汁，能最大限度地保留芹菜营养，并有效改善人体血糖水平。也可以把芹菜洗干净后，直接切段煮水代茶饮，降糖作用与饮用芹菜汁一样。

糖尿病患者每日宜吃量：2 掌背

营养计算器

预测升糖指数 <19.9

芹菜炒豆腐干（不包括烹饪油热量约 1.5 食物交换份，手测 1 半握拳或 2 掌背）

芹菜洗净，切段取 2 双手捧；豆腐干 1 小鱼掌切丝。锅内放油 4 滴烧热，放入豆腐干丝和芹菜段炒后，用适量盐调味，出锅盛盘即可。芹菜和豆腐干搭配具有改善糖代谢的作用，还可清热解毒，润肠通便，适合糖尿病患者经常食用。

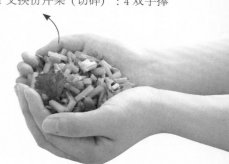

1 交换份芹菜（切碎）：4 双手捧

升糖指数：45（低）

热量：22 千卡 /100 克

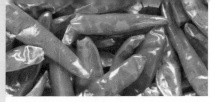

辣椒

调节葡萄糖代谢，降低血糖

降糖原理

研究表明，赋予辣椒辣味的辣椒素能提高胰岛素的分泌量，同时负责保护调节葡萄糖代谢的激素，能显著降低血糖。辣椒素还能促进人体胆固醇的分解和排泄，减少胆固醇在血管中的沉积，并能抑制动脉血管收缩，提高血流量，从而起到降血压、降胆固醇的作用。

营养师支招

想要吃辣不上火，主食吃粗粮就可以。因为粗粮膳食纤维含量丰富，可预防由肠胃燥热引起的便秘。玉米或白薯就是不错的选择。

对并发症好处

辣椒素能增强胃肠蠕动，改善食欲，并能抑制肠内异常发酵，排除消化道中积存的气体。辣椒还能促进血液循环，且含有丰富的维生素 C，对防治心脏病及动脉硬化、降低胆固醇有食疗作用。

降糖烹饪宜忌

热炒辣椒时，宜急火快炒，否则会大量破坏其所含的维生素等营养成分，降低其营养价值。吃辣椒容易上火，可以配合凉性食材来吃，最好选择具有滋阴、降燥、泻热等功效的食品，这样不容易上火。

人群宜忌

✔ 食欲缺乏者；胃寒者。 ✖ 痔疮患者；胃溃疡患者。

降糖搭配	辣椒 + 茭白：开胃和中，提高食欲。
	辣椒 + 竹笋：辣椒可促进血液循环，增强胃肠蠕动，改善食欲。竹笋对糖尿病患者预防癌症有一定功效。

1 交换份辣椒（切碎）：2 双手捧

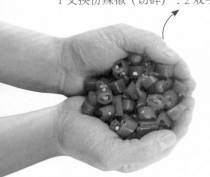

升糖指数：<15（低）
热量：38 千卡 /100 克

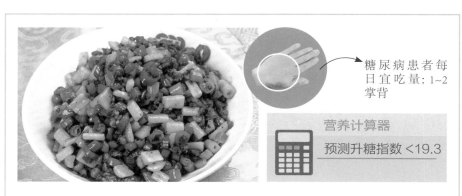

糖尿病患者每日宜吃量：1~2 掌背

营养计算器
预测升糖指数 <19.3

双椒炒笋丁（不包括烹饪油热量约 0.5 食物交换份，手测 1 半握拳或 2 掌背）

青椒、辣椒洗净，分别切小段各取 1 小把；竹笋洗净切丁取 1 双手捧，焯水备用。油 4 滴入锅烧热，依次放入青椒段、辣椒段和竹笋丁。炒熟时，加入适量盐调味即可。竹笋焯水有利于促进胰岛素正常分泌。

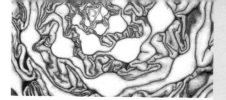

紫甘蓝

调节胰岛素、抗氧化

 对并发症好处

紫甘蓝的维生素 C 能预防糖尿病患者发生感染性疾病。维生素 E 能够预防糖尿病患者发生血管并发症。B 族维生素可预防糖尿病患者出现周围神经功能障碍和视网膜病变，改善糖耐量。

降糖烹饪宜忌

紫甘蓝以生食为好，凉拌食用，不仅能最大限度地保留其营养素，且能减少油脂摄入量。炒食要急火重油，煸炒后迅速起锅。紫甘蓝中含有硫化物，做菜时不要盖锅盖，可使挥发性分子大量释放出去。

人群宜忌

✔ 糖尿病、高血压患者。　✘ 尿少或无尿患者；肺部发炎者。

降糖搭配

紫甘蓝 + 魔芋豆腐：具有减轻体重、促进新陈代谢和抗氧化的功效。

紫甘蓝 + 海米：紫甘蓝富含维生素 C，和海产品同食，有利于补充人体所需的碘。

 降糖原理

紫甘蓝中的花青素可以帮助抑制血糖上升，预防糖尿病。紫甘蓝中的铬可以提高胰岛素活性，对血糖和血脂都有调节作用。紫甘蓝中的维生素 C，可促使胰岛素分泌，提高组织对胰岛素的敏感性，降低血糖。其所含的膳食纤维，可以减少糖类与脂肪的吸收。

 营养师支招

紫甘蓝含有丰富的维生素和其他营养成分，最适宜的吃法就是生食。用紫甘蓝凉拌、做成沙拉，都非常适合糖尿病患者食用。

糖尿病患者每日宜吃量：1~2 掌背

营养计算器
预测升糖指数 <15

凉拌紫甘蓝（不包括烹饪油热量约 0.5 食物交换份，手测 1 半握拳或 2 掌背）

紫甘蓝洗净后切丝，取 2 双手捧；青椒、辣椒洗净后切丝各取 1 小把。把三者混合，加入 5 滴香油、适量盐调味即可。辣椒可增强肠胃蠕动，改善食欲。紫甘蓝能预防糖尿病性血管病变。

1 交换份紫甘蓝（切碎）：5 双手捧

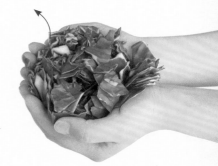

升糖指数：<15（低）

热量：19 千卡 /100 克

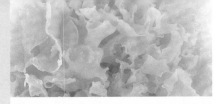

银耳

延长胰岛素作用时间

降糖原理

银耳所含的膳食纤维丰富，糖尿病患者食用后有延缓血糖上升的作用。银耳中含有较多的银耳多糖，它对胰岛素降糖活性有明显影响，并能将胰岛素在人体内的作用时间延长 3 倍，有益于血糖的控制和稳定。因此，对糖尿病患者控制血糖有利。

营养师支招

不建议糖尿病患者将银耳做成甜点食用，如冰糖银耳、银耳红枣莲子羹、银耳桂圆羹等，含糖量都偏高，不利于糖尿病患者的血糖控制，也容易引起血液黏度增高，诱发糖尿病高脂血症病变。

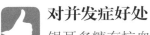 对并发症好处

银耳多糖有抗血栓形成的功效，可保护心脑血管。银耳中含有丰富的维生素 D，能促进人体对钙元素的吸收，帮助糖尿病患者有效防治骨质疏松。常食银耳还能提高人体的免疫能力，增强糖尿病患者的体质和抗病能力。

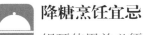 降糖烹饪宜忌

银耳使用前必须浸泡 3 小时左右，要勤换水，才能把残留的二氧化硫清除掉。熟银耳不能放太久，否则会产生有碍身体健康的成分。

人群宜忌

✓ 贫血者；骨质疏松患者。　✗ 咯血、呕血患者；有痰者。

降糖搭配

银耳 + 雪梨：银耳可增强胰岛素降糖活性，增强糖尿病患者的体质和抗病能力，与雪梨同煮汤，适宜糖尿病患者经常食用。

银耳 + 菠菜：银耳清肺热、益气补脾，菠菜则含有丰富的维生素和铁、钙，两者做汤，可滋阴润燥、补气利水。

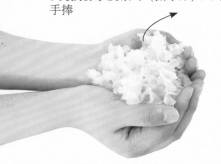

1 交换份水发银耳（撕小朵）：4 双手捧

升糖指数：<30（低）

热量：200 千卡 /100 克

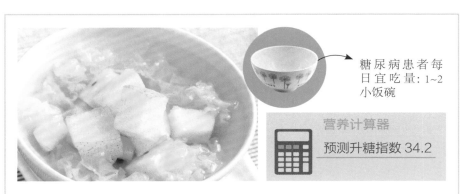

糖尿病患者每日宜吃量：1~2 小饭碗

营养计算器
预测升糖指数 34.2

银耳雪梨汤（热量约 1 食物交换份，目测 6 小饭碗或 12 小茶盅）

水发银耳 2 双手捧，将雪梨洗净取 1/4 拳头切块。雪梨与银耳同入锅中，加 8~10 小饭碗水，煮开后小火炖 40 分钟，放温后服用。

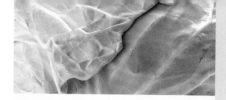

圆白菜

调节血糖和血脂

👍 对并发症好处

圆白菜对促进造血功能的恢复，抗血管硬化和阻止糖类转变成脂肪，预防血清胆固醇沉积等具有良好功效，对心脑血管疾病等也有预防功能。

🍽 降糖烹饪宜忌

圆白菜贮存时间不宜过长，否则会造成维生素 C 的大量流失。对于糖尿病患者来说，进食圆白菜的方法，以凉拌、做沙拉或榨汁最佳。即使做熟，也不宜加热过久，以免其中的有效成分被破坏。

✓✗ 人群宜忌

✔ 贫血患者；癌症患者；胃痛、胃溃疡患者；动脉粥样硬化患者；肥胖者。　✖ 皮肤瘙痒者；眼部充血者；胃虚寒、泄泻者。

降糖搭配	圆白菜 + 西红柿：两者搭配食用，具有益气生津的功效，适合糖尿病患者食用。
	圆白菜 + 黑木耳：两者搭配食用，可以起到补肾壮骨、强壮身体、防病抗病的功效。

 降糖原理

人体内铬的储存不足，可导致胰岛素活性降低，使糖耐量受损，引发糖尿病。圆白菜富含铬，能调节血糖和血脂，是糖尿病患者和肥胖者的理想食物。

 营养师支招

腌制的圆白菜含有丰富的乳酸，能促进消化酶类的活化，有助消化、促排便的作用。但是，腌圆白菜含有较多的盐，患有高血压病、肾脏病的人应慎食；也可腌制时减少用盐量或食用前将腌圆白菜用水冲洗一下，洗去表面多余的盐分后再食用。

糖尿病患者每日宜吃量：1~2 小茶盅

营养计算器
预测升糖指数 <15

西红柿圆白菜汁（热量约 0.5 食物交换份，目测 1.5 小饭碗或 3 小茶盅）

圆白菜洗净，撕成小片，取 1 双手捧加 1 单手捧；西红柿洗净，切小块取 1 双手捧。将圆白菜片、西红柿块放进搅拌机，加适量水榨汁即可。圆白菜可调节血糖和血脂，是糖尿病患者的理想食物。西红柿热量低，含有丰富的维生素，可降低患糖尿病风险。

1 交换份圆白菜（切碎）：4 双手捧

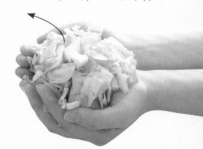

升糖指数：<15（低）

热量：22 千卡 /100 克

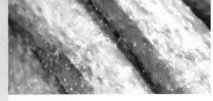

黄瓜

富含水分，热量低

降糖原理

黄瓜热量低，含水量高，非常适合糖尿病患者当水果吃。黄瓜中所含的葡萄糖苷、果糖等不参与通常的糖代谢，故对血糖影响较小，糖尿病患者能以黄瓜代替淀粉类食物充饥。黄瓜所含的丙醇二酸能有效抑制糖类转变成脂肪。

营养师支招

黄瓜尾部含有较多的苦味素，有提高免疫力、抗癌的作用，因此，不宜把黄瓜尾部全部丢掉。黄瓜、蒲公英、粳米搭配食用，有清热解毒、利尿消肿的作用，特别适合糖尿病并发肾炎水肿患者食用。

对并发症好处

黄瓜不仅可以帮助糖尿病患者改善临床症状，还有助于预防血脂异常。黄瓜含有丙醇二酸，能抑制人体内的糖类物质转化成脂肪，帮助糖尿病患者控制体重，尤其适合肥胖体型的糖尿病患者。

降糖烹饪宜忌

用大蒜和醋调味做成的凉拌黄瓜，可以抑制糖类转变为脂肪，降低胆固醇，对糖尿病合并血脂异常有一定的食疗功效。

人群宜忌

✔ 热病患者；肥胖者；高血压、血脂异常症患者；癌症患者；嗜酒者。 ✘ 脾胃虚弱者；腹痛腹泻者；肺寒咳嗽者。

降糖搭配	黄瓜 + 大蒜：抑制体内的糖类转变为脂肪，能够降低胆固醇，对糖尿病患者很有帮助。
	黄瓜 + 黑木耳：两者同食，可以平衡营养，有减肥、排毒的功效。

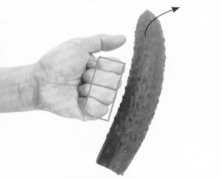

1 交换份黄瓜（生）：5 指掌体

升糖指数：<15（低）

热量：15 千卡 /100 克

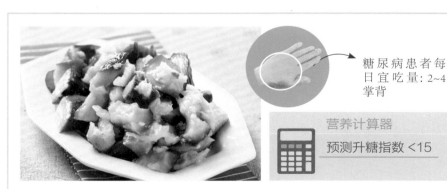

糖尿病患者每日宜吃量：2~4 掌背

营养计算器
预测升糖指数 <15

蒜末黄瓜（不包括烹饪油热量约 0.5 食物交换份，手测 1 半握拳或 2 掌背）

把 3 指掌体（1 根）黄瓜洗净，用刀拍至微碎，切成碎块，放入盘中。加适量盐，1 小撮蒜末及香菜末，1 调羹醋和 3 滴香油拌匀即可。

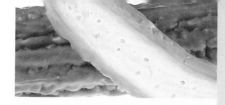

苦瓜

含有"植物胰岛素"

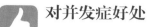 **对并发症好处**

苦瓜中含有铬和类似胰岛素的物质，且维生素 C 含量很高，能预防坏血病、防止动脉粥样硬化、保护心脏等。苦瓜中的苦瓜素能降低血脂。苦瓜还对治疗痢疾、疮肿、痱子、结膜炎等有一定作用。

降糖烹饪宜忌

苦味食物一次不宜吃得过多，否则易引起胃部不适、恶心、呕吐等不良反应。苦瓜加热时间过长，会造成营养成分流失，降低其修复胰岛及预防心脑血管疾病的功效。

人群宜忌

✔高血压、糖尿病患者；动脉硬化患者。　✘体质虚弱者。

降糖搭配	苦瓜 + 鸡蛋：能保护血管、骨骼及牙齿，使矿物质吸收得更好，有健胃的功效。
	苦瓜 + 青椒：富含维生素 C、铁、辣椒素的青椒，与富含维生素 C 的苦瓜组合，是理想的抗衰老菜肴。

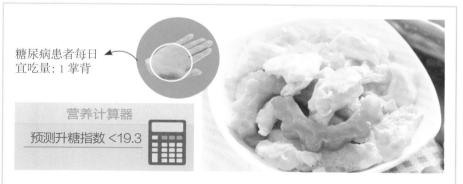

糖尿病患者每日宜吃量：1 掌背

营养计算器

预测升糖指数 <19.3

苦瓜炒鸡蛋（不包括烹饪油热量约 1.5 食物交换份，手测 1 掌背）

苦瓜洗净，去瓤，切成薄片，取 1 双手捧；鸡蛋 1 个，打散。油 2 滴入锅烧热，将鸡蛋倒入锅中，快速翻炒后盛出。油 3 滴入锅，加入苦瓜片翻炒，加入适量盐，倒入鸡蛋，翻炒均匀即可出锅。

 降糖原理

苦瓜含一种类胰岛素的物质，能使血液中的葡萄糖转换为热量，有明显的降血糖作用，能改善体内的脂肪代谢，故被称为"植物胰岛素"，是糖尿病患者理想的食疗食物。长期食用，可以减轻人体胰岛器官的负担。

 营养师支招

将新鲜苦瓜切成片，晒干，糖尿病患者可以随时拿几片泡水喝，有良好的降糖功效，还能够减肥抗衰、降血脂，适合肥胖及血脂偏高的糖尿病患者饮用。苦瓜籽有毒，忌食。

1 交换份苦瓜（生、切碎）：4 双手捧

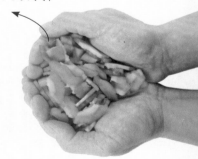

升糖指数：<15（低）

热量：22 千卡 /100 克

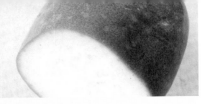

降糖原理

冬瓜含有的丙醇二酸具有利尿祛湿的功效，还能抑制淀粉、糖类转化为脂肪，防止体内脂肪的堆积，尤其适合肾病、糖尿病、高血压、冠心病患者食用。冬瓜中的膳食纤维能降低人体内的胆固醇，降血脂，刺激肠道蠕动，对糖尿病患者发生高血压及高脂血症等病变也有良好的防治作用。

 ## 营养师支招

冬瓜性寒，为中和其寒性，烹饪时可搭配牛肉，或加大蒜、姜、洋葱、豆豉等偏温性的配料，能够起到暖胃的功效。

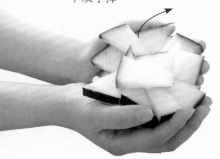

1 交换份冬瓜（生、切碎）：
7 双手捧

升糖指数：<15（低）

热量：11 千卡 /100 克

冬瓜

延缓食物消化速度

对并发症好处

冬瓜含有丙醇二酸，对预防血液黏稠度增高及由此导致的血压升高等疾病有利。冬瓜还有助于利尿消肿，防治糖尿病并发高血压、水肿、肾脏病变。冬瓜可润肠通便，可辅助治疗糖尿病并发便秘。

降糖烹饪宜忌

将黄连和冬瓜以 1:3 的比例放入适量的水中煎煮食用，可辅助治疗糖尿病。对于糖尿病引起的烦渴多饮，也可以适量饮用冬瓜汁。

人群宜忌

✔ 肾病、水肿、肝硬化患者；癌症患者；高血压、糖尿病、冠心病患者。 ✘ 脾胃气虚、腹泻便溏、胃寒疼痛者；女性月经期间忌食。

降糖搭配	冬瓜 + 大白菜：冬瓜与大白菜一起吃，不仅能提供丰富的营养，还可清热解毒、减肥润燥。
	冬瓜 + 海带：冬瓜有益气强身、延年益寿、美容减肥的功能，与海带搭配，可清热利尿，去脂降压。

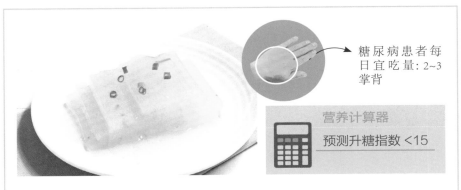

糖尿病患者每日宜吃量：2~3 掌背

营养计算器

预测升糖指数 <15

扒冬瓜条（不包括烹饪油热量约 0.5 食物交换份，手测 1.5 半握拳或 3 掌背）

冬瓜去皮、瓤，洗净，切成长条，取 3 双手捧放入沸水中焯透，捞出后过凉水，沥干。锅中倒 4 滴油烧热，放葱花煸香，加适量水和盐后，放入冬瓜条，烧开后以水淀粉勾芡，起锅装盘，淋上香油 4 滴即成。

肉类这样吃，减少脂肪摄入

鸡肉 增强葡萄糖利用率

对并发症好处

鸡胸脯肉中含有的 B 族维生素，可以避免并发微血管病变和肾病，保护神经系统、消除疲劳、保护皮肤。鸡大腿肉中含有的铁，可改善缺铁性贫血。鸡翅膀肉中含有丰富的骨胶原蛋白，可以降低血压。

降糖烹饪宜忌

鸡皮中脂肪含量较高，烹饪时可去掉，有利于糖尿病并发血脂异常患者稳定血糖。

人群宜忌

✅ 心脑血管病患者；腰膝酸软、耳聋耳鸣者；面色萎黄者；产后少乳者。 ❌ 感冒发热、外感发热者；头痛、头晕、便秘者。

降糖搭配	鸡肉 + 黑木耳：黑木耳有益气养胃、润肺、凉血止血、降脂减肥等功效，两者搭配，对高血压、血脂异常、糖尿病有防治作用。
	鸡肉 + 青椒：两者搭配，能消除疲劳，减轻压力，防止动脉硬化。

降糖原理

鸡肉中的蛋白质含量高，而且消化率高，容易被人体吸收利用，可以增强体力，对糖尿病患者有很好的补虚功效。鸡肉含有丰富的锌元素，可增强肌肉和脂肪细胞对葡萄糖的利用，降低血糖浓度。

营养师支招

鸡肉煲汤可以更好地保存营养，能健脾益胃、滋阴养血、调节血糖。鸡胸肉所含的脂肪和热量低于鸡腿肉，去皮的鸡腿肉所含脂肪量低于牛肉、羊肉。

糖尿病患者每日宜吃量：1 掌背
（含肉 1 小鱼掌）

营养计算器
预测升糖指数 35.9

鸡肉炒黑木耳（不包括烹饪油热量约 6.5 食物交换份，手测 2 半握拳或 4 掌背）

干黑木耳 2 小把泡发，去蒂，洗净，撕片；鸡肉取 6 小鱼掌，洗净，切块。油 1 调羹入锅烧热，放入鸡块、姜片翻炒，待鸡肉变色，下黑木耳爆炒。调入适量盐翻炒片刻即可。鸡肉与黑木耳搭配，有减肥、降脂、凉血的功效。

1 交换份鸡肉（生、去骨）：1 小鱼掌

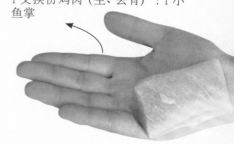

升糖指数：45（低）

热量：167 千卡 /100 克

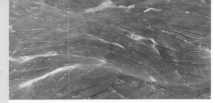

牛肉

提高胰岛素转化能力

降糖原理

牛肉中锌含量很高，锌除了支持蛋白质的合成、增强肌肉力量外，还可提高胰岛素合成的效率，提高肌肉和脂肪细胞对葡萄糖的利用，降低血糖浓度。牛肉中的硒也可促进胰岛素的合成，所以适量吃些牛肉对控制血糖有一定好处。

营养师支招

牛肉一周吃一次即可，不可过量食用。另外，牛脂肪更应少食为妙，否则会增加体内胆固醇和脂肪的积累量。牛肉不宜和韭菜同食，易引起牙龈发炎、肿痛等。

对并发症好处

牛肉中的镁，有助于降低心血管并发症的发生率。牛肉中的蛋白质所含的必需氨基酸较多，含脂肪和胆固醇却较少，适合肥胖者和高血压、血管硬化、冠心病患者食用。

降糖烹饪宜忌

清洗牛肉时不要放在水中浸泡，应用流动的水冲洗，再将水分沥干。炖煮牛肉时，可以放一个山楂或几块橘皮，这样牛肉容易软烂。糖尿病并发肾病患者不宜食用牛肉，以免产生代谢障碍或过敏。

人群宜忌

✓ 身体瘦弱者；缺铁性贫血患者。　✗ 热性体质者。

降糖搭配

牛肉 + 白萝卜：两者搭配营养丰富。白萝卜助消化，有益于糖尿病患者的胃部健康。

牛肉 + 南瓜：两者搭配有补脾益气、解毒止痛的疗效。多用于防治糖尿病引起的动脉硬化、胃及十二指肠溃疡等病症。

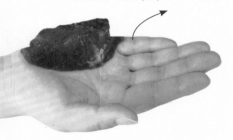

1 交换份牛肉（生）：1 小鱼掌

升糖指数：46（低）
热量：125 千卡 /100 克

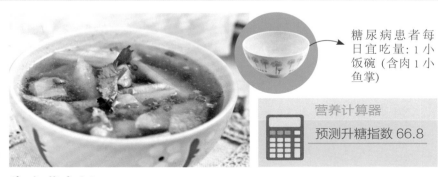

糖尿病患者每日宜吃量：1 小饭碗（含肉 1 小鱼掌）

营养计算器
预测升糖指数 66.8

牛肉萝卜汤（热量约 4 食物交换份，目测 3 小饭碗或 6 小茶盅）

牛肉 2 小鱼掌，洗净，切块；白萝卜洗净、切块，取 2 双手捧。锅中放水，下牛肉块、姜丝，大火煮开，撇去浮沫，下白萝卜块，煲至牛肉块熟烂。调入适量盐、醋即可。白萝卜有解腻、通气、助消化的作用，与牛肉搭配，营养更均衡。

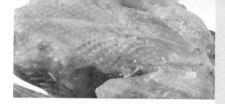

鸽肉

为糖尿病患者补充蛋白质

对并发症好处

鸽肉能补肝益肾、益气补血，适合消瘦型糖尿病患者及并发高血压、血脂异常、冠心病患者食用。鸽肉中含有的维生素A、B族维生素和维生素E，对眼睛周围神经和心血管有保护作用。鸽骨内含有丰富的软骨素，可提高皮肤细胞活力，增强皮肤弹性，改善血液循环。

降糖烹饪宜忌

鸽肉最好采用清蒸或煲汤的烹调方法，这样能最大限度保留其营养成分，对糖尿病患者十分有益。

人群宜忌

✔ 身体衰弱的人；动脉硬化患者。 ✘ 肾移植后患者。

降糖搭配

鸽肉 + 栗子 + 山药：三者搭配，有补肝益肾、健脾止泻之功效，适合糖尿病患者补益身体。

鸽脯肉 + 香菇 + 笋片：三者搭配，有补肾滋阴、益气健中、补气强身、益胃助食之功效。

降糖原理

鸽肉含有丰富的优质蛋白质，且易于吸收利用，可以滋补肾气，改善因肾虚而引起的内分泌代谢紊乱，从而稳定血糖水平。

营养师支招

每500克鸽肉加啤酒100克，腌制10分钟，烹调出的鸽肉滋味鲜美，嫩滑可口。糖尿病患者可以常吃炖鸽肉，炖时可加点黄芪和枸杞子，对消瘦型糖尿病患者大有裨益。鸽肉适合一年四季食用，春天及夏初时最为肥美。

115

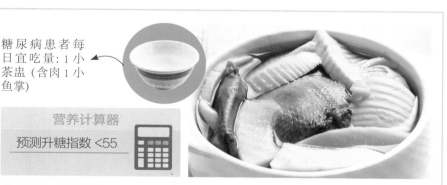

糖尿病患者每日宜吃量：1小茶盅（含肉1小鱼掌）

营养计算器
预测升糖指数 <55

太子参煲鸽汤（不包括烹饪油热量约3食物交换份，目测3小茶盅）

鸽子1只（约250克），太子参1.5平调羹。将鸽子洗净去内脏，把太子参放入鸽子体内。把鸽子放入锅中，加适量水，大火煮沸后，改小火慢炖1个小时。放入4滴香油，加适量盐即可。本品尤其适合体质虚弱的糖尿病患者食用。

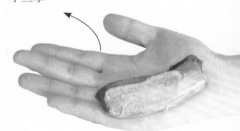

1交换份鸽肉（生、去骨）：1小鱼掌

升糖指数：<55（低）
热量：201千卡/100克

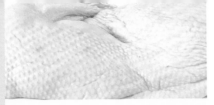

降糖原理

鸭肉能补充 2 型糖尿病患者因胰岛素抵抗消耗的 B 族维生素。鸭肉中含有的锌能使肌肉和脂肪细胞对葡萄糖的利用大大增强，降低血糖。鸭肉中的脂肪主要是不饱和脂肪酸，有助于降低胆固醇，对糖尿病患者有保健作用，还能预防糖尿病并发血管疾病。

营养师支招

鸭肉以肉厚、结实、有光泽为佳。体弱、四肢逆冷、大便溏泻、月经少者不宜多食。不应常食烟熏和烘烤的鸭肉，因其加工后可产生苯并芘物质，有致癌作用。

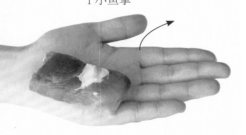

1 交换份鸭肉（生、去骨）：
1 小鱼掌

升糖指数：45（低）

热量：240 千卡/100 克

鸭肉

补充 B 族维生素

对并发症好处

鸭肉含有丰富的 B 族维生素，具有抗脚气病、神经炎等作用。可以改善糖尿病足和受高血糖侵害的周围神经。鸭肉中含有的烟酸对细胞呼吸起重要作用，并对心肌梗死等心脏病患者有保护作用。

降糖烹饪宜忌

鸭皮脂肪含量高，鸭肝含胆固醇较高，糖尿病患者不宜吃。鸭肉在烹调前用醋浸泡半小时，或者切除鸭屁股用水浸泡 3 小时，可去除腥味。

人群宜忌

✅ 病后体虚的人；营养不良的人；水肿者。　❌ 胃痛、腹泻患者；四肢逆冷者。

| 降糖搭配 | 鸭肉 + 姜：鸭肉滋阴补血，姜性温味辛，一起烹调，可促进血液循环，有益于糖尿病患者的血管健康。 |
| | 鸭肉 + 冬瓜：富含叶酸的冬瓜与含有维生素 B_{12} 的鸭肉同食，可预防糖尿病患者贫血，增加食欲。 |

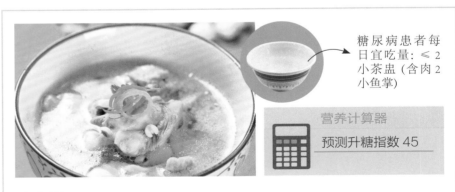

糖尿病患者每日宜吃量：≤ 2 小茶盅（含肉 2 小鱼掌）

营养计算器

预测升糖指数 45

炖老鸭（不包括烹饪油热量约 4 食物交换份，目测带汤 4 小茶盅）

鸭胸脯肉 4 小鱼掌，油 5 滴，葱段、姜片、盐各适量。将鸭肉洗净，切小块。油锅烧至六成热，爆葱段、姜片，放入鸭肉块，翻炒后加适量水。小火炖煮 1 小时，加入适量盐即可。本品适合夏季食用，既补充营养，又可以降暑。

兔肉

不会引起血糖升高

对并发症好处

兔肉富含卵磷脂，卵磷脂有保护血管、预防动脉硬化、预防血栓形成的作用，对维持大脑的活动、细胞膜的完整、血管壁的光滑起着重要的作用。兔肉肉质鲜嫩，适合体形消瘦和尿频的糖尿病患者食用。

降糖烹饪宜忌

将兔肉加盐搅拌 3~5 分钟，清洗干净，然后下入沸水中，捞出就可以去除腥味。兔肉要顺着纹路切，若切法不当，加热后会变成粒屑状，不易煮烂，会增加血糖升高的速度。

人群宜忌

✅ 肥胖者；肝病患者；心血管病患者。　❌ 孕妇及经期女性。

降糖搭配	兔肉 + 枸杞子：兔肉止渴健胃、凉血解毒，枸杞子清肝祛火，同食对腰酸背痛、头昏耳鸣、两目模糊有疗效。
	兔肉 + 莴笋：兔肉高蛋白质、低脂肪、低胆固醇、低糖，和莴笋搭配有健脾调胃、补气血、清热祛火的功效。

糖尿病患者每日宜吃量：1 小茶盅（含肉 1 小鱼掌）

营养计算器
预测升糖指数 <55

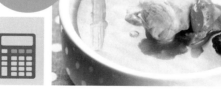

兔肉枸杞子汤（热量约 4 食物交换份，目测带汤 4 小茶盅）

兔肉 4 小鱼掌，洗净，切块；枸杞子 4 平调羹，洗净。锅中放水，下兔肉块、姜片，大火煮开，撇去浮沫，煲至兔肉块熟烂，加入枸杞子，调入适量盐，稍炖即可。兔肉和枸杞子搭配，对腰酸背痛、糖尿病有辅助疗效。

降糖原理

兔肉属于高蛋白质、低脂肪、低胆固醇的肉类，尤其脂肪和胆固醇含量低于所有的肉类，适合高胆固醇的糖尿病患者食用。

营养师支招

兔肉肉质细嫩，比其他肉类更易消化吸收。由于兔肉性凉，吃兔肉的最好季节是夏季，而在寒冬及初春季节，一般不适宜吃兔肉。肥胖型糖尿病者适合食用。脾胃虚寒、腹泻者忌食。

1 交换份兔肉（生、去骨）：
1 小鱼掌

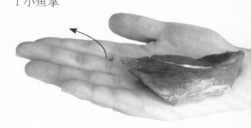

升糖指数：<55（低）

热量：102 千卡 /100 克

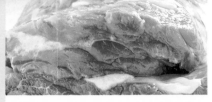

驴肉

改善胰腺功能

 降糖原理

驴肉中氨基酸含量丰富，而且驴肉中氨基酸构成比较全面，能营养胰岛细胞，改善胰腺功能，促进胰岛素的分泌，调节血糖水平。

 营养师支招

用驴骨加土茯苓一起煲成驴骨汤，能辅助治疗糖尿病。用驴肉做菜时，可配些蒜汁、姜末，再用少量苏打水调和，这样可以去除驴肉的腥味，也可杀菌。

对并发症好处

驴肉的不饱和脂肪酸含量远远高于猪肉、牛肉，胆固醇含量则低于牛肉和猪肉，所以对糖尿病合并动脉硬化、冠心病、高血压患者有着良好的保健作用。驴肉高蛋白、低脂肪，营养丰富，适宜消瘦型糖尿病患者食用。

降糖烹饪宜忌

驴肉烹调忌荆芥。驴肉膻味不易去除，可将驴肉用药材泡过后加入老鸡、南姜、八角和香叶滚熟，再放入冰箱急冻，肉质会变得紧实有弹性。

 人群宜忌

身体瘦弱者；缺铁性贫血患者。 ❌ 热性体质者；肿毒性疾病患者。

降糖搭配

驴肉 + 豆豉：经常食用驴肉豆豉，对糖尿病患者更年期综合征有非常好的辅助治疗效果。

驴肉 + 枸杞子：驴肉与枸杞子一起煲汤服食，可疏肝理气，养心安神，对糖尿病患者有补益作用。

1 交换份驴肉（生、去骨）：
1 小鱼掌

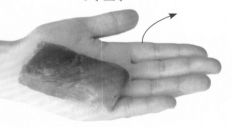

升糖指数：<55（低）

热量：116 千卡 /100 克

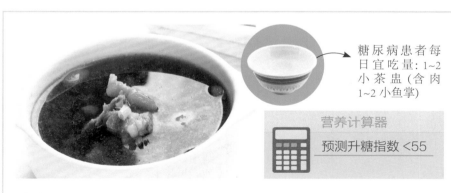

糖尿病患者每日宜吃量：1~2 小茶盅（含肉 1~2 小鱼掌）

营养计算器
预测升糖指数 <55

驴肉汤（热量约 5 食物交换份，目测带汤 2 小饭碗或 4 小茶盅）

驴肉 5 小鱼掌，枸杞子 1 平调羹，葱花、盐、姜片各适量。将驴肉洗净，切块，焯水；枸杞子洗净。锅中加 5 小饭碗水，放入驴肉块、枸杞子、葱花、姜片，大火煮开后，小火慢炖 2 小时，最后加盐即可。

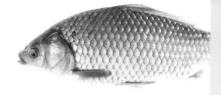

吃对水产品，血糖稳稳的

鲫鱼 良好的蛋白质来源

👍 对并发症好处

鲫鱼有健脾利湿、和中开胃、活血通络、温中下气的功效，对脾胃虚弱的糖尿病患者有很好的滋补食疗作用。鲫鱼有调补的功效，可以调补老年糖尿病患者虚弱的体质，还有增强抗病能力的作用。

🍽 降糖烹饪宜忌

鲫鱼清蒸或煮汤营养效果最佳，若经煎炸，食疗功效会大打折扣。将鲫鱼去鳞剖腹洗净后，放入盆中倒一些黄酒，能除去鱼的腥味。

✓✗ 人群宜忌

✔ 脾胃虚弱者；食欲缺乏者；营养不良患者。 ✘ 中老年高脂血症患者；感冒发热者。

降糖搭配

鲫鱼 + 豆腐：两者煮汤，具有清心润肺、健脾益胃的功效，可作为秋冬干燥季节的清润汤品。

鲫鱼 + 绿茶：清蒸茶鲫鱼，能补虚、止烦消渴，适用于糖尿病口渴多饮及热病伤阴之症。

降糖原理

鲫鱼所含蛋白质齐全而且优质，容易被消化吸收，是糖尿病、肝肾疾病、心脑血管疾病患者的良好蛋白质来源。鲫鱼中的钙、镁、锌、硒等矿物质能够促进胰岛素正常分泌，升高血清中胰岛素的水平，促进糖分解代谢，降低血糖和尿糖。

119

营养师支招

鲫鱼汤可以补充营养，增强抗病能力，肝炎、肾炎、高血压、心脏病、慢性支气管炎等疾病患者可经常食用。鲫鱼鱼子中胆固醇含量较高，糖尿病、高脂血症患者应该尽量不吃。

糖尿病患者每日宜吃量：1~2小茶盅（含鱼1~2小鱼掌）

营养计算器

预测升糖指数 <55

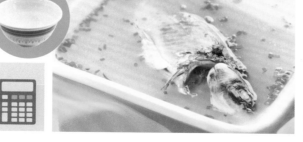

1 交换份鲫鱼（生、带骨）：1.5 小鱼掌

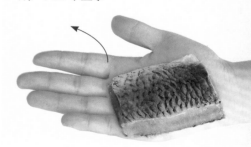

鲫鱼汤（不包括烹饪油热量约 4 食物交换份，目测含汤 4 小茶盅或 2 小饭碗）

鲫鱼 6 小鱼掌，油 8 滴，料酒、葱花、盐各适量。鲫鱼洗净，去内脏，入沸水焯一下。油锅六成热，爆葱花，放入鲫鱼，翻炒后加入料酒，再加入适量水炖煮。快熟时，加入盐煮熟即可。鲫鱼是心脑血管患者补充营养的良好食物。

升糖指数：<55（低）

热量：108 千卡 /100 克

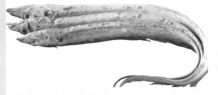

带鱼

可预防多种糖尿病并发症

降糖原理

带鱼的脂肪多为不饱和脂肪酸，能降低人体血液中的胆固醇和血脂含量，辅助调理人体蛋白质、脂类及糖代谢紊乱，并有助于修复胰岛功能。带鱼的脂肪主要以不饱和脂肪酸为主，能够降低人体血液中的胆固醇和甘油三酯含量，软化和保护血管。

营养师支招

新鲜的带鱼鱼鳞不脱落或少量脱落，呈银灰白色，略有光泽，无异味，肌肉有坚实感。颜色发黄，无光泽，有黏液，或鳃黑、破肚者为劣质带鱼，不宜选购和食用。

对并发症好处

带鱼补脾益气、养肝暖胃，能有效防治糖尿病患者发生肝脏病变。带鱼含有丰富的镁，对心血管系统有很好的保护作用。带鱼还有抗癌功效，对糖尿病并发淋巴肿瘤、白血病、胃癌等具有辅助调理作用。

降糖烹饪宜忌

带鱼热量低、蛋白质含量高，清蒸烹饪食物普遍清淡少油，清蒸带鱼很适合糖尿病患者平时食用。带鱼属动风发物，凡有疥疮、湿疹等皮肤病或皮肤过敏的糖尿病患者忌食。

人群宜忌

✅ 糖尿病患者；久病体虚者；营养不良的人。　❌ 皮肤过敏者。

降糖搭配	带鱼 + 荸荠：荸荠质嫩多汁，与带鱼熬汤，可治疗热病津伤口渴之症，对糖尿病尿多者有辅助治疗作用。
	带鱼 + 大白菜：大白菜是预防糖尿病和肥胖症的理想食物，与带鱼同食，健康营养。

1 交换份带鱼（生、带骨）：1.5 小鱼掌

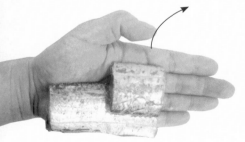

升糖指数：45（低）

热量：127 千卡 /100 克

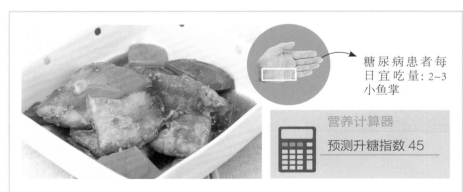

糖尿病患者每日宜吃量：2~3 小鱼掌

营养计算器
预测升糖指数 45

红烧带鱼（不包括烹饪油热量约 4 食物交换份，手测 6 小鱼掌）

带鱼 6 小鱼掌，油 8 滴，彩椒、姜、葱、盐各适量。带鱼去内脏，洗净，切块。油锅六成热，煸香葱、彩椒，加入带鱼块、姜，翻炒后加水小火炖煮。待熟后，加入适量盐调味即可。带鱼能降低胆固醇，保护心脑血管，对糖尿病患者有益。

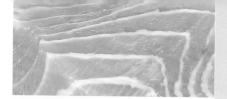

三文鱼

对心血管并发症患者有益

对并发症好处

三文鱼能有效地预防糖尿病等慢性疾病的发生、发展，具有很高的营养价值。三文鱼脂肪中含有的 ω-3 不饱和脂肪酸及其他不饱和脂肪酸，对神经系统具有保护作用，还能降血脂，有助于防治心血管疾病。

降糖烹饪宜忌

三文鱼肉质鲜嫩，烹饪时勿烧得过烂，八成熟即可。三文鱼用来清蒸，既保存了三文鱼的营养，又没有过多的热量，最适合糖尿病患者食用。

人群宜忌

✅ 心血管疾病患者；脑力劳动者；一般人皆可食用。

降糖搭配	三文鱼 + 西红柿 + 洋葱：可保持三文鱼更多的营养，也更适合糖尿病患者食用。
搭配禁忌	三文鱼 + 啤酒：三文鱼和啤酒一起食用，有可能会引起痛风。

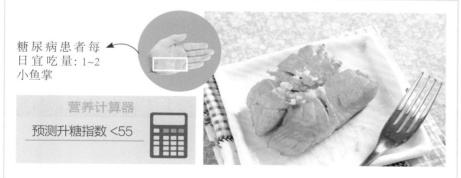

糖尿病患者每日宜吃量：1~2 小鱼掌

营养计算器
预测升糖指数 <55

香煎三文鱼（不包括烹饪油热量约 4 食物交换份，手测 6 小鱼掌）

三文鱼 6 小鱼掌，油 8 滴，柠檬汁、葱、姜丝、蒜末、盐各适量。三文鱼处理干净，切块，用葱、姜丝、盐腌制 20~30 分钟。油锅烧热，放入三文鱼块，小火慢煎至两面金黄，且鱼肉熟透，盛出后，淋适量柠檬汁，撒上蒜末即可。

降糖原理

三文鱼中的亚麻酸和亚油酸有促进甘油三酯、皮质醇等多余脂肪代谢的作用，并能修复被"糖化"破坏的细胞。三文鱼是所有鱼类中含 ω-3 不饱和脂肪酸最多的一种，能改善人体的胰岛功能，减少患 2 型糖尿病的可能性，尤其适合肥胖人群。

营养师支招

三文鱼可生食、煎炸，也可炒食。但由于高温会破坏三文鱼中虾青素的抗氧化性，所以生食最有营养。不过，内陆地区很难有新鲜的三文鱼，多是切割好的鱼肉，这样的鱼肉不宜生食，可采用煎炸等方法。

1 交换份三文鱼（生、带骨）：1.5 小鱼掌

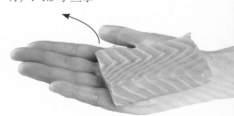

升糖指数：<55（低）

热量：139 千卡 /100 克

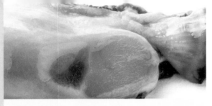

牡蛎

预防糖尿病周围神经病变

降糖原理

牡蛎中含锌量很高，食用后可增加胰岛素的敏感性。锌能够与人体内的胰岛素联结成复合物，促进胰岛素的分泌与合成，调节和延长胰岛素的降血糖作用，辅助治疗糖尿病。牡蛎中富含维生素 B_{12}，能促进人体的血液代谢，帮助糖尿病患者有效防治恶性贫血。

营养师支招

牡蛎肉中的泥沙较多，烹调前宜逐个放在水龙头下直接冲洗。吃未熟透的牡蛎可引发腹泻等中毒症状，因此要经烹饪煮熟后才可以食用。

对并发症好处

牡蛎所含的蛋白质中有多种优良的氨基酸，可去除体内有毒物质，降低胆固醇浓度，预防动脉硬化等糖尿病血管并发症。牡蛎中含有丰富的微量元素和糖元，有助于改善妊娠糖尿病患者的贫血症状。

降糖烹饪宜忌

在烹调牡蛎时，加入少许白葡萄酒就可以去腥，或者在牡蛎肉上加入适量的姜末清蒸，也能去腥，还可增强牡蛎的降糖功效。

人群宜忌

✔ 体质虚弱者；贫血患者；癌症患者；心神不安者。 ✘ 寒性体质的人；生脓疮者。

降糖搭配	牡蛎 + 牛奶：牡蛎和牛奶都富含钙，搭配食用，可强化骨骼，有利于糖尿病患者预防骨质疏松。
	牡蛎 + 菠菜：菠菜富含牡蛎中缺少的胡萝卜素与维生素 C，搭配食用，有助于减缓糖尿病患者更年期不适。

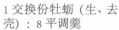

1 交换份牡蛎（生、去壳）：8 平调羹

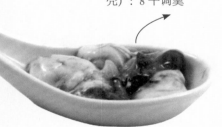

升糖指数：45（低）

热量：73 千卡 /100 克

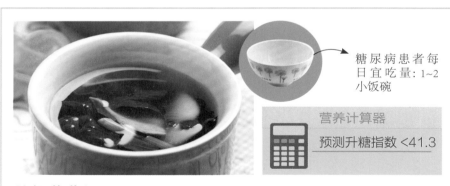

糖尿病患者每日宜吃量：1~2 小饭碗

营养计算器

预测升糖指数 <41.3

牡蛎菠菜汤（不包括烹饪油热量约 1 食物交换份，目测 1 小饭碗）

牡蛎肉 2 平调羹洗净，菠菜洗净切段取 1 双手捧，枸杞子 2 平调羹，姜片、葱段各适量。4 滴油入锅烧热，放入姜片、葱段煸香，加入牡蛎、菠菜段翻炒，加水和洗净的枸杞子，大火煮沸后，改小火慢炖至牡蛎熟烂。放入适量盐调味即可。

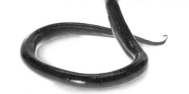

黄鳝

防治糖尿病并发症

对并发症好处

黄鳝含有较多的维生素 A，可以增进视力，能够防治糖尿病患者并发的眼部疾病。黄鳝中富含 DHA 和卵磷脂，有健脑的功效，还可以促进肝细胞的活化和再生，增强肝功能，从而有效降低脂肪肝等疾病的患病率。

降糖烹饪宜忌

黄鳝在烹调前，用盐轻轻搓洗，可去除表面的黏液，也可用料酒或黄酒腌制半小时左右，可去腥。黄鳝最好是剖开洗净后即刻烹煮食用，放的时间长了容易产生组胺，易引发中毒现象，不利于人体健康。

人群宜忌

✅ 糖尿病患者；营养不良者；失眠者。　❌ 肠胃不佳者。

降糖搭配	黄鳝 + 莲藕：莲藕和黄鳝同食，有助于人体保持酸碱平衡，对滋养身体有较高的功效。 黄鳝 + 青椒：两者搭配，可延缓血糖上升。

降糖原理

黄鳝的热量偏低，其体内含有的两种控制糖尿病的高效物质——黄鳝素 A 和黄鳝素 B，能与黄鳝中富含的蛋白质、锰、硒等营养成分协同参与并调节人体内的糖代谢，不仅有助于维持血糖的稳定，还能有效防治并发症。

营养师支招

挑选黄鳝时，以表皮柔软、颜色灰黄、肉质细致、闻起来没有臭味者为佳。黄鳝不能与菠菜同食，否则会加重肠胃负担，从而导致腹泻。黄鳝适合在夏季食用。

糖尿病患者每日宜吃量：1~2 小鱼掌

营养计算器
预测升糖指数 <24.8

红烧黄鳝（不包括烹饪油热量约 2 食物交换份，手测 3 小鱼掌）

黄鳝 3 小鱼掌，油 4 滴，姜片、葱段、盐各适量。黄鳝去内脏，洗净，切段。油锅烧至六成热，煸香葱段，加入黄鳝段、姜片，翻炒片刻。加入盐调味即可。黄鳝可保护视力，对血糖有双向调节作用，可辅助治疗糖尿病。

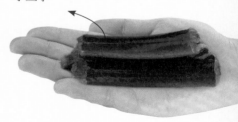

1 交换份黄鳝（生、带骨）：1.5 小鱼掌

升糖指数：<55（低）

热量：89 千卡 /100 克

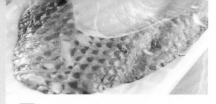

鳕鱼

保护心血管系统

降糖原理

鳕鱼中的 ω-3 脂肪酸能提高胰岛素的敏感性，使血液中的血糖可以顺利地进入到细胞内而得以利用，从而降低血液中的血糖水平。鳕鱼中含有大量的胰岛素，降血糖效果明显。鳕鱼中的矿物质钙，可维持胰岛素正常分泌，平衡血糖浓度；硒能促进葡萄糖在体内的运转，降低血糖。

 ## 营养师支招

市场上以油鱼冒充鳕鱼销售的非常多，购买时要注意。鳕鱼的鱼皮中含有大量的嘌呤，因此痛风患者和尿酸过高者不宜食用鳕鱼皮。

 ## 对并发症好处

鳕鱼具有防治心血管病的功效，对大脑发育、智力和记忆力的增长都有促进作用。鳕鱼中含有丰富的镁元素，对心血管系统有很好的保护作用，同时有利于预防高血压、心肌梗死等心血管疾病。

降糖烹饪宜忌

鳕鱼去内脏，用清蒸或煮汤的烹饪方法，降糖效果好。在烹饪时，想要辨别鳕鱼是否烹熟，可用竹筷轻插鱼身，如果竹筷拔出时粘带鱼血，表示未熟，反之则表示内部已熟。

人群宜忌

✓ 儿童及青少年；心脑血管疾病、动脉硬化患者。　✗ 痛风患者。

降糖搭配	鳕鱼 + 草菇：草菇富含维生素 C，与营养丰富的鳕鱼搭配，对糖尿病患者的心血管系统有很好的保护作用。
	鳕鱼 + 芹菜：富含优质蛋白质，有利于"三高"人群的健康。

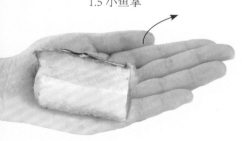

1 交换份鳕鱼（生、带骨）：
1.5 小鱼掌

升糖指数：40（低）

热量：88 千卡 /100 克

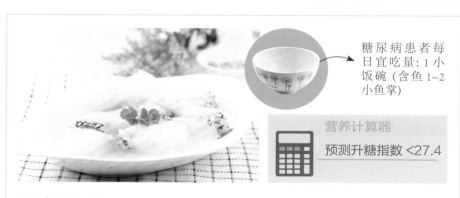

糖尿病患者每日宜吃量：1 小饭碗（含鱼 1~2 小鱼掌）

营养计算器

预测升糖指数 <27.4

蒜香鳕鱼汤（不包括烹饪油热量约 2 食物交换份，目测带汤 2 小饭碗）

鳕鱼 3 小鱼掌，盐、料酒、蒜末、芹菜碎各适量。将鳕鱼洗净，切块，用盐、料酒腌 20~30 分钟。油 1 调羹烧热，放鳕鱼块、蒜末，小火慢煎至鱼表面微黄。倒入适量水，调入适量盐，煮开，撒上芹菜碎即可。

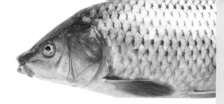

鲤鱼

改善 2 型糖尿病患者的症状

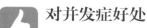 **对并发症好处**

鲤鱼的脂肪大部分是由不饱和脂肪酸组成，脂肪呈液态。这种不饱和脂肪酸，具有良好的降低胆固醇的作用，如能长期食用，不仅能增加多种营养，维护健康，还能防治冠心病。

降糖烹饪宜忌

烹制鲤鱼时不宜再放味精，因为鲤鱼本身就具有鲜味。此外，还要注意烧焦的鱼肉不宜食用，脊上两筋有黑血的鲤鱼也不宜食用。

 人群宜忌

✔ 食欲低下、工作劳累、情绪低落者；各种水肿患者；产后少乳者。 ✘ 红斑狼疮、皮肤湿疹患者；支气管哮喘者；小儿腮腺炎患者。

| 降糖搭配 | 鲤鱼 + 黄瓜：适合消化不良、下肢水肿、高血压等患者及肥胖者食用。 |
| | 鲤鱼 + 豆腐：鲤鱼炖豆腐，可用于糖尿病伴发心烦失眠属心肾不交、虚火上炎者，有交通心肾、滋阴安神的功效。 |

降糖原理

鲤鱼中的不饱和脂肪酸有降低血脂的作用，还能有效降低 2 型糖尿病患者的血糖水平，对改善 2 型糖尿病患者的各种症状有良好作用。鲤鱼含有丰富的镁，利于降糖，保护心血管。

 营养师支招

鲤鱼两侧皮内各有一条似白线的筋，在烹制前要把它抽出，因为它对糖尿病等慢性病不利。鲤鱼不宜和南瓜搭配食用，否则会降低鲤鱼的营养价值，甚至引起中毒。服用中药天门冬时要忌食鲤鱼。

糖尿病患者每日宜吃量：1~2 小茶盅 (含鱼 1~3 小鱼掌)

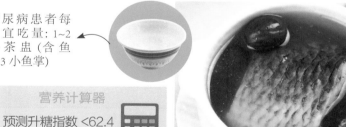

营养计算器
预测升糖指数 <62.4

清炖鲤鱼（不包括烹饪油热量约 4 食物交换份，目测带汤 2 小饭碗或 4 小茶盅）

鲤鱼 6 小鱼掌，香菇 4 朵，红枣 5 个，葱段、姜片、大蒜、盐、醋、酱油、料酒各适量。鲤鱼用盐腌制 5~10 分钟；香菇泡发洗净去蒂，切片。油 4 滴入锅，烧热后用葱段炝锅，鲤鱼入锅，加适量水，所有食材入锅，大火烧开转小火慢炖 30 分钟左右即可。

1 交换份鲤鱼 (生、带骨)：1.5 小鱼掌

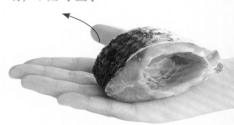

升糖指数：<55（低）

热量：109 千卡 /100 克

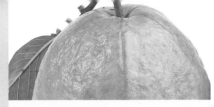

控血糖这样吃水果、干果

番石榴 增强胰岛素敏感性

降糖原理

番石榴含有丰富的铬，是人体必需的微量元素，补充铬能改善糖尿病患者和糖耐量异常者的葡萄糖耐量，增强胰岛素的敏感性，可减少产生糖尿病的风险。

营养师支招

新鲜的番石榴捣烂取汁，在饭前饮用，对降血糖有益。番石榴吃多了会上火，并会令牙齿发黑，吃完后应及时漱口。

对并发症好处

糖尿病患者的高血糖状态及低胰岛素水平，使维生素 C 在体内的摄取、吸收与转运发生障碍，导致人体内维生素 C 低下。番石榴含有丰富的维生素 C，可作为糖尿病患者很好的维生素来源。番石榴含有丰富的膳食纤维，对于便秘有很好的效果。

降糖烹饪宜忌

每日食用番石榴，还可预防癌症，防治心脏病。

人群宜忌

✔ 肥胖症患者；高血压患者；糖尿病患者。　✘ 肝热者；糖尿病并发腹泻者。

降糖搭配	番石榴 + 猪肉：番石榴富含维生素 C，能够促进人体吸收猪肉中的铁，从而能增长体力，预防糖尿病性贫血，还有益于皮肤的健康。
	番石榴 + 豆类：吃大豆、红豆等豆类食物后宜适当进食番石榴，因为番石榴中维生素 C 含量很高，能促进豆类食物中非血红素铁的吸收。

1 交换份番石榴：1 拳头或 1 单手捧（1 个）

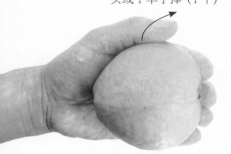

升糖指数：<55（低）

热量：53 千卡 /100 克

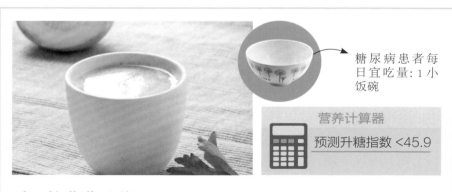

糖尿病患者每日宜吃量：1 小饭碗

营养计算器
预测升糖指数 <45.9

番石榴芹菜豆浆（热量约 4 食物交换份，目测 4 小饭碗或 8 小茶盅）
番石榴 2 拳头（2 个）洗净，去皮，切片，榨汁。芹菜洗净，切段取 1 双手捧；大豆 2 小把，浸泡 5 小时；把两者放豆浆机，加入 3 小饭碗水，煮好后，倒入杯中，加番石榴汁即可。番石榴能改善糖尿病患者的葡萄糖耐量，有助于糖尿病患者恢复健康。

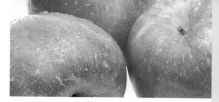

苹果

平稳血糖

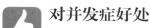

对并发症好处

苹果含有较多的钾，能与人体过剩的钠盐结合，使之排出体外，降低血压，而且能减少冠心病的发生。苹果中含有大量维生素、苹果酸，能促使积存于人体内的脂肪分解，经常食用苹果可以预防肥胖。

降糖烹饪宜忌

吃苹果时宜细嚼慢咽，这样不仅有利于消化吸收，还对预防疾病有一定好处。

人群宜忌

✅ 一般人均可食用；慢性胃炎患者；神经性结肠炎患者。 ❌ 溃疡性结肠炎患者；胃寒患者；白细胞减少者；前列腺肥大患者。

降糖搭配

苹果 + 魔芋豆腐：魔芋豆腐是低热量、高纤维的食材，搭配苹果，可以促进肠道蠕动，是糖尿病患者的上选食材。

苹果 + 芹菜：两者一起榨汁，具有降低血压、软化血管壁的作用。适合高血压、糖尿病及动脉粥样硬化患者饮用。

 降糖原理

苹果含有的铬能提高糖尿病患者对胰岛素的敏感性，苹果酸可以稳定血糖，预防老年糖尿病。苹果所含的果胶，能防止胆固醇增高，减少血糖含量。苹果中的膳食纤维，能够清除血液中多余的胆固醇，调节机体血糖水平，预防血糖骤升骤降，所以适量食用苹果，对防治糖尿病有一定的作用。

营养师支招

吃苹果时不要把苹果皮削掉，因为苹果皮中含有丰富的抗氧化成分及生物活性物质，对健康有益，但要把皮清洗干净。

糖尿病患者每日宜吃量：1~2小茶盅

营养计算器
预测升糖指数 41.8

苹果胡萝卜汁（热量约 1.5 食物交换份，目测 1.5 小饭碗或 3 小茶盅）

苹果 1 拳头洗净后切小块，胡萝卜洗净切丁取 1 双手捧，两者同放榨汁机中，加适量水，榨汁即可。苹果富含膳食纤维，能加速肠胃蠕动；胡萝卜不仅能预防糖尿病，还能防止糖尿病并发症。两者榨汁饮用，有助于稳定血糖。

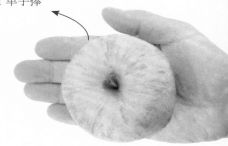

1 交换份苹果：1 拳头或 1 单手捧

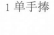

升糖指数：36（低）

热量：52 千卡 /100 克

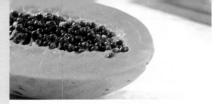

降糖原理

木瓜含有蛋白分解酶，有助于分解人体中的蛋白质和淀粉，提高人体对糖类物质的利用率。降低血糖，且对消化系统大有裨益。此外，木瓜还含有独特的番木瓜碱，有助于糖尿病患者增强体质。

营养师支招

木瓜不能在冰箱存放太久，以免长斑点或变黑。木瓜中的番木瓜碱对人体有小毒，每次的食用量不宜过多，过敏体质者应慎食。

木瓜

有助于分解蛋白质和淀粉

对并发症好处

木瓜含有一种叫齐墩果酸的成分，此成分有软化血管、降低血脂的功效，对于糖尿病合并血脂异常及动脉硬化的患者很有好处。木瓜含有的蛋白分解酶，还有助于减轻胃肠的工作量，对消化系统大有裨益。

降糖烹饪宜忌

将木瓜与山楂、草果、羊肉、豌豆、粳米一起煮粥，具有消积食、散瘀血、降血糖的功效，糖尿病患者可以常吃。

人群宜忌

✔ 肥胖者；消化不良者；动脉硬化患者；糖尿病患者；风湿筋骨痛者；慢性萎缩性胃炎患者。 ✘ 过敏体质者；妊娠期女性。

降糖搭配	木瓜 + 凤尾菇：凤尾菇能补中益气、降脂降压，木瓜则有健脾胃、助消化的功效，两者搭配，可提高糖尿病患者的免疫力。
搭配禁忌	木瓜 + 南瓜：会降低营养价值。

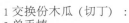

1 交换份木瓜（切丁）：3 单手捧

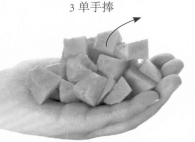

升糖指数：30（低）

热量：27 千卡/100 克

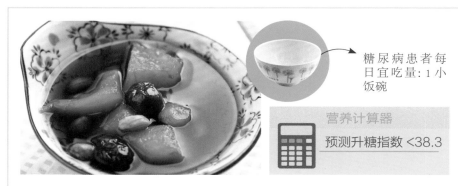

糖尿病患者每日宜吃量：1 小饭碗

营养计算器
预测升糖指数 <38.3

木瓜红枣花生鸡爪汤（不含烹饪油热量约 4 食物交换份，目测 2 小饭碗或 4 小茶盅）

木瓜丁 1 单手捧，花生仁 1 小把，红枣 4 个，鸡爪 2 个，姜、盐各适量，香油 1 调羹。锅内加水和洗净的鸡爪，大火烧开后转小火，加入木瓜、花生、红枣，炖煮 1 小时，加入姜、盐、香油即可。此汤有助于糖尿病患者增强体质。

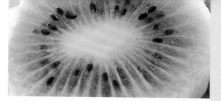

猕猴桃

预防糖尿病血管病变

对并发症好处

猕猴桃中的维生素 C 有超强的抗氧化能力，有助于维持机体代谢和血管弹性，有助于糖尿病患者增强抗感染的能力。猕猴桃果汁能阻断致癌物质在人体内的合成。猕猴桃能有效改善血液凝结，可阻止血栓形成。

降糖烹饪宜忌

猕猴桃的升糖指数比较低，与银耳一起煮汤，具有控制血糖升高、润肺生津、滋阴养胃的功效，适用于烦热、消渴、食欲缺乏的糖尿病患者。

人群宜忌

✔ 食欲缺乏者；高血压、冠心病患者。　✖ 脾胃虚寒者。

降糖搭配	猕猴桃 + 酸奶：酸奶富含益生菌，与营养丰富的猕猴桃同食，可促进肠道健康，帮助肠内益生菌的生长，防治便秘。
	猕猴桃 + 松子：能促进人体对铁的吸收。

降糖原理

猕猴桃含有丰富的肌醇，是天然糖醇类物质，可调节糖代谢，对糖尿病很有益处。猕猴桃含有多种维生素，可以促进组织对葡萄糖的利用，降低血糖，而且营养全面，属于膳食纤维丰富的低脂肪食品，是糖尿病患者较为理想的水果。

129

营养师支招

充分成熟的猕猴桃，质地较软，并有香气，最适宜糖尿病患者食用。有些儿童食用猕猴桃过多会引起严重的过敏反应，甚至导致虚脱。

糖尿病患者每日宜吃量：1 小茶盅

营养计算器
预测升糖指数 49.3

猕猴桃酸奶饮（热量约 2.5 食物交换份，目测 1 小饭碗或 2 小茶盅）

猕猴桃 0.5 单手捧（1 个），去皮，切块，与 2 掌心（2 个小包装）酸奶一起放入搅拌器中搅拌，滴入适量柠檬汁即可。猕猴桃酸奶饮含有丰富的维生素和蛋白质，且具有抗氧化作用，很适合"三高"人群作为饭后甜点食用。

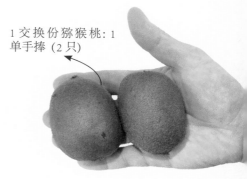

1 交换份猕猴桃：1 单手捧（2 只）

升糖指数：52（低）

热量：56 千卡 /100 克

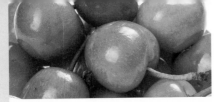

樱桃

修复受损的胰岛细胞

降糖原理

樱桃中富含的花青素可以增加人体内的胰岛素含量，从而有效降低糖尿病患者的血糖水平。花青素也可有效修复受损的胰岛细胞。樱桃还富含维生素 C，其可参与体内糖类代谢，有助于控制血糖。樱桃也是升糖指数低的食物，能很好地控制血糖升高。

营养师支招

樱桃与西米一起煮粥，樱桃中富含的花色素苷可以增加人体内胰岛素的含量，从而有效地降低糖尿病患者的血糖，与西米佐餐食用，还可以补铁补血。

对并发症好处

樱桃含有丰富的维生素 E，对糖尿病患者防治肾脏并发症有益，还能预防心血管系统的并发症。樱桃含铁较多，常吃可补充体内铁元素，促进血红蛋白再生，有助于缓解缺铁性贫血。

降糖烹饪宜忌

樱桃性温热，更适合体质虚寒的糖尿病患者。平时吃樱桃没有太多忌讳，因樱桃性温热，一次不要食用太多，尤其是孕妇，可少量多次食用。食用前注意用盐水冲洗一下，去除樱桃皮上的残余农药。

人群宜忌

✓ 女性；缺铁性贫血者；高血压患者。 ✗ 热性病患者；虚热咳嗽者。

降糖搭配	樱桃 + 西米：补铁补血，降血糖。
	樱桃 + 香菇：防癌抗癌，降脂减压。
搭配禁忌	樱桃 + 黄瓜：两者不可一起食用，因为黄瓜中的分解酶会破坏樱桃中的维生素 C。

1 交换份樱桃：1 双手捧

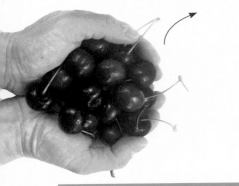

升糖指数：22（低）

热量：46 千卡 /100 克

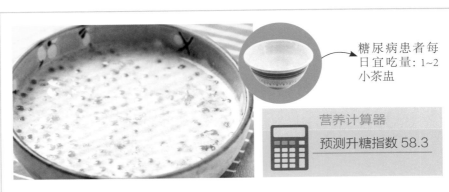

糖尿病患者每日宜吃量：1~2 小茶盅

营养计算器

预测升糖指数 58.3

樱桃西米露（热量约 5 食物交换份，目测 2.5 小饭碗或 5 小茶盅）

樱桃 1 单手捧，西米 8 平调羹。将西米淘洗干净，与洗净的樱桃一起入锅，加水 2 小饭碗熬煮成粥即可。可以增加人体内胰岛素的含量，还可补铁补血。

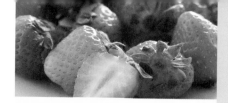

草莓

减轻胰腺负担，辅助降糖

对并发症好处

草莓中含有较为丰富的胡萝卜素，能在人体中合成维生素 A，有养肝明目的功效，能帮助糖尿病患者防治并发眼部病变。草莓有润肺生津、健脾和胃等功效，适合肺热咳嗽、食欲缺乏、小便短少的糖尿病患者食用。

降糖烹饪宜忌

烦热干咳、咽喉肿痛的糖尿病患者，可以每天早晚各饮一杯草莓汁。每日三餐前吃 2~3 个草莓，还有增食欲、助消化的作用。

人群宜忌

✔ 动脉硬化及冠心病患者；贫血患者。 ✘ 痰湿内盛者；肠滑便泻者；尿路结石病人。

降糖搭配	草莓 + 牛奶：两者搭配着吃，不仅为机体提供了丰富的营养，还具有清凉解渴、养心安神的功效。 草莓 + 柚子：减轻胰腺负担。

降糖原理

草莓热量较低，可防止餐后血糖值迅速上升，不会增加胰腺的负担。此外，草莓富含维生素和矿物质，具有辅助降糖的功效。草莓中的膳食纤维和果胶能延长食物在肠内的停留时间，降低葡萄糖的吸收速度，不会引起血糖水平的剧烈波动。

营养师支招

食用草莓前，最好用淡盐水浸泡 5 分钟，可杀灭草莓表面残留的有害微生物。形状奇怪的草莓尽量不要食用，吃多了不仅不能起到降糖作用，反而容易损害身体。

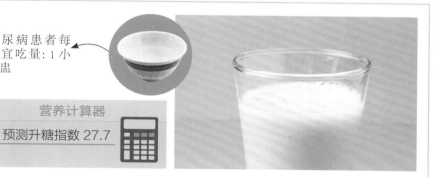

糖尿病患者每日宜吃量：1 小茶盅

营养计算器
预测升糖指数 27.7

草莓柚汁（热量约 1.5 食物交换份，目测 1 小饭碗或 2 小茶盅）

柚子 0.5 单手捧（1~2 瓣），草莓 2 单手捧。把洗净的草莓和柚子肉同放榨汁机中，加水 0.5 小茶盅，打成汁即可。草莓具有减轻胰腺负担、降低血糖的作用，柚子可改善骨质疏松。

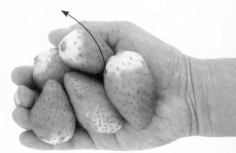

1 交换份草莓：2 单手捧

升糖指数：29（低）

热量：30 千卡 /100 克

橘子

降低动脉硬化的风险

降糖原理

橘子富含类胡萝卜素，类胡萝卜素是一种抗氧化剂，能降低患动脉硬化的危险，还具有强化免疫力的功能。橘子中的维生素 P 能预防视网膜出血；维生素 C 可促进葡萄糖的利用；果胶可防止餐后血糖急剧上升。

营养师支招

橘子好处虽多，但宜常吃而不宜多吃，多吃易上火，促发口腔炎、牙周炎等症。吃完橘子后一定要及时刷牙漱口，以免伤害牙釉质。咳嗽多痰者不宜多食，易生痰，会加重咳嗽。

对并发症好处

吃橘子时，不要将橘瓣外的白色筋络撕去，因为橘络中含有一种名为"芦丁"的维生素，能使人的血管保持正常弹性和密度，减少血管壁的脆性和渗透性，预防毛细血管渗血，预防高血压患者发生脑出血及糖尿病患者发生视网膜出血。

降糖烹饪宜忌

橘子的升糖指数低，能令血糖上升缓慢。橘子不但适宜生吃、榨汁饮用，还可用来做成羹。

人群宜忌

✔ 水肿者；肠胃热患者。   ✘ 风寒咳嗽患者；痰寒者；心火旺者。

降糖搭配	橘子 + 核桃：橘子含维生素 C，与核桃同食，可促进糖尿病患者吸收核桃中的铁，使脸色红润，预防贫血，增强体质。
	橘皮 + 姜片：姜片和橘皮一起用水煎后，加适量甜味剂服用，能缓解感冒和胃寒呕吐。

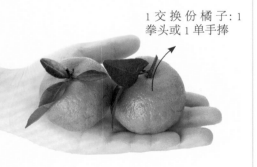

1 交换份橘子：1 拳头或 1 单手捧

升糖指数：43（低）

热量：51 千卡 /100 克

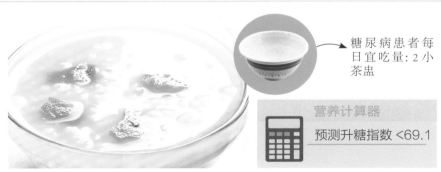

糖尿病患者每日宜吃量：2 小茶盅

营养计算器
预测升糖指数 <69.1

橘皮姜汁粥（热量约 4 食物交换份，目测 2 小饭碗或 4 小茶盅）

橘皮 1 小把，姜汁 2 调羹，粳米 8 平调羹。将橘皮洗净，入锅，加 1 小饭碗水，用小火煎煮 30 分钟，去渣取汁，与淘洗干净的粳米同入锅中，加 1.5 小饭碗水，用小火煨煮至粥稠，调入姜汁即成。此粥尤其适合胃寒的糖尿病患者食用。

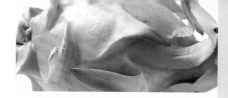

火龙果

可预防 2 型糖尿病

对并发症好处

火龙果含有蛋白质、膳食纤维、B 族维生素等，对预防糖尿病性周围神经病变有帮助。火龙果含有一般植物少有的植物性白蛋白及花青素，白蛋白对重金属中毒具有解毒的功效，并且能够保护胃壁；花青素有抗氧化、抗衰老的作用，还能预防脑细胞变性，抑制痴呆症，很适合老年人食用。

降糖烹饪宜忌

火龙果是热带水果，最好现买现吃。不要放在冰箱中，以免冻伤反而很快变质。女性体质虚冷者不宜吃太多的火龙果。

人群宜忌

✓ 一般人皆可食用。 ✗ 女性体质虚冷者不宜食用过多。

降糖搭配	火龙果 + 胡萝卜：两者搭配，有清热生津、润肠通便的功效，能有效改善糖尿病患者口干烦渴、便秘等症状。
	火龙果 + 牛奶：火龙果可抗氧化、抗自由基、抗衰老，常食可以减肥、美白，加入牛奶还可以补充钙质。

 降糖原理

火龙果富含膳食纤维和果胶，有高纤维、低糖、低热量的特点，可帮助糖尿病患者维持血糖的稳定。火龙果含有花青素，花青素是强有力的抗氧化物，能预防 2 型糖尿病，并能帮助已经患有糖尿病的人控制血糖浓度。

133

 营养师支招

火龙果含有具备美白、润肠、抗老化作用的物质，有咳嗽、气喘、口角炎、便秘、贫血等症状的患者适宜吃。

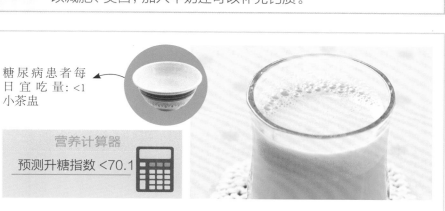

糖尿病患者每日宜吃量：<1 小茶盅

营养计算器
预测升糖指数 <70.1

火龙果胡萝卜汁（热量约 1 食物交换份，目测 1 小饭碗或 2 小茶盅）

火龙果 1 单手捧（0.5 个），去皮，切小丁；胡萝卜洗净，切小丁取 1 小把。火龙果丁和胡萝卜丁一同放入榨汁机中，加适量凉开水榨汁即可。适合老年糖尿病患者饮用。

1 交换份火龙果：1 单手捧

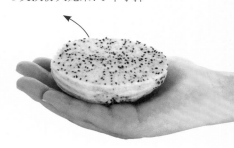

升糖指数：<70（中）

热量：51 千卡 /100 克

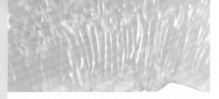

柚子

增加胰岛素受体数量

降糖原理

柚子的升糖指数低,能控制血糖升高。鲜柚肉中含有的铬可调整人体的血糖代谢,帮助糖尿病患者提高对胰岛素的敏感性。柚子含有的柚苷配基,有助于消化分解脂肪,减轻胰岛 β 细胞的负担。柚子还能改善糖尿病患者口渴多饮的症状。

营养师支招

在服用降压药期间,不要吃柚子或饮用柚子汁,否则可产生血压骤降等严重的反应。柚子性寒,脾虚泄泻的人吃了柚子会腹泻,身体虚寒的糖尿病患者不宜多吃。

对并发症好处

柚子中所含维生素 C 是强抗氧化剂,能清除体内的自由基,预防糖尿病神经病变和血管病变的发生,还能预防糖尿病患者发生感染性疾病。此外,柚子是高钾低钠的水果,有助于降低血压。

降糖烹饪宜忌

对中老年 2 型糖尿病患者来说,经常饮用柚子汁,不但有助于降低血糖,而且有助于预防糖尿病并发症——动脉粥样硬化和高血压。

人群宜忌

✓ 心脑血管疾病患者;胃病患者。 ✗ 肾病患者;脾虚泄泻者;移植后患者。

降糖搭配	
	柚子 + 鸡肉:止痛化痰,降血糖。
	柚子 + 西红柿:西红柿和柚子都富含维生素 C,两者一起榨汁饮用,低热低糖,是糖尿病患者的理想食品。

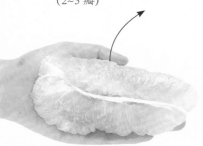

1 交换份柚子:1 单手捧(2~3 瓣)

升糖指数:25(低)

热量:42 千卡/100 克

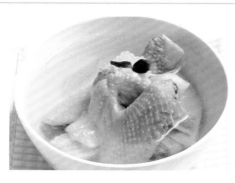

糖尿病患者每日宜吃量:鸡肉 1~2 小鱼掌

营养计算器
预测升糖指数 31.4

柚子肉炖鸡(鸡瘦肉热量约 13 食物交换份,手测鸡肉 13 小鱼掌)

柚子 3 瓣,鸡 1 只(毛重约 1000 克),香油 5 滴,盐适量。鸡洗净,去内脏;柚子肉切小块。鸡和柚子块放进锅里,加适量水,大火烧开后转小火慢炖 2 小时。最后加盐、香油调味即可。适合糖尿病患者食用。

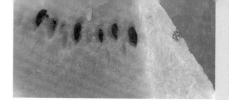

西瓜

改善糖尿病临床症状

 对并发症好处

西瓜有利尿作用，有助于消除肾脏炎症；西瓜中的蛋白酶还能把不溶性蛋白质转化成可溶性蛋白质，增加肾炎病人的营养。西瓜中所含的苷也有降压作用，能帮助糖尿病患者有效防治高血压等心血管病变。

降糖烹饪宜忌

西瓜忌与羊肉搭配烹调，两者同食易伤元气。将西瓜皮削去外层绿皮，切成片，与鸡蛋液搅拌后用植物油热炒，能滋阴润燥，适于阴虚内燥、热病烦躁及高血压、糖尿病患者食用。

人群宜忌

✔ 糖尿病患者适量食用。　✗ 有胃肠道疾病者应少食或不食。

降糖搭配	西瓜 + 绿茶：西瓜和绿茶均能生津止渴，再佐以薄荷，搭配煮茶饮用，可让口气更加清新。
搭配禁忌	西瓜 + 蜂蜜：西瓜含有维生素 C，遇上蜂蜜会加速维生素 C 的氧化作用，破坏营养成分。

 降糖原理

西瓜水分多，热量低，并含有酶类、有机酸、膳食纤维、丰富的维生素 A、B 族维生素、维生素 C 以及钙、磷、铁、锌等营养成分，能有效地控制热量摄入，有降糖的作用，糖尿病患者可适量食用。

 营养师支招

西瓜含有果糖和葡萄糖，且升糖指数高，为避免血糖波动及一次吃得过多会冲淡胃液，降低胃酸，造成消化不良。建议糖尿病患者每日摄入量小于200 克，并减掉相应的主食量。西瓜变质后不可以吃，容易引起胃肠病而下痢。

135

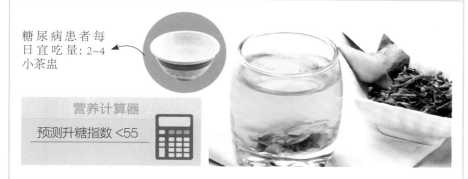

糖尿病患者每日宜吃量：2~4 小茶盅

营养计算器
预测升糖指数 <55

西瓜皮荷叶茶（热量约 0.5 食物交换份，目测 2 小饭碗或 4 小茶盅）

将西瓜皮与荷叶洗净，切成小块，西瓜皮块取 1 双手捧，鲜荷叶切碎取 1 小把（干荷叶 2 小把）。两者一起放入锅中，加入 2 小饭碗的水煮大约 30 分钟即可饮用。西瓜性寒凉，而荷叶反而能够提升脾胃之阳气，健脾祛湿，适合糖尿病患者饮用。

1 交换份西瓜：2 单手捧

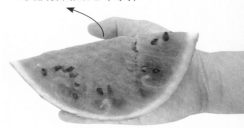

升糖指数：72（高）

热量：25 千卡 /100 克

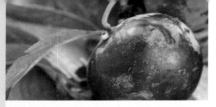

李子

控制血糖升高

降糖原理

李子升糖指数低，能很好地控制血糖升高。李子具有清肝热、生津、利尿之功效，且富含矿物质和多种维生素，适用于虚劳有热型糖尿病。

营养师支招

挑选李子时，以果皮光亮，颜色半青半红，果肉结实、不发软的为佳。糖尿病患者食用新鲜李子，更有助于血糖的控制。李子的果酸含量高，吃多了容易伤脾胃、生痰湿、损牙齿，所以糖尿病并发胃肠炎、溃疡病、牙龈病变者需慎食。

对并发症好处

李子含多种氨基酸，有益于养护肝脏，防治糖尿病并发慢性肝炎、肝硬化腹水等肝脏病变。李子中含有番茄红素，能减缓动脉粥样硬化的形成。糖尿病患者如有贫血症状，可适当食用李子，促进人体血红蛋白的再生。

降糖烹饪宜忌

将李子洗净后去核，榨汁，每次服 25 毫升，每日 3 次，具有清热生津的功效，适用于糖尿病及阴虚内热、咽干唇燥之病症。

人群宜忌

✔ 一般人群均能食用；发热、口渴、肝病腹水者，教师、演员音哑或失音者，慢性肝炎、肝硬化者尤益食用。 ✘ 溃疡病及急、慢性胃肠炎患者；脾虚痰湿者及小儿。

降糖搭配 牛奶 + 李子：用果汁机把新鲜的李子和鲜牛奶一起打成浆汁饮用，口感极佳，可作为糖尿病患者的加餐。

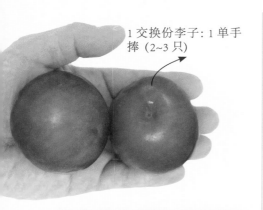

1 交换份李子：1 单手捧（2~3 只）

升糖指数：24（低）
热量：36 千卡 /100 克

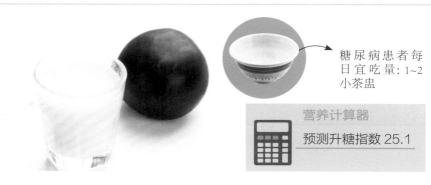

糖尿病患者每日宜吃量：1~2 小茶盅

营养计算器
预测升糖指数 25.1

牛奶李子汁（热量约 3 食物交换份，目测 1.5 小饭碗或 3 小茶盅）

鲜牛奶 1 小饭碗，李子 1 单手捧（2~3 只），冰块适量。李子洗净去核，和鲜牛奶一起放入榨汁机，一边搅拌，一边加入冰块，搅拌均匀即可饮用。牛奶李子汁可生津利尿、清除肝热，尤其适合胃弱体虚的糖尿病患者饮用。

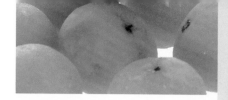

橄榄

控制食欲降血糖

对并发症好处

橄榄多酚有很强的抗氧化能力，能够预防冠心病、动脉粥样硬化的发生。橄榄多酚也有舒缓血管平滑肌，降低血压的作用，对糖尿病的心血管并发症有很好的防治效果。另外，橄榄多酚还能促进胶原蛋白生成，修复肌肤。

降糖烹饪宜忌

橄榄果用水洗净，然后放在淡盐水里浸泡，这样可以去除苦味。一般只要苦味减轻到可接受的程度，就可将橄榄果从浸泡的盐水里拿出来。

人群宜忌

✓ 动脉粥样硬化患者；孕妇；高胆固醇血症。　✗ 胃溃疡患者。

降糖搭配	橄榄 + 白萝卜：两者炖汤服用，具有清热解毒、止咳化痰、顺气利尿的作用，在流感多发季节，糖尿病患者可熬汤饮用。
搭配禁忌	橄榄 + 牛肉：牛肉富含蛋白质，与橄榄中的鞣酸结合，会形成不易消化的物质，引起胃肠不适。

降糖原理

橄榄中所含的多种维生素、锰、硒等营养成分参与人体糖代谢，提高胰岛素的敏感性，有降血糖的作用。橄榄性平，味甘酸、微涩，入肺、胃经，含有大量水分及多种营养物质，有生津止渴之效。

营养师支招

糖尿病烦渴多饮者，可以将新鲜橄榄煮汁后加入绿茶浸泡，然后慢慢饮用，对糖尿病患者有清热生津的功效。糖尿病患者每日嚼食 2~3 个新鲜橄榄，能有效防治并发呼吸道感染，并有补钙作用。

137

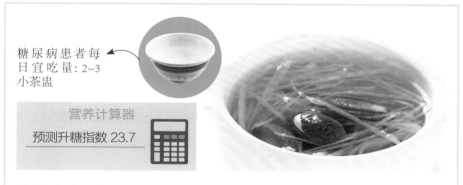

糖尿病患者每日宜吃量：2~3小茶盅

营养计算器
预测升糖指数 23.7

白萝卜橄榄汤（热量约 0.3 食物交换份，目测 2 小饭碗或 4 小茶盅）

橄榄 2 个洗净，白萝卜去皮，切丝取 1 双手捧。把橄榄与白萝卜丝一起放锅中，加 2 小饭碗水，小火煮沸即可。白萝卜橄榄汤解毒利咽的功效很好，适合糖尿病患者在夏日上火或咽喉不适时饮用。

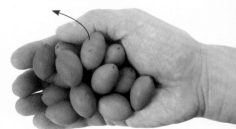

1 交换份橄榄：2 单手捧

升糖指数：<55（低）

热量：49 千卡 /100 克

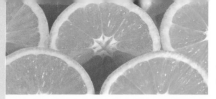

橙子

改善糖尿病患者口渴症状

降糖原理

橙子的含糖量低，常食有助于预防糖尿病，增强抵抗力，对糖尿病患者的口渴症状也有不错的改善效果。

营养师支招

橙子皮含有农药等化学药品，不易清洗，不能用橙子皮泡水饮用。新鲜橙汁最好在饭后20~30分钟饮用，对糖尿病、高血压都有很好的防治作用。橙子具有生津止渴、开胃下气的作用，但性凉，体质虚寒的糖尿病患者要少吃。

对并发症好处

橙子中含有橙皮苷、柠檬酸、苹果酸、琥珀酸、果胶和维生素等营养成分，具有增加毛细血管的弹性、降低血液中胆固醇的功效，还有防治高血压、动脉硬化的作用，对糖尿病引起的一系列血管疾病大有好处。橙子含有的维生素 P，能保护血管，预防糖尿病引起的视网膜出血。

降糖烹饪宜忌

橙汁榨好后应立即饮用，否则空气中的氧会使其维生素 C 的含量迅速降低。

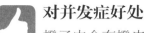 人群宜忌

✓ 水肿者；饮酒过多者；肠胃热患者。 ✕ 肾病患者。

降糖搭配

橙子 + 橘子：橘子中的维生素 P 可加强橙子中的维生素 C 对人体的作用，增强糖尿病患者的免疫力，预防感冒。

橙子 + 猕猴桃：两者均富含维生素 C，维生素 C 在骨胶原合成中起到重要作用，常食用有助于维护糖尿病患者骨关节健康。

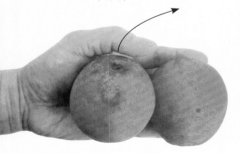

1 交换份橙子：1 拳头或 1 单手捧

升糖指数：43（低）

热量：47 千卡 /100 克

糖尿病患者每日宜吃量：1 小茶盅

营养计算器

预测升糖指数 39.0

木瓜橙汁（热量 2 食物交换份，目测 1 小饭碗或 2 小茶盅）

橙子 1 单手捧，木瓜 1 单手捧（1/4 个）。橙子洗净后挖出果肉；木瓜洗净，去皮、籽，切块。把橙肉、木瓜块放入榨汁机，加入凉开水 1 小茶盅一起榨汁即可。橙子中的维生素 P 能保护血管，木瓜有助于降低血糖。

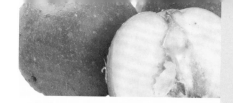

山楂

增强胰岛细胞敏感性

👍 对并发症好处

山楂能活血通脉，降低血脂，抗动脉硬化，改善心脏活力，能良好地预防糖尿病血管并发症。山楂中的脂肪酶能促进脂肪分解，山楂酸能提高蛋白分解酶的活性，有助于改善糖尿病患者消化不良等症状。

🍽 降糖烹饪宜忌

山楂除了生食之外还可用于调味。因为富含解脂酶，炖肉时放点山楂，既可解油腻，又保证了菜品营养丰富，入胃后还能促进肉食消化，并有助于糖尿病患者体内胆固醇的转化。

✓✗ 人群宜忌

✓ 消化不良的人；高血压、高脂血症患者。 ✗ 脾胃虚弱者。

降糖搭配	山楂 + 红茶：山楂可开胃消食、活血化瘀，与红茶泡饮，理气和中，消食止痢。
	山楂 + 黄瓜：山楂可降血压、促进胃肠消化，与黄瓜搭配，可除热、解毒、利水、减肥。

⬇ 降糖原理

山楂含有丰富的钙、维生素 C、胡萝卜素、黄酮类物质、胆碱等营养成分，能参与人体糖代谢，增强人体胰岛细胞的敏感性。山楂有良好的抗氧化功效，能清除体内自由基，净化血液，舒张血管，增加冠脉血流量，促进人体血液循环，有效降低血清胆固醇和血压。

营养师支招

糖尿病患者应少吃含糖量太高的山楂干，尽量食用新鲜山楂。山楂不宜空腹食用，否则易加重饥饿感，可能引起胃疼。

糖尿病患者每日宜吃量：1 小茶盅

营养计算器

预测升糖指数 <55

山楂荷叶茶（热量约 2 食物交换份，目测 2 小饭碗或 4 小茶盅）

山楂片 2 小把，荷叶 2 小把。山楂片、荷叶加 2 小饭碗水，煎煮，代茶饮。荷叶解暑醒神，山楂去脂降压，对头昏脑涨、嗜睡的患者有提神、醒脑的作用，尤其适合于糖尿病伴有血脂异常、高血压的患者饮用。

1 交换份山楂：1 单手捧（8 个）

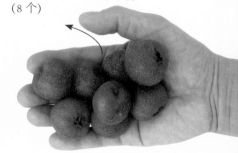

升糖指数：<55（低）

热量：95 千卡 /100 克

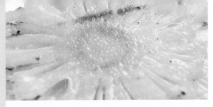

菠萝

改善餐后血糖水平

降糖原理

菠萝的升糖指数为中等，能改善餐后血糖水平。菠萝含有丰富的膳食纤维，能够延缓葡萄糖的吸收，帮助控制食欲和热量的摄入，可增加饱腹感，并且促进排便，减少糖尿病患者对胰岛素和药物的依赖性，降低血糖水平。

营养师支招

在刚装修的或刚摆放家具的房子里放几个切开的菠萝可以清除室内的异味。由于菠萝中含有刺激作用的甙类物质和菠萝蛋白酶，因此应将果皮和果刺削干净，将果肉放在稀盐水或糖水中浸泡后才能食用。

对并发症好处

菠萝富含维生素 B_1，对预防因糖尿病引起的周围神经病变非常有利。菠萝中含有一种菠萝朊酶，能分解人体摄入的过多蛋白质。菠萝朊酶还可改善局部血液循环，消除炎症和水肿。

降糖烹饪宜忌

菠萝除一般的去皮、直接食用的方法之外，还可以榨汁，以凉开水调服，代茶饮。对口干、口渴、排尿混浊的糖尿病患者很有效果。

人群宜忌

✔ 肾炎患者；消化不良患者。　✘ 过敏性体质者；胃溃疡患者；凝血功能障碍者。

降糖搭配	菠萝 + 猪肉：菠萝里含有菠萝蛋白酶，它可分解猪肉蛋白，促进人体消化吸收，适合消化能力弱的糖尿病患者。
搭配禁忌	菠萝 + 白萝卜：破坏维生素 C。 菠萝 + 鸡蛋：不益于蛋白质的消化吸收。

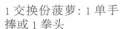

1 交换份菠萝：1 单手捧或 1 拳头

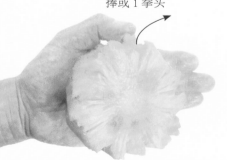

升糖指数：66（中）

热量：41 千卡 /100 克

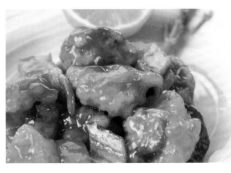

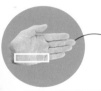

糖尿病患者每日宜吃量：0.5 掌背（含肉 1 小鱼掌）

营养计算器

预测升糖指数 <65.2

菠萝咕咾肉（热量约 16 食物交换份，手测 2.5 半握拳，含熟肉 4 小鱼掌）

五花肉 6 小鱼掌，切块；菠萝 1 单手捧，切块；红椒片、青椒片各 2 小把；白糖 1 平调羹，醋、番茄酱、盐、料酒、干淀粉各适量。醋、白糖、番茄酱、盐加水调成糖醋汁。肉块加料酒、盐拌匀，裹上干淀粉，入油锅炸透，捞出沥油。锅内留底油，加红椒、青椒、菠萝煸炒后倒入肉块翻炒，用糖醋汁勾芡即成。

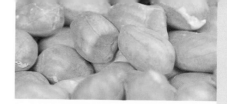

花生

改善胰岛素分泌

👍 对并发症好处

花生含有一种生物活性很强的天然多酚类物质白藜芦醇，这是肿瘤疾病的化学预防剂，也是降低血小板聚集，预防和治疗动脉粥样硬化、心脑血管疾病的化学预防剂，对糖尿病患者预防心血管并发症很有好处。

🍲 降糖烹饪宜忌

将花生与芝麻、粳米熬粥食用，适用于血虚头晕、贫血、头发早白、血虚便结者，也适合糖尿病患者补益身体。

✅❌ 人群宜忌

✅ 食欲不佳者；高血压患者少量食用；儿童、青少年及老年人。　❌ 胆病患者、血黏度高或血栓患者。

 降糖原理

花生中含有相当多的白藜芦醇，果仁中还含有大量的油脂成分花生四烯酸，有利于增强胰岛素的敏感性，改善胰岛素分泌，降低2型糖尿病的危险性。

 营养师支招

糖尿病并发血脂异常患者要慎食花生，因为花生含有大量脂肪，患者食用花生后，会使血液中的脂质水平升高，而血脂升高会加重糖尿病症状。花生红衣能增强凝血，促进血栓形成，血黏度高或有血栓的人宜去掉红衣后使用。

降糖搭配	花生 + 虾仁：含磷丰富的花生与富含钙的虾仁一起煮食，会形成磷酸钙，有益于糖尿病患者的骨骼健康。
	花生 + 芹菜：芹菜与花生一起吃，有助于降低血压、血脂，是高血压、血脂异常和血管硬化患者的理想食品。

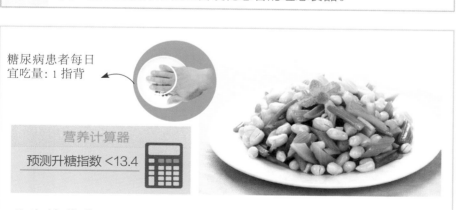

糖尿病患者每日宜吃量：1指背

营养计算器
预测升糖指数 <13.4

花生拌芹菜（热量约7食物交换份，目测1.5小茶盅）

芹菜切好取1双手捧入水焯一下，然后放凉水中，沥干捞出；花生仁6小把泡30分钟煮熟。将花生和芹菜搅拌，加香油5滴，盐适量调味，搅拌均匀即可。拌花生芹菜时也可加些胡萝卜，为糖尿病患者补充维生素。

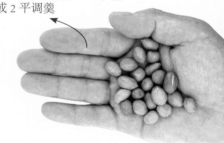

1交换份花生仁：1小把或2平调羹

升糖指数：14（低）

热量：563千卡/100克

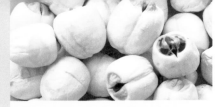

莲子

改善 2 型糖尿病患者乏力、多饮、多尿的症状

降糖原理

莲子心中的莲心碱能改善 2 型糖尿病患者乏力、多饮、多尿的症状。此外，莲子含有丰富的钙质，能够促使胰岛素正常分泌，稳定血糖。莲子中含有丰富的镁，有利于增强心血管的弹性和胰岛素作用的发挥。

营养师支招

变黄发霉的莲子不要食用，大便干结、腹部胀满、疳积患者不宜食用。莲子应放在干燥处保存，可加几粒花椒防虫，隔段时间翻晒一次。

对并发症好处

莲子所含的非结晶性生物碱 Nn-9，有较强的降血压功效。莲子心所含的莲心碱有较强的抗心律不齐、安神助眠的作用，有益于糖尿病合并失眠患者。

降糖烹饪宜忌

莲子粥不能与牛奶同食，否则会导致便秘。莲子与猪瘦肉一起煲汤，清润滋补，适宜糖尿病患者饮用。

人群宜忌

✔ 癌症患者；心律不齐者；遗精频繁或滑精者；面有雀斑、黄褐斑的女性。　✘ 体虚、脾胃功能弱者；大便干燥者。

降糖搭配	莲子 + 黑米：两者搭配，再适量添加花生、桂花，有益于糖尿病患者补肝益肾。
	莲子 + 黄瓜：两者同食，适宜于糖尿病、冠心病、高血压、血脂异常等病症，同时也适宜于肥胖、便秘者。

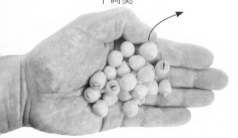

1 交换份莲子：1 小把或 2 平调羹

升糖指数：<55（低）

热量：344 千卡 /100 克

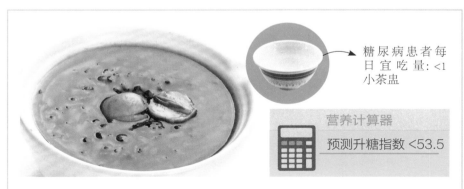

糖尿病患者每日宜吃量：<1 小茶盅

营养计算器

预测升糖指数 <53.5

莲子黑米粥（热量约 5 食物交换份，目测 2.5 小饭碗或 5 小茶盅）

莲子 2 平调羹，黑米 4 平调羹，糯米 2 平调羹，茯苓 1 平调羹，白糖 0.5 平调羹。将莲子和茯苓用温水浸泡 1 小时后捞出，加 3~4 小饭碗水与黑米一起煮 30 分钟，再加入糯米煮 30 分钟，改为小火煮约 2 小时，加入白糖即可食用。

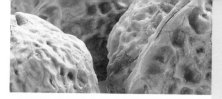

核桃

改善胰岛功能

 对并发症好处

核桃可帮助糖尿病患者吸收有益的脂类，同时对抗总胆固醇升高，预防心血管系统的并发症。核桃还含有磷、铁、胡萝卜素、维生素 B_2 等营养成分，可润肠通便、健脑补肾。核桃中含有铁元素，有益气补血的作用，有助于防治糖尿病并发贫血症。核桃中所含的不饱和脂肪酸、磷脂等成分，能有效防治糖尿病并发老年痴呆症及抑郁症等。

 降糖烹饪宜忌

核桃加水煎服制成核桃饮，对 2 型糖尿病的治疗有益。

人群宜忌

✔ 儿童、老年人；脑力工作者。 ✘ 阴虚火旺或内热者；腹泻者。

降糖搭配	核桃 + 黄酒：核桃泡黄酒，再加少量红枣，可补益肝肾、润肠通便，糖尿病患者可少量食用。
	核桃 + 黑芝麻：适合用脑过度、神经衰弱、体虚疲乏者。

 降糖原理

核桃中含有相当丰富的 ω-3 脂肪酸，能够帮助改善胰岛功能，调节血糖。另外，核桃富含维生素E和其水解产物生育酚，这些物质都有助于预防糖尿病，尤其对 2 型糖尿病患者有良好的降糖作用。

 营养师支招

核桃以个大圆整，壳薄，干燥，桃仁片张大，色泽白净，含油量高者为佳。痰火喘咳、泻痢、腹胀及感冒风寒者忌食。核桃一次不能吃太多，否则会导致消化不良。

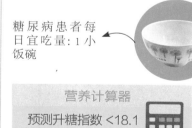

糖尿病患者每日宜吃量：1 小饭碗

营养计算器
预测升糖指数 <18.1

核桃仁豆浆（热量约 4 食物交换份，目测 4 小饭碗或 8 小茶盅）

核桃仁 2 小把，大豆 2 小把。大豆浸泡 8 小时，捞出洗净。核桃仁、大豆放入豆浆机中，加 4 小饭碗水打成浆煮熟。过滤完即可饮用。核桃仁能够帮助改善胰岛功能，调节血糖；大豆升糖指数低，有助于降低血糖。

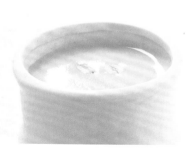

1 交换份核桃仁：1 小把或 2 平调羹

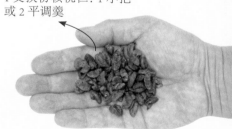

升糖指数：<20（低）

热量：627 千卡/100 克

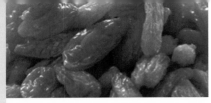

中草药稳定血糖有奇效
枸杞子 增加胰岛素敏感性

降糖原理

枸杞子中的枸杞多糖，是由阿拉伯糖、葡萄糖、半乳糖、木糖、甘露糖、鼠李糖六种单糖组成，能增强2型糖尿病患者胰岛素的敏感性，提高胰岛细胞的抗氧化能力，减轻过氧化物对胰岛细胞的伤害，可以增加肝糖原的储备，降低血糖水平，并能防止餐后血糖升高，提高糖耐受量。

营养师支招

枸杞子温热身体的效果相当强，腹泻的人最好别吃。

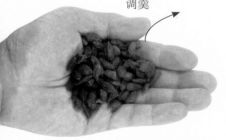

1 交换份枸杞子（30克）：2 小把或 4 平调羹

用法：内服，生食、煲汤、炖肉、煎汤、泡水

推荐用量：每日 1~2 平调羹

性味归经：味甘，性平；归肝、肾、肺经

对并发症好处

枸杞子可促进肝细胞生长，具有降低血清胆固醇的作用，能有效预防糖尿病并发脂肪肝和血脂异常。

降糖烹饪宜忌

枸杞子 100 克，温开水洗净，焙干，放入口中含嚼，10 分钟后咽下，每日 3 次，每次 10 粒，可滋补肝肾。

人群宜忌

✅ 气虚血亏者；血脂异常患者；慢性肝炎患者。 ❌ 脾虚泄泻者；炎症患者；感冒发热患者。

降糖搭配	枸杞子 + 兔肉：枸杞子与兔肉一起食用，对腰酸背痛和视力模糊的糖尿病患者有一定的作用。
	枸杞子 + 山药：枸杞子能提高糖耐受量，防止餐后血糖过快上升。山药中的黏液蛋白能保持血管弹性。

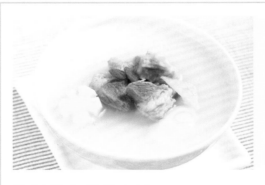

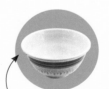

糖尿病患者每日宜吃量：1~2 小茶盅（含羊肉 1~2 小鱼掌）

枸杞子山药羊肉汤 （热量约 5 食物交换份，目测 2 小饭碗或 4 小茶盅）

枸杞子 2 小把，山药 1 指掌体，羊肉 3 小鱼掌。枸杞子洗净；山药去皮，切片；羊肉焯一下，洗净。锅中加水 3~4 小饭碗，放入枸杞子、羊肉，大火煮开后，改小火炖 1 小时。加入山药片，炖到山药片熟烂即可。

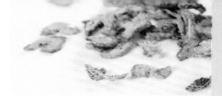

黄连

促进糖酵解

对并发症好处

黄连所含黄连素可使尿蛋白呈下降趋势，肾小球病理变化得到明显改善，对改善糖尿病性肾病有一定作用。

降糖烹饪宜忌

中药店购黄连 50 克，黄柏、黄芩、丹皮、焦山栀各 100 克。共研细末，分 15 天泡水饮服。可滋阴降火、润燥消渴，治疗糖尿病及并发症。

人群宜忌

❌ 胃寒、脾虚泄泻者忌用；呕吐、泄泻者忌用。

降糖原理

黄连含有黄连素，有抗血小板聚集的作用，可调节血脂，有利于改善糖尿病患者的凝血异常和血脂紊乱。

营养师支招

黄连也可外用。取黄连粉 10 克，加陈茶汁调擦患处，每日 1 次，可用于治疗夏季皮炎。

降糖搭配	黄连 + 姜：两者搭配有解毒消炎的功效。
搭配禁忌	黄连 + 猪肉：黄连苦寒，猪肉多脂，两者同食易致腹泻。 黄连 + 菊花：黄连和菊花都是性寒之物，同食会腹泻。

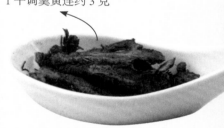

1 平调羹黄连约 3 克

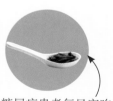

糖尿病患者每日宜吃量：1 平调羹

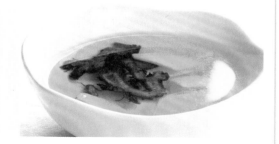

姜连散

姜 1 小鱼掌，黄连 10 平调羹，绿茶适量。姜洗净，切小丁榨汁；黄连研末。锅烧热，小火炒黄连并加姜汁拌匀，以干为度。每天 1 平调羹，分 3 次，用绿茶泡水送服。有解毒消炎的功效。

用法：内服，煲汤、煎汤、泡水；外用，研末调敷、煎水洗或浸汁点眼

推荐用量：每日少于 1 平调羹

性味归经：味甘性寒；归肺、胃经

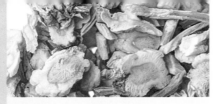

降糖原理

桔梗中含有的桔梗皂苷有显著的降血糖作用，可恢复降低的肝糖原，抑制食物性血糖上升。并对糖尿病咽干、口渴、烦热也有很好的疗效。

营养师支招

桔梗与黄瓜凉拌，特别适合经常吸烟的人，常吃可以有效缓解因吸烟引起的咳嗽痰多和咽炎。

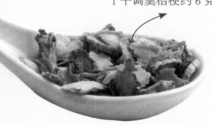

1 平调羹桔梗约 6 克

用法：内服，煎汤或入丸、散；外用，烧灰研末敷

推荐用量：每日 0.5~1.5 平调羹

性味归经：味苦、辛，性微温；归肺经

桔梗

缓解糖尿病并发咽干、口渴、烦热等症

对并发症好处

桔梗中含有大量的三萜皂苷，能很好地降低血糖、血脂，保护肝脏，改善肝功能，对糖尿病肝病的防治有积极意义。

降糖烹饪宜忌

煮桔梗冬瓜汤时不要加醋，否则会降低其营养价值。

人群宜忌

✓ 咳嗽痰多者；急性及慢性炎症患者。 ✗ 胃及十二指肠溃疡患者；脾胃虚弱者。

降糖搭配	桔梗 + 冬瓜：两者搭配可疏风清热、宣肺止咳。
搭配禁忌	桔梗 + 猪肉：桔梗味苦、辛，性微温，能清肺热、利咽喉、祛痰定喘；猪肉滋阴润燥，久食令人生痰。两者一起食用，会破坏彼此的功效。

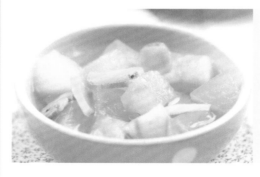

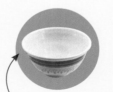

糖尿病患者每日宜吃量：2~3 小茶盅

桔梗冬瓜汤（热量约 0.25 食物交换份，目测 2 小饭碗或 4 小茶盅）

冬瓜洗净，切块取 2 双手捧；桔梗 2 平调羹，甘草 1 平调羹，分别洗净。锅中加 1 小饭碗水，放入冬瓜块、桔梗、甘草，大火煮沸，转小火煮至冬瓜熟，最后加适量盐调味即可。

玉米须

利尿、降糖、降血压

对并发症好处

玉米须有利尿作用，能增加氯化物的排出量。其利尿作用是肾外性的，对各种原因引起的水肿都有一定的疗效。玉米须对末梢血管有扩张作用，有较弱的降压作用。玉米须能促进胆汁排泄，可缓解慢性胆囊炎或胆汁排出障碍的胆管炎。玉米须能加速血液凝固过程，提高血小板数目，抗溶血，还可作为止血药兼利尿药，缓解膀胱及尿路结石。

降糖烹饪宜忌

玉米须性平味甘，除了不宜多服外，没有其他禁忌。

人群宜忌

✔ 水肿患者；糖尿病、高血压患者；心悸、失眠患者。

降糖原理

玉米须中的皂苷类物质有降糖作用。玉米须还具有利尿，降血压，促进胆汁分泌，降低血液黏稠度等功效。

营养师支招

玉米须用水熬煮后即成龙须茶。龙须茶最宜在夏天饮用，可以祛暑泻热，有利身体排毒，常喝还可降血脂、降血压、降血糖，尤其适宜"三高"人群饮用。

降糖搭配	玉米须 + 荞麦：两者混合煮粥，可健胃养肾，适合糖尿病患者食用。

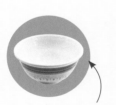

糖尿病患者每日宜吃量：2 小茶盅

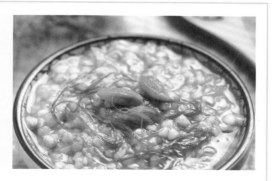

玉米须粥（热量约 4 食物交换份，目测 3 小饭碗或 6 小茶盅）

玉米须 4 小把，荞麦 8 平调羹，枸杞子 1 平调羹。将玉米须、荞麦、枸杞子洗净，放入锅中，加 2 小饭碗水，熬煮成粥即可。玉米须性平味甘，具有降血糖、利尿、降血压的作用，与荞麦一起煮粥，特别适合糖尿病患者食用。

1 小把新鲜玉米须约 15 克（干玉米须约 5 克）

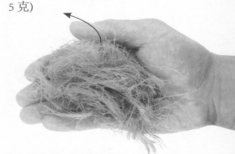

用法：内服，煎汤
推荐用量：每日 1~2 小把为宜
性味归经：味甘性平；归膀胱、肝、胆经

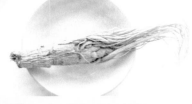

人参

调节脂类代谢

 降糖原理

人参中的人参皂苷能增强胰岛素的功效，具有"类胰岛素"的作用，不仅可以刺激胰腺释放胰岛素，也可以促进葡萄糖引起的胰岛素释放。人参中的肽类物质，能控制脂肪分解，调节脂类代谢。

营养师支招

人参对大脑皮质有兴奋作用，所以睡前不宜服用人参，有可能会导致失眠。

 对并发症好处

人参能够改善心脏功能，增加心肌收缩力，对预防糖尿病并发高血压、冠心病、动脉硬化有一定的作用。此外，人参还能降低血液中胆固醇的含量。

 降糖烹饪宜忌

切片人参 6 片，小火炖 2 小时，滤出药液，每天分 2 次空腹服用。用于糖尿病虚弱口渴症。

人群宜忌

✅ 眩晕头痛者；阳痿、尿频患者；女性崩漏者。　❌ 感冒发烧者；腹泻患者。

降糖搭配	人参 + 乳鸽：人参和乳鸽一起炖煮，能补虚扶弱，可作为形体消瘦的糖尿病患者的食疗方。
搭配禁忌	人参 + 茶：人参中含有蛋白质、多肽、多糖等；茶中含有鞣酸，会与人参中的蛋白质结合生成沉淀，影响人参有效成分的析出。

1 平调羹人参（切片）约 20 克

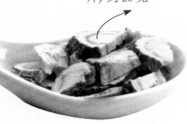

用法：内服，煎汤

推荐用量：切片人参每日 0.5~2 平调羹

性味归经：味甘、微苦，性平、微温；归脾、肺、心经

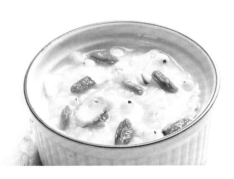

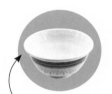

糖尿病患者每日宜吃量：2~3 小茶盅

人参枸杞子粥（热量约 3 食物交换份，目测 2.5 小饭碗或 5 小茶盅）

人参 1 平调羹，薏米 2 小把或 4 平调羹，粳米 2 小把或 4 平调羹，枸杞子 1 小把。将人参、薏米、粳米和枸杞子分别洗净，浸泡备用。三者同时放入锅中，加 2 小饭碗水烧开，然后转小火煮至粥熟即可。

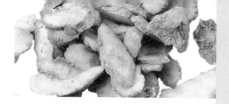

玉竹

养阴润燥，平衡胰岛功能

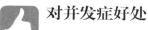 **对并发症好处**

玉竹富含维生素 A 和维生素 C，可降低胆固醇与甘油三酯的含量，预防动脉硬化。玉竹还具有养阴润肺、生津养胃的作用。

降糖烹饪宜忌

玉竹 1 小把。将玉竹制成粗末，开水适量冲泡，加盖闷 5 分钟即可。可反复冲泡，至无药味为止。可养阴润燥、生津止渴、降低血糖。

人群宜忌

✔ 食欲缺乏者；动脉硬化、糖尿病患者；体质虚弱者。 ✘ 脾虚泄泻者；痰湿内蕴者。

降糖搭配	玉竹 + 兔肉：润肺生津，止渴去燥。
	玉竹 + 山楂：两者煎服，可降血脂，用于冠心病、高脂血症患者的食疗。

降糖原理

玉竹质润多液，含铃兰苷、山奈酚苷和黏液质等，能养阴润燥，润肠通便，增加胰岛素的敏感性，消除胰岛素抵抗，修复胰岛组织，平衡胰岛功能。玉竹具有降血糖、调血脂和抗脂质过氧化的作用，可明显改善糖尿病患者的糖脂代谢紊乱。

营养师支招

取玉竹 1 小把，苦瓜 3 双手捧，加调料适量炒食，能清火、养阴润燥，可用于肺热干咳、潮热盗汗、阴虚劳嗽。

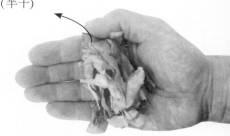

1 小把玉竹约 20 克（半干）

用法：内服，煎汤
推荐用量：每日 1~2 小把为宜
性味归经：味甘性平；归肺、胃经

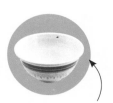

糖尿病患者每日宜吃量：4~6 小茶盅（含兔肉 1~2 小鱼掌）

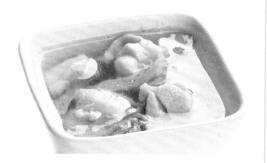

玉竹煲兔肉（热量约 3 食物交换份，目测 3 小饭碗或 6 小茶盅，含兔肉 2 小鱼掌）

玉竹 1 小把，干香菇 2 小把，兔肉 2 小鱼掌，料酒、葱、盐各适量。玉竹洗净，切段；香菇发透，洗净切半；葱切段；兔肉洗净，切块。食材同入锅内，加 3.5 小饭碗水，大火烧沸，放入料酒、盐，再改小火煲 1 小时即成。

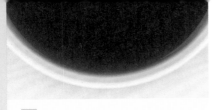

降糖原理
醋中的有机酸能够促进糖尿病患者体内糖类的排出，起到抑制血糖上升的作用。

营养师支招
糖尿病患者在骨折治疗和康复期间应避免吃醋，醋会软化骨骼和脱钙，破坏钙元素在人体内的动态平衡，加重骨质疏松症，使受伤肢体酸软、疼痛加剧，骨折迟迟不能愈合。

做菜小调料，降糖大功效
醋　促进体内糖类排出

对并发症好处
醋中的矿物质非常丰富，有钾、钙、铁等，能预防糖尿病并发症的发生。醋能利尿，还能预防糖尿病患者发生便秘。醋还能溶解营养素，如矿物质中的钙、铁等，有利于消化和吸收。

降糖烹饪宜忌
糖尿病患者不妨在炒土豆丝或者白菜丝时加入一点醋，既能调味，又对控制血糖上升有益。

人群宜忌
✔ 消化不良的人；糖尿病、高血压患者。　✘ 胃酸过多者；胃溃疡患者；空腹者；服用碱性药物的人；筋骨酸痛的人。

降糖搭配	醋 + 姜：两者结合，可健胃消食，促进食欲，有益于糖尿病并发胃病患者。
	醋 + 黄豆芽：黄豆芽能促进组织细胞生长，通肠润便；醋能够促进糖尿病患者体内糖类的排出，抑制血糖上升。

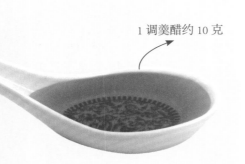

1 调羹醋约 10 克

升糖指数：<55（低）

热量：31 千卡 /100 克

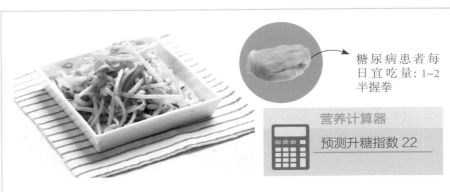

糖尿病患者每日宜吃量：1~2 半握拳

营养计算器
预测升糖指数 22

醋熘黄豆芽（热量约 0.5 食物交换份，手测 1 半握拳）
黄豆芽 2 双手捧，葱段、盐、醋各适量。黄豆芽洗净，用沸水焯一下，放在凉水中冷却，捞出后沥干。油 4 滴入锅烧至六成热，爆香葱段，放入黄豆芽、醋、盐，翻炒几下即可。

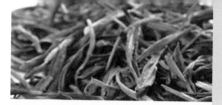

绿茶

保护胰岛 B 细胞免受侵害

对并发症好处

绿茶中含有儿茶素，抗氧化作用较强，能减缓肠内糖类的吸收，抑制餐后血糖上升，还可以防止血压升高和血管氧化，有效预防糖尿病并发动脉粥样硬化。绿茶还含有维生素 C 和维生素 E 等营养物质，对降血压、降血脂、防止心血管疾病和预防感冒有益处。

降糖烹饪宜忌

用绿茶和菊花泡茶，不仅能疏风清热、养肝明目，还能抑制血糖上升。

人群宜忌

✔ 实热体质者；糖尿病、高血压患者。 ✖ 消化道溃疡者；哺乳期女性；贫血患者。

降糖搭配	绿茶 + 虾仁：两者搭配烹饪食用，可有效预防糖尿病合并动脉粥样硬化。
	绿茶 + 玉竹：有效预防糖尿病并发口干渴多饮。
搭配禁忌	绿茶 + 药物：绿茶水会降低药效。

 降糖原理

儿茶素是绿茶的涩味成分，可以防止血管的氧化，有效预防糖尿病并发动脉粥样硬化；儿茶素还能减缓肠内糖类的吸收，抑制餐后血糖值的快速上升。

 营养师支招

患有胃、十二指肠溃疡的糖尿病患者，不宜清晨空腹饮用绿茶，因为茶叶中的鞣酸会刺激胃肠黏膜，导致病情加重，还可能引起消化不良或便秘。

151

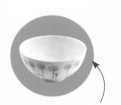

糖尿病患者每日宜吃量：≤ 3 小饭碗

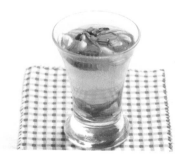

石斛玉竹茶（每天 1 人份，目测 3 小饭碗）

绿茶 1 平调羹，玉竹 0.5 小把，石斛 2 平调羹。将石斛和玉竹用 4 小饭碗水煮沸 20 分钟，取汤汁冲泡绿茶，盖上盖闷 5 分钟即可。本品清热养阴、生津止渴，特别适合糖尿病并发口干渴多饮症患者。

1 平调羹绿茶 约 3 克

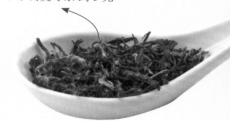

热量：296 千卡 /100 克

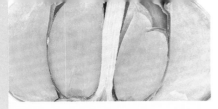

大蒜

升高胰岛素浓度

 降糖原理

大蒜中硒含量较多，对人体胰岛素的合成可起到一定的作用。大蒜还含有蒜精，可以明显抑制某些葡萄糖的合成酶，有助于糖尿病的防治。

 营养师支招

生吃大蒜可以预防和治疗细菌性腹泻，如果是非细菌性腹泻，就不宜再生吃大蒜了。这时若生吃大蒜会刺激肠道，使肠黏膜发生充血和水肿，不仅不能止泻反而会加重病情。

 对并发症好处

大蒜具有明显的降血脂及预防冠心病和动脉硬化的作用，可降低胆固醇、抗凝、预防动脉粥样硬化和脑梗死。大蒜能保护肝脏，提高肝脏的解毒功能，预防癌症的发生。大蒜还能清除自由基，提高免疫力和抗衰老。

降糖烹饪宜忌

如果想降糖又因生大蒜太辣而无法多吃，不妨吃些煮熟的大蒜。

人群宜忌

✅ 感冒的人；心血管疾病者；癌症患者。　❌ 肠胃疾病或溃疡患者；眼疾患者。

降糖搭配	大蒜 + 西蓝花：西蓝花富含抗氧化物质及维生素 C，能抑制胆固醇，大蒜可降血脂、抗癌，两者搭配食用效果加倍。
	大蒜 + 瘦肉：瘦肉和大蒜搭配着一起吃，可促进血液循环，还能尽快消除身体疲劳，增强体质。

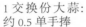

1 交换份大蒜：
约 0.5 单手捧

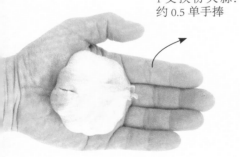

升糖指数：<55（低）
热量：126 千卡 /100 克

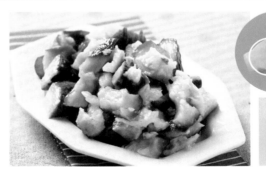

糖尿病患者每日宜吃量：2~4 掌背

营养计算器

预测升糖指数 <33.1

蒜泥黄瓜（热量约 0.5 食物交换份，手测 1 半握拳或 2 掌背）

大蒜 3 瓣，黄瓜 3 指掌体（1 根）。黄瓜洗净，拍扁，切段；大蒜去皮，切碎。黄瓜段和蒜碎放盘中，加入适量盐、香油 3 滴，搅拌均匀即可。糖尿病并发心脑血管疾病患者可经常食用。

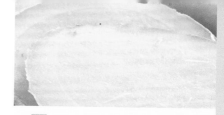

姜

促进糖尿病患者的伤口愈合

👍 对并发症好处

很低剂量的姜黄素就能预防糖尿病诱发的白内障，还能促进糖尿病患者的创伤愈合，同时，姜黄素还有一定的协同抗癌作用。姜还可以改善糖尿病所伴随的脂质代谢紊乱，能激活肝细胞，缓解糖尿病性、酒精性脂肪肝。

🍽 降糖烹饪宜忌

姜和绿茶以开水冲泡，代茶饮用。适用于糖尿病性腹泻、泻下清水、畏寒肢冷属寒湿者，有芳香化湿、温中和胃的功效。

✓✗ 人群宜忌

✅ 感冒的人；经期受寒腹痛的女性；产妇。 ❌ 痔疮患者；肝炎患者。

 降糖原理

姜黄素是姜中的主要活性成分，姜黄素能降低血糖，并能减少糖尿病的并发症。

👩‍⚕️ **营养师支招**

吃姜削皮，这种做法其实是不科学的，不能发挥姜的整体功效。

153

降糖搭配

姜 + 橘子：保护血管，降血糖。

姜 + 绿豆芽：绿豆芽比较寒凉，做汤时放入姜同煲，不仅可以祛寒，还可以增加汤的美味。

糖尿病患者每日宜吃量：<1 小茶盅

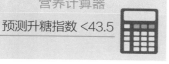

营养计算器

预测升糖指数 <43.5

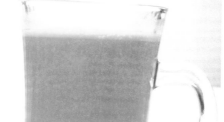

姜枣橘子汁（热量约 1.5 食物交换份，目测 1 小茶盅）

姜 1 拇指，红枣 3 个，橘子 1 拳头或 1 单手捧。姜洗净，切小块；红枣去核；橘子剥皮。把姜块、红枣和橘子放入榨汁机，加入凉开水 0.5 小茶盅榨汁即可。

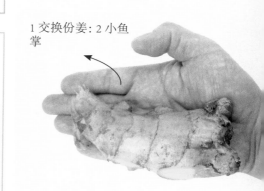

1 交换份姜：2 小鱼掌

升糖指数：<55（低）

热量：41 千卡/100 克

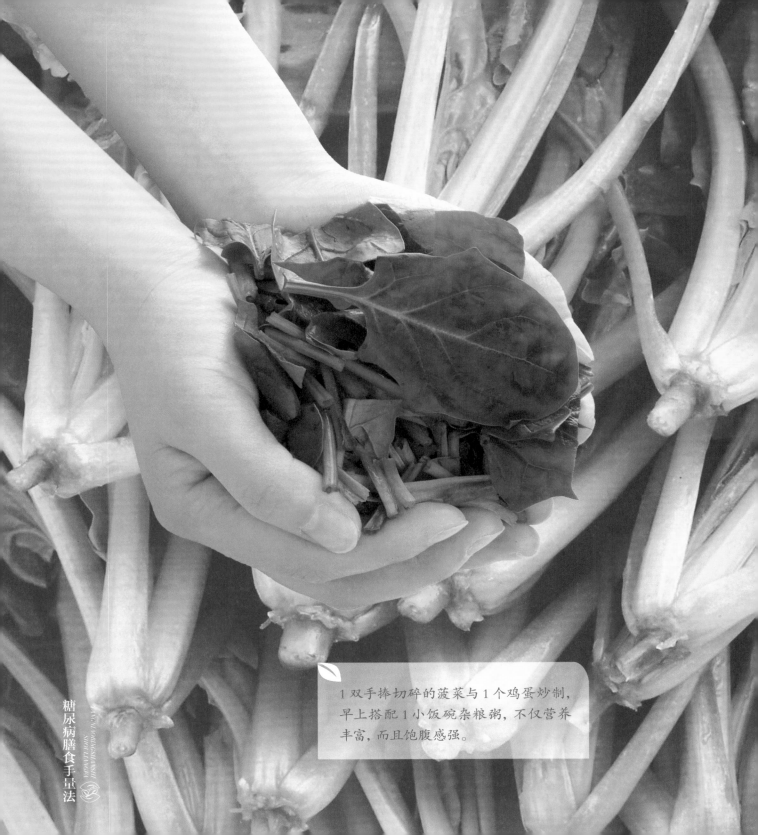

1 双手捧切碎的菠菜与 1 个鸡蛋炒制，早上搭配 1 小饭碗杂粮粥，不仅营养丰富，而且饱腹感强。

第四章
防治并发症就这么吃

合理控制饮食、调整饮食结构，对于防治糖尿病并发症非常重要。本章推荐了一些既能改善糖尿病症状，又能辅助治疗其并发症的营养食谱。不仅食材常见，而且操作简单，为糖尿病患者合理安排饮食提供帮助。

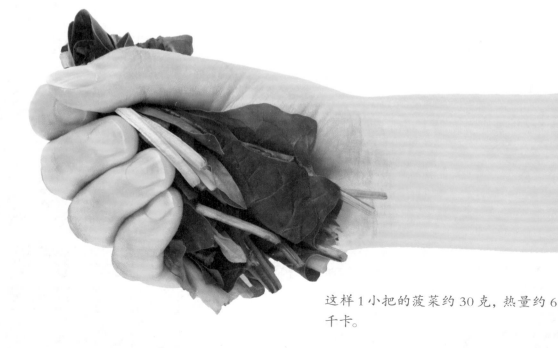

这样1小把的菠菜约30克，热量约6千卡。

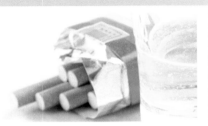

吸烟、喝酒会加重肾脏负担，对糖尿病患者来说是雪上加霜。

🖐 生活小贴士

1. 配合治疗，稳定血糖和血压：应对糖尿病并发肾病的最根本办法是积极配合治疗糖尿病，稳定血糖和血压。晚期糖尿病肾衰竭患者要及时进行透析治疗或肾移植。

2. 禁止吸烟：吸烟是加重糖尿病肾病的重要因素，患者应该禁止吸烟。

3. 加强锻炼：患者应该坚持合理的运动锻炼，增强抵抗力，防止感冒。适量运动也可加强肾脏血液流通，有助于损失修复，防止肾小球硬化。

4. 预防感染：要注意预防感冒以及口腔、泌尿系统感染。室内要定期消毒，经常开窗换气，保持空气新鲜，温、湿度适宜，避免与感染性疾病患者接触。注意皮肤护理，保持皮肤清洁，避免皮肤受损。

糖尿病合并肾病

糖尿病引起的肾脏病变是糖尿病的严重并发症之一，也是造成糖尿病患者残疾和死亡的重要原因之一。它常与糖尿病性视网膜病变、神经病变并存，合称为糖尿病的"三联病变"。应对糖尿病并发肾病，除了要积极配合治疗，还要进行食补，食物的选择应有利于减轻肾脏负担，并能消除或减轻临床症状。适量吃蛋奶瘦肉类食物，补充优质蛋白，饮食清淡，控制盐、味精的摄入，以免增加肾脏负担。根据蛋白尿的程度及氮质血症的情况来制定食谱，充分注意优质蛋白质的供给。

发病症状

临床特征为蛋白尿、渐进性肾功能损害、高血压、贫血、水肿、腰痛，晚期会出现肾衰竭。

特效穴调养并发症

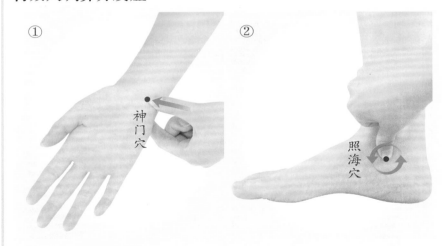

①神门穴：微握掌，另一手四指握住手腕，屈拇指，指甲尖所到凹陷处即是。

按摩方法：用拇指指尖垂直掐按神门穴，每次1~3分钟。

②照海穴：坐位垂足，由内踝尖垂直向下推，至下缘凹陷处，按压有酸痛感即是。

按摩方法：用拇指指腹轻轻向下按揉照海穴，每次1~3分钟。

饮食宜忌

食物种类	✅ 宜吃食物	❌ 忌吃食物
果蔬类	樱桃、无花果、柚子、柠檬、芹菜、荠菜、苋菜、西葫芦、青椒、白萝卜、冬瓜、黄瓜、西红柿、丝瓜	金橘、黑枣、红枣、香蕉、桃、甜瓜、莲藕、香菜
谷豆类	薏米、荞麦、小米、红豆	面包、油条、芋头、红薯
肉蛋奶类	猪肾、猪瘦肉、蛋清、脱脂牛奶、牛肉、鸽肉、鸭肉	腊肉、鹅肝、猪肝、咸鸭蛋、松花蛋
水产、菌藻类	鲫鱼、黑鱼、香菇	无
中药、饮品类	黄芪、芡实、枸杞子、山药、玉米须、冬瓜荷叶茶	浓茶、咖啡、酒、加工果汁、碳酸饮料
其他类	核桃、橄榄油、玉米油、大蒜	干辣椒、芥末、咖喱、酱菜、咸菜、蜂蜜、巧克力、果脯

🍴 牢记饮食原则

1. 适量补充蛋白质：糖尿病并发肾病患者在选择食物时，要根据蛋白尿的程度及肾功能的情况，无论蛋白质供应数量多少，均应充分注意优质蛋白质的供给，多吃瘦肉类、低脂奶制品。

2. 少吃盐和味精：肾病患者要减少盐和味精的摄入，以免增加肾脏负担。

3. 适当限制钾摄入：糖尿病合并肾病患者极易出现酸中毒和高钾血症，一旦出现将诱发心律失常和肝性脑病，因此应节制含钾饮料、蔬菜和水果的摄入。

4. 注意水分摄入：保持每日饮水量在1500~2000毫升，以利于代谢废物的排出。发生水肿的患者，饮水量应根据尿量和水肿程度而定。

降糖食谱

枸杞子粥（热量约4食物交换份，目测2小饭碗或4小茶盅）

【材料】枸杞子、韭菜子各2小把，粳米9平调羹。

【做法】①将枸杞子、韭菜子用水稍泡，冲洗干净；粳米淘洗干净。
②取锅放入2小饭碗水、枸杞子、韭菜子、粳米，先用大火煮沸后，再改用小火熬煮至粥成。

【降糖功效】此粥可滋补肝肾，益精明目。适用于糖尿病以及肝肾阴虚所致的头晕目眩、视力减退、腰膝酸软等。

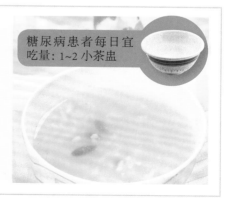

糖尿病患者每日宜吃量：1~2小茶盅

糖尿病性眼病

糖尿病患者眼部的疾病最常见的是白内障，约占糖尿病视力模糊患者的一半。患者视力障碍有时候是短暂的，只要血糖恢复到正常范围内，视力就会逐渐恢复。但是血糖长期居高不下，就可能导致视力永久性减退，甚至失明。糖尿病并发眼部疾病患者既要积极配合治疗，又要控制饮食，常吃富含维生素 C 和钙的食物，忌饮酒。

发病症状

患者会出现白内障、青光眼、屈光改变及眼肌神经损伤等症状。而糖尿病性视网膜病变，是严重的并发症之一，晚期常可致盲。有时糖尿病患者会伴发急性虹膜睫状体炎，此症状多见于青少年糖尿病患者。此外，糖尿病还会引起复视、眼肌麻痹、角膜溃疡、角膜知觉减退等并发症。

特效穴调养并发症

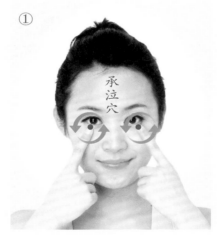

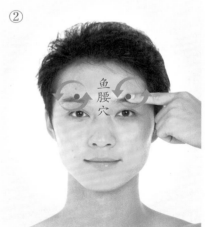

①承泣穴：食指、中指伸直并拢，中指贴于鼻侧，食指指尖位于下眼眶边缘处即是。
按摩方法：用食指指腹按揉承泣穴，每次 1~3 分钟。

②鱼腰穴：直视前方，从瞳孔直上眉毛中即是。
按摩方法：用食指指腹按揉鱼腰穴，每次 1~3 分钟。

糖尿病患者连续使用电脑不要超过 1 小时，否则会加速糖尿病视网膜病变。

生活小贴士

1. 积极治疗，控制血糖：积极治疗糖尿病，把血糖控制在理想的范围内，再通过手术根治糖尿病并发白内障，切除已经成熟的晶状体，患者视力可以有很大改善。

2. 适当锻炼：选择适合的运动场地，地面尽量平坦，光线充足，以免发生摔倒等意外事件。避免引起眼压升高或者头部低于腰部水平线以下的活动，如举重、俯卧撑、倒立等。外出运动时还应做好眼部防护。

3. 注意用眼卫生：避免长时间阅读、使用电脑等造成的视疲劳，从而尽量延缓糖尿病视网膜病变的出现。

4. 每天吃 1 个西红柿，能有效防止眼底出血。

饮食宜忌

食物种类	✅ 宜吃食物	❌ 忌吃食物
果蔬类	柚子、草莓、山楂、柠檬、苹果、猕猴桃、胡萝卜、南瓜、豌豆苗、荠菜、西红柿、菠菜、白萝卜、生菜、黄花菜、圆白菜	红枣、桂圆、黑枣、甜瓜、香椿、蒜苗
谷豆类	玉米、荞麦、黑豆、大豆、豆浆	油条
肉蛋奶类	鸽肉、猪瘦肉、脱脂牛奶	肥肉、动物内脏
水产、菌藻类	黄鳝、牡蛎、青鱼、沙丁鱼、泥鳅、鳕鱼、银耳、松茸、黑木耳	无
中药、饮品类	枸杞子、芡实、茯苓、菊花茶	浓茶、咖啡
其他类	醋、香油、豆油、玉米油、花生油	芥末、辣椒、大蒜、胡椒、葵花子、烧烤类食物

🍴 牢记饮食原则

1. 控制饮食：在饮食上应严格控制每日摄入的总热量，多吃富含维生素 C 的新鲜蔬菜，还可以饮用能明目的决明子茶、枸杞子茶、菊花茶等。忌饮酒。

2. 忌辛辣食品：辣椒、生葱、生蒜等都是不宜多吃的。

3. 油类食物以植物油为主：常见的有花生油、豆油、菜籽油等，这些油类能减少血脂的升高，尽量不用动物油，不吃含胆固醇高的食物，如蛋黄等。

4. 以滋阴清肝热的食品为主：糖尿病并发症中，糖尿病眼病，比如糖尿病眼底出血，是因为阴虚肝热引起，所以要以滋阴清肝热的食品为主，常见的主食有豆类、玉米面、荞麦面；而蔬菜应以绿叶菜为主。

🌿 降糖食谱

罗汉果瘦肉汤（热量约 3 食物交换份，目测 3 小饭碗或 6 小茶盅）

【材料】玉米棒 1 单手捧，胡萝卜片 1 小把，罗汉果 4 个，猪瘦肉 1 小鱼掌。

【调料】盐、高汤各适量。

【做法】①玉米棒洗净，切小块；猪瘦肉洗净，切块；罗汉果去掉外壳。
②将材料放入锅中，加水 2~3 小饭碗，加入高汤 0.5 小茶盅，大火煮沸。
③改小火煮 1 小时，加适量盐即可。

【降糖功效】本品适合阴阳两虚型糖尿病患者食用。

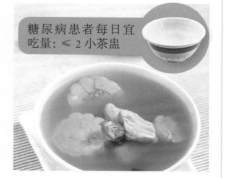

糖尿病患者每日宜吃量：≤ 2 小茶盅

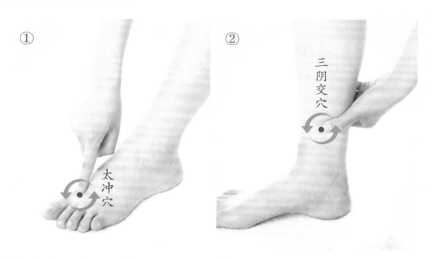

充足的睡眠能保证神经功能正常，从而稳定血压。

👋 生活小贴士

1. 注意调节情绪：一般情绪激动时，容易引起血压升高，加重病情。所以糖尿病患者应控制好自己的情绪，尽量转移注意力；家人也应该多与患者交流，使之情绪平复。

2. 适当运动：糖尿病并发高血压患者可参加快走、散步、太极拳及五禽戏等平缓的运动。

3. 早睡早起，保证充足睡眠：充足的睡眠对保持血压的平稳有一定的作用，睡眠质量不高的人如果入睡有困难，可在睡前用热水泡脚或者喝一杯热牛奶，以帮助入睡。

4. 及时采用降压药物治疗：糖尿病患者合并高血压5年后，往往需要联合应用2~3种降压药物才能有效控制血压。

糖尿病合并高血压

糖尿病患者高血压的发病率比一般人群要高，发病率随糖尿病患者年龄的增加而增高，并发高血压的最大危险是加速大动脉硬化，引发冠心病。在饮食上，要控制热量的摄入，限制油、盐、糖，少吃高胆固醇、高脂肪的食物，多吃新鲜蔬菜和粗粮。在合理饮食的基础上，更要保证均衡的营养，适当摄入肉、奶、蛋等。

发病症状

糖尿病患者一旦并发高血压，脂肪堆积、血管壁增厚变硬及弹性减退等因素，就会导致局部组织缺血缺氧，从而使病情加重。早期一般没有明显症状，有时可能会有头痛、头晕、眼花或失眠等高血压症状；时间久了血压会持续升高，并可能出现心、肾等人体重要器官受损。

特效穴调养并发症

①太冲穴：沿第一、第二趾间横纹向足背上推，可感有一凹陷处即是。
按摩方法：用食指指腹按揉太冲穴30~50次。

②三阴交穴：手四指并拢，小指下缘靠内踝尖上，食指上缘所在水平线与胫骨后缘交点处。
按摩方法：用拇指指腹按揉三阴交穴1分钟。

饮食宜忌

食物种类	✅ 宜吃食物	❌ 忌吃食物
果蔬类	柑橘、苹果、胡萝卜、芹菜、菠菜、荠菜、茼蒿、茭白、西红柿、木瓜	葡萄、黑枣、枇杷、沙果、柿子、金橘、红枣、桂圆、香蕉
谷豆类	玉米、燕麦、大豆、绿豆、红豆	加碱或发酵粉、小苏打制作的面食和糕点
肉蛋奶类	猪瘦肉、脱脂牛奶、牛肉、兔肉、鸭肉	肥肉、狗肉、香肠、动物内脏、蛋黄、松花蛋、全脂牛奶、全脂奶粉
水产、菌藻类	海蜇、海参、青鱼、带鱼、鲫鱼、银耳、黑木耳、海带、香菇	鱼子、螃蟹、鱿鱼、墨鱼
中药、饮品类	刺五加、葛根、夏枯草、菊花茶、金银花茶、绿茶、枸杞子茶、玉米须茶	浓茶、咖啡、烈酒、加工果汁、碳酸饮料
其他类	花生油、豆油、菜籽油、橄榄油、大蒜	咸菜、酱菜、胡椒、辣椒油、辣酱、肉汤、猪油

🍴 牢记饮食原则

1. 严格控制盐的摄入：1 平调羹盐可分为 9 小堆，普通人每天钠盐的摄入量应控制在 4 小堆以内，而糖尿病合并高血压患者则最高不应超过 2 小堆。

2. 保证营养平衡：每天摄入的碳水化合物占总能重的 50%~60%；每天摄入的蛋白质占总能量的 15%~20%，其中一半应为优质蛋白，来自于瘦肉、鱼、奶、蛋等；每天烹调用油不超过 3 调羹，有条件的可以选用橄榄油、山茶油等。

3. 少食多餐：每天至少三餐，并且定时定量。每餐少吃，只吃八分饱。这样可保证餐后血糖不会升得太高。

4. 补充膳食纤维，多食蔬菜：每天蔬菜的摄入量不少于 2 半握拳。多吃富含维生素 C 的新鲜蔬菜，保证摄入一定量的高钾低钠及高膳食纤维的食物。

降糖食谱

鲜芹菜汁（热量约 0.25 食物交换份，目测 1 小茶盅）

【材料】芹菜 2 双手捧。

【做法】将芹菜洗净，焯烫 2 分钟，取出后榨汁即可。每次服 0.5 小茶盅，每日 2 次。

【降糖功效】鲜芹菜汁具有清热利湿、凉血平肝、降压降脂之功效，适用于糖尿病并发高血压伴有高脂血症。

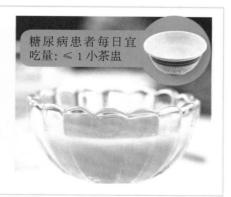

糖尿病患者每日宜吃量：≤ 1 小茶盅

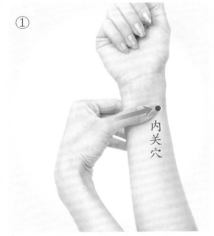

可随身携带饼干等食物，突发低血糖时食用可及时缓解症状。

🖐 生活小贴士

1. 适量服用降糖药：不要过量服用降糖药物，要将血糖控制在一个合理范围内，避免出现低血糖的情况，因为低血糖可导致心跳加速，加重心脏的负荷与心肌缺氧的情况，加重冠心病症状。

2. 控制情绪：应避免情绪激动及过度紧张、焦虑，遇事要冷静、沉着。当有较大的精神压力时应设法释放。多听听音乐，闲暇时可养花种草调养身心。

3. 保证睡眠：有心慌、无力甚至心绞痛者要卧床休息，甚至绝对卧床。病情稳定时，要注意生活起居的规律性。

4. 注意保暖：注意随气候变化增减衣物。

糖尿病合并冠心病

糖尿病并发冠心病是糖尿病患者受冠状动脉硬化、微血管病变、心脏自主神经受损、心肌代谢异常等因素影响所导致的。糖尿病并发冠心病发病早，发展较快，病情重，且以女性为多，死亡率高。患者要积极配合治疗，合理膳食，控制每日热量摄入，多吃新鲜蔬菜，把体重控制在标准范围。

发病症状

早期无任何症状，随着病情进一步发展，冠状动脉供血出现不足，就会出现心绞痛、心肌梗死、心力衰竭和心律失常等症。糖尿病患者若没有典型的心绞痛表现，但出现憋气、心跳不齐、腹痛、恶心、头晕、抽搐等症状时，更应警惕，及早去医院诊治，以免贻误病情。

特效穴调养并发症

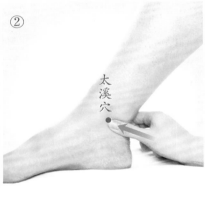

①内关穴：微屈腕握拳，从腕横纹向上量3横指，两条索状筋之间即是。
按摩方法：用拇指指腹按压手臂两侧内关穴各20~30次。

②太溪穴：坐位垂足，由足内踝向后推至与跟腱之间凹陷处即是。
按摩方法：用拇指指腹，每日早晚按压左右足太溪穴各1~3分钟。

饮食宜忌

食物种类	✅ 宜吃食物	❌ 忌吃食物
果蔬类	草莓、橄榄、无花果、猕猴桃、苹果、石榴、仙人掌、洋葱、甜椒、白萝卜、冬瓜、空心菜、大白菜、菠菜	香蕉、葡萄、黑枣、枇杷、柿子、金橘、红枣、桂圆、荔枝、杨梅、甘蔗、甜瓜、酸菜、菱角、香椿、干百合、甜菜
谷豆类	燕麦、玉米、黑米、荞麦、大豆、豆腐、豆浆	油饼、油条、方便面
肉蛋奶类	驴肉、鸽肉	狗肉、鹅肝、猪肝、蛋黄
水产、菌藻类	鲤鱼、金枪鱼、鳕鱼、香菇、猴头菇、黑木耳、银耳、紫菜、海带	鱿鱼、虾米、蟹黄
中药、饮品类	桃仁、葛根、玉竹、灵芝、枸杞子茶	浓茶、咖啡、烈酒、可乐
其他类	大蒜、栗子、莲子、核桃	辣椒、芥末、巧克力、奶油、咸菜、辣酱、糖果

🍴 牢记饮食原则

1. 严格控制每日热量摄入,建议每日三餐热量分配的比例为早餐 30%、午餐 40%、晚餐 30%,以防热量过多而导致肥胖。

2. 限制脂肪摄入的质和量:一般认为膳食中的多不饱和脂肪酸、饱和脂肪酸、单不饱和脂肪酸之比以 1:1:1 为宜。每日鸡蛋黄的摄入应控制在 1 个以下,有助于降低血清胆固醇的含量。

3. 限制精制糖类摄入:精制糖类摄入不超过总碳水化合物摄入量的 10%,越少越好。应以含膳食纤维较多的淀粉类食物为主。

4. 增加膳食纤维和维生素的摄入:多吃富含维生素 C、维生素 E 和镁的绿色蔬菜及含糖量低的水果,多吃降血脂的食物,以改善心肌营养代谢,预防血栓发生。

降糖食谱

苹果玉米汤（热量约 1.5 食物交换份,目测 3 小茶盅）

【材料】苹果 1 拳头（1 个）,玉米棒 0.5 单手捧。

【做法】①先将苹果洗净去核,切小方块。②玉米棒洗净,切片,放锅中,加 1~2 小饭碗水,中火煮沸。③把苹果块放锅中,水开后即可。

【降糖功效】苹果含有较多的钾,能减少冠心病的发生,适用于糖尿病并发冠心病患者。

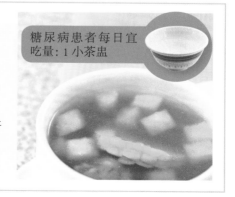

糖尿病患者每日宜吃量:1 小茶盅

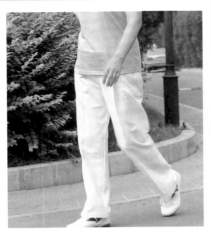

糖尿病患者散步至微微出汗比较适宜。

👐 生活小贴士

1. 降低血压和血脂：要有效地降低血压和血脂，因为血压不稳和血脂过高是诱发糖尿病脑血管病变的重要原因之一。

2. 保持愉悦，适当运动：保持心情愉悦，适当做一些有氧运动，对预防血管硬化和控制血糖有一定作用，运动要持续坚持，效果才会更加明显。运动后要适当饮水，可减轻血液的黏稠度，防止脑卒中。

糖尿病合并脑血管病变

糖尿病并发脑血管病的发病率为非糖尿病患者的 4 倍，该病严重威胁着糖尿病患者的生命安全，是糖尿病患者致死、致残的主要原因之一。糖尿病并发脑血管病变患者，要保持乐观心态，积极配合治疗，努力降低血压和血脂，少吃动物脂肪，多食豆奶蛋类，少食多餐，适量运动。

发病症状

临床上并发脑血栓比脑出血多见，并且可反复出现脑卒中、偏瘫、痴呆，或者没有脑卒中发作，而表现为假性球麻痹[1]。

特效穴调养并发症

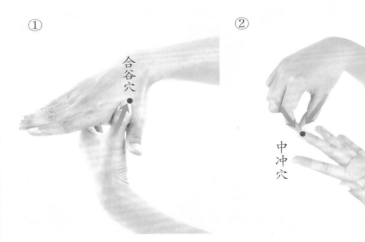

①合谷穴：一手拇、食二指展开，另一手拇指关节横纹放在其虎口缘上，屈指，拇指指尖处即是。
按摩方法：用拇指指腹用力按压合谷穴 1~3 分钟。

②中冲穴：俯掌，手中指尖端的中央即是。
按摩方法：用拇指、食指的指尖掐揉中冲穴 20~30 次。

---

[1] 假性球麻痹主要表现为舌、软腭、咽喉、颜面和咀嚼肌的中枢性瘫痪，从而导致言语困难、发声困难、进食困难和病理性脑干反射，并使得患者表情淡漠，约半数出现无原因的、难以控制的强哭强笑现象。

饮食宜忌

食物种类	✅ 宜吃食物	❌ 忌吃食物
果蔬类	猕猴桃、苹果、梨、石榴、仙人掌、洋葱、甜椒、空心菜、芹菜、菠菜、圆白菜、芦笋、竹笋	山竹、柿子、荔枝、桂圆
谷豆类	荞麦、燕麦、米汤、大豆、豆制品	糯米、薯片、油条、油豆腐
肉蛋奶类	猪瘦肉、乌鸡、蛋清、脱脂牛奶、瘦牛羊肉	肥肉、动物内脏、腊肠、火腿、香肠、蛋黄、全脂奶粉、猪油、牛油、羊油、奶油
水产、菌藻类	带鱼、鲫鱼、鳕鱼、鳗鱼、牡蛎、黑木耳、银耳、海带、紫菜	河虾、鲍鱼、鱼子
中药、饮品类	珍珠母、葛根	酒、可乐、咖啡、浓茶、碳酸饮料
其他类	玉米油、橄榄油、葵花子油、大蒜、花生、山茶油、亚麻籽油	辣椒、芥末、胡椒、奶油、黄油、冰激凌

🍴 牢记饮食原则

1.控制饮食：饮食提倡"早吃好、午吃饱、晚吃少"的原则，每餐进食宜缓慢，七成饱即可。多吃蔬菜，少吃动物脂肪，提倡高蛋白饮食。

2.适当吃些水果：血糖如果控制较好，水果可以适当吃一些，但切忌不要过量，并且一定要计算在每天的总热量中。

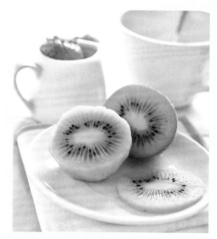

新买的猕猴桃放软再吃，作为糖尿病患者的加餐效果更好。

降糖食谱

珍珠母粥（热量约 14 食物交换份，目测 3.5 小饭碗或 7 小茶盅）

【材料】珍珠母 3 小把，生牡蛎肉 6 平调羹，荞麦 1 小茶盅。

【做法】将珍珠母、生牡蛎肉加水煮，去渣留汁，加入荞麦煮粥，供早餐食用。

【降糖功效】珍珠母粥平肝潜阳，用于糖尿病并发脑血管病变，属肝阳上亢者。

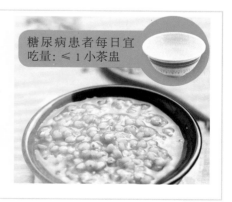

糖尿病患者每日宜吃量：≤ 1 小茶盅

菊花与绿茶泡茶饮，有解毒降脂的功效，适合糖尿病合并脂肪肝患者每天饮用。

🖐 生活小贴士

1. 适量运动：通过有氧运动减轻体重，可以改善糖尿病并发血脂异常和高胰岛素血症，并使脂肪肝消退。糖尿病并发脂肪肝患者要根据身体状况，可以选择快步走、慢跑、太极等运动项目。

2. 戒烟、限酒：烟草中的尼古丁、一氧化碳会引发或加重动脉粥样硬化。少量饮酒对人体有利，多饮有害。酒的热量高，多喝会加重肥胖。

3. 合理饮水：平时每3小时应摄入普通水杯1~2杯水，饮用水的最佳选择是白开水、矿泉水及清淡的绿茶、菊花茶等，忌用各种饮料代替水。也可以每天用山楂1~2颗、决明子1小把，加开水冲泡代茶饮。

糖尿病合并脂肪肝

糖尿病并发脂肪肝多见于有肥胖、血脂异常、高血压的患者，其发病率为21%~78%，成人肥胖型糖尿病患者并发脂肪肝较多，发生脂肪肝并发症的原因可能与胰岛素抵抗有关。糖尿病并发脂肪肝患者要控制脂肪的摄入，戒烟忌酒，适量运动，使脂肪肝早日消除。

发病症状

轻度糖尿病并发脂肪肝大多没有明显症状，若血糖得不到合理控制，随着病情的加重会出现上腹不适、厌食、腹胀、呕吐，甚至肝脏肿大等症状。发病时，尽量选用对肝脏损害轻的降糖药来控制血糖，也可以适量使用维丙胺、肌醇等治疗脂肪肝的药物，必要时可以注射胰岛素来稳定血糖。

特效穴调养并发症

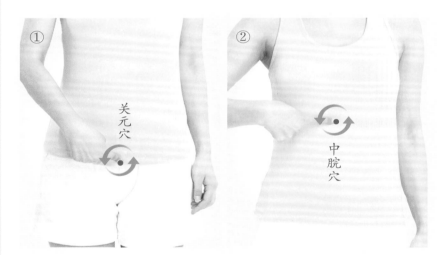

①关元穴：在下腹部，正中线上，肚脐中央向下4横指处即是。

按摩方法：先将手掌温热，然后将掌心敷在关元穴上做顺时针和逆时针按摩各20~30次，再用食指指腹按揉关元穴1~3分钟。

②中脘穴：在上腹部，肚脐中央向上5横指处。

按摩方法：用食指指腹按揉中脘穴1~3分钟。

饮食宜忌

食物种类	☑ 宜吃食物	☒ 忌吃食物
果蔬类	苹果、猕猴桃、柚子、橘子、梨、菜花、西葫芦、芹菜、白萝卜、黄瓜、仙人掌、黄豆芽、竹笋、苦瓜、丝瓜、冬瓜	香蕉、红枣、桂圆、杨梅、甘蔗、葡萄、黑枣、柿子、金橘、甜瓜、酸菜、甜菜
谷豆类	莜麦、玉米、大豆	方便面、油条
肉蛋奶类	猪瘦肉、脱脂牛奶、蛋清	腊肉、羊肉串、牛排、动物内脏、鸡皮、肥肉、蛋黄
水产、菌藻类	泥鳅、黄鳝、鲫鱼、鳗鱼、裙带菜	虾皮、鱼子、蟹黄
中药、饮品类	茯苓、枸杞子、地骨皮、绿茶、菊花茶	浓茶、咖啡、烈酒、可乐、碳酸饮料
其他类	橄榄油、菜子油、茶油、大蒜、姜	咖喱、咸菜、酱菜、胡椒、辣椒油、辣酱、烧烤、肉汤、鸡汤

🍴 牢记饮食原则

1. 控制脂肪的摄入：糖尿病并发脂肪肝患者应控制热量、脂肪的摄入，防止肥胖。选择高蛋白、高膳食纤维食物，戒烟限酒，少食刺激性食物，少喝饮料。

2. 限制摄入富含胆固醇的食物：胆固醇过高者应少食蛋黄、肉类、动物内脏、鸡皮、鸭皮、虾皮、鱼子、动物脑等胆固醇含量高的食物；甘油三酯过高者要忌糖、忌甜食。

3. 少食精制食品：主食之中应搭配部分粗粮，减少精制食品的摄入，以增加饱腹感，对控制血糖、血脂都有利。

4. 忌过量摄食、暴饮暴食：忌随意摄取零食以及过分追求高营养和味浓的食物；晚饭应少吃，临睡前忌加餐，以免体内脂肪过度蓄积，加重肝脏的负担。

降糖食谱

芹菜萝卜饮（热量约 0.1 食物交换份，目测 1 小茶盅）

【材料】切碎芹菜、切碎白萝卜各 1 双手捧，新鲜车前草 1 小把。

【做法】将芹菜、白萝卜、车前草洗净，榨汁机取汁，小火煮沸后温服。每日 1 次，疗程不限。

【降糖功效】清热利湿健脾，用于湿热型糖尿病性脂肪肝。

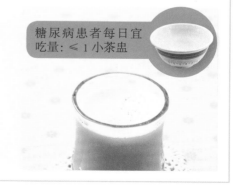

糖尿病患者每日宜吃量：≤ 1 小茶盅

每周打太极拳 2~3 次，连续 12 周后，可有效降血糖、降血脂。

🖐 生活小贴士

1. 服降糖药和注射胰岛素：口服降糖药和注射胰岛素双管齐下，血脂异常可得到迅速缓解。

2. 适量运动：运动宜采取循序渐进的方式，不应操之过急，可选择有氧运动，如散步、快走、太极拳等。

3. 保持理想的体重：随着体重减轻，可使细胞中胰岛素受体敏感性增高，从而降低血脂、血压，改善糖耐量，使血糖稳定。

4. 限酒：尽量不要喝酒，喝酒要适宜，可以适量地喝一些红酒。

5. 释放压力：要保持愉悦的心情，减轻精神紧张，避免给自己太大的压力。

糖尿病性血脂异常症

糖尿病所致的脂质代谢异常，对动脉硬化的发生及发展有重要影响。糖尿病并发血脂异常的危险性甚至超过高血压、胰岛素抵抗、腹型肥胖等，日常调养除了要适量运动，还要进行食疗，控制脂肪和蛋白质的摄取，饮食要清淡，多吃新鲜蔬菜和粗粮，能起到辅助治疗的作用。

发病症状

轻度高脂血症通常没有任何不舒服的感觉；较重时会出现头晕目眩、头痛、胸闷、气短、心慌、胸痛、乏力、口角歪斜、不能说话、肢体麻木等症状，最终会导致冠心病、脑卒中等严重疾病，并出现相应症状。根据患者情况，可选择合适的用药方式，服降糖药或者注射胰岛素，血脂异常可得到缓解。当高脂血症患者情绪激动时，不利于控制病情，患者家人也应该多与患者交流，平复患者情绪，使其保持乐观。

特效穴调养并发症

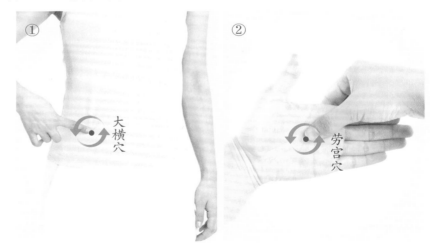

①大横穴：大横穴位于肚脐水平旁开 5 横指处。
按摩方法：用食指指腹按揉大横穴 3~5 分钟，可两侧同时按揉。

②劳宫穴：握拳屈指，中指指尖所指掌心处，按压有酸痛感处即是。
按摩方法：用拇指指腹按揉劳宫穴 30~50 次。

饮食宜忌

食物种类	☑ 宜吃食物	☒ 忌吃食物
果蔬类	山楂、木瓜、苹果、猕猴桃、芹菜、甜椒、黄瓜、南瓜、菜花、莴笋、魔芋豆腐、洋葱、马齿苋	香蕉、葡萄、黑枣、红枣、柿子、金橘、桂圆、杨梅、甘蔗、甜瓜、甜菜
谷豆类	燕麦、莜麦、红豆、豆浆	油豆腐、豆泡
肉蛋奶类	鸽肉、猪瘦肉、蛋清、脱脂牛奶、兔肉、鸭肉	腊肉、动物内脏、肥肉、火腿、香肠、蛋黄、全脂奶粉、乳制品
水产、菌藻类	带鱼、金枪鱼、沙丁鱼、黑木耳、银耳、香菇、草菇、鸡腿菇、海带	鱼子、蟹黄
中药、饮品类	枸杞子、葛根、绿茶、荷叶茶	浓茶、咖啡、酒、加工果汁、碳酸饮料
其他类	植物油、大蒜	动物油、黄油、巧克力、糖果、冰激凌

🍴 牢记饮食原则

1. 限制胆固醇的摄入。患动脉粥样硬化症的糖尿病患者，每日蛋黄摄入不应超过1个。限制动物内脏、动物油脂以及干贝、蟹黄等的摄入。

2. 每日摄入油量要小于3调羹：富含饱和脂肪酸的动物脂肪的摄入要少，少吃猪肉、牛肉、羊肉等，尽量食用富含不饱和脂肪酸的植物油，如橄榄油、亚麻籽油、山茶油等。

3. 多喝白开水，保证每天喝8杯水，不饮酒。

4. 每天膳食纤维的摄入量应不少于30克。可适当增加粗粮、蔬菜及水果的进食量，相当于蔬菜2~3半握拳，再加杂粮粥2~3小茶盅，水果1单手捧。补充充分的膳食纤维，以降低血脂含量。

降糖食谱

葛根荞麦糊（热量约9食物交换份，目测3小饭碗或6小茶盅）

【材料】葛根粉0.5小茶盅，荞麦8平调羹，黑芝麻粉2平调羹。

【做法】将葛根粉、荞麦、黑芝麻粉一起加水3小饭碗煮成稀粥，供早、晚餐食用。

【降糖功效】此粥健脾祛浊降脂，用于糖尿病并发高脂血症，属湿浊内蕴、脾胃失调者。

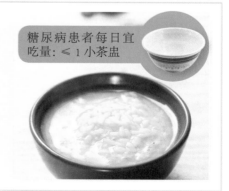
糖尿病患者每日宜吃量：≤1小茶盅

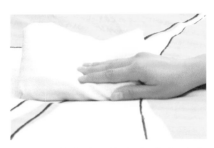

用微湿的抹布，将床上残留的皮屑、毛发等清理干净，可减轻糖尿病患者的皮肤瘙痒症状。

🖐 生活小贴士

1. 积极控制血糖，注意皮肤清洁：在积极控制血糖的基础上，注意皮肤的清洁，皮肤瘙痒时不要使劲抓挠，以免皮肤破损，导致皮肤感染而难以治愈。晚上洗脚时要看脚部皮肤是否有破损，防患于未然。

2. 穿衣有讲究：湿疹患者宜穿纯棉的衣服，像尼龙、冷衫等质地就不宜穿着。

3. 常换洗被褥床单：藏于被褥床单中的尘螨对皮肤也有一定影响，平时要常换洗被褥床单。

4. 皮肤患处注意保湿：涂不刺激的润肤膏于患处，给患处保湿会减轻瘙痒感，自然不会抓得那么厉害，减少患处恶化，而润肤膏配合药物，会加快恢复。

糖尿病并发皮肤病

糖尿病并发皮肤病，最常见的是皮肤瘙痒症。糖尿病症状发生前后都有可能发生皮肤瘙痒。泛发性皮肤瘙痒症多见于老年性糖尿病患者，女性糖尿病患者常见外阴瘙痒症。当外阴、肛门处发生皮肤瘙痒时应考虑到患糖尿病的可能。保持皮肤清洁，避免抓挠，饮食要清淡，少吃辛辣食物，可改善皮肤状况。

发病症状

轻者瘙痒，但如果搔抓过度，致皮肤破溃，则易造成感染，加上糖尿病患者肢端血液循环不畅，可出现溃烂、坏疽，导致败血症等，严重者需截肢。当糖尿病得到控制时，皮肤瘙痒症就很容易痊愈，但对症止痒、合理饮食调养等辅助治疗，仍是不可忽视的措施。在积极控制血糖的基础上，也要注意皮肤的清洁。皮肤瘙痒时，不要使劲抓挠，以免出现感染而难以治愈。

特效穴调养并发症

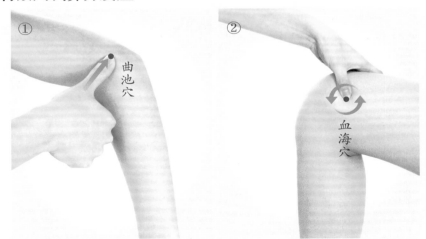

①曲池穴：屈肘成 90°，先找到肘横纹终点，再找到肱骨外上髁，两者连线中点即是。
按摩方法：用拇指指腹垂直按压曲池穴，每次 1~3 分钟。

②血海穴：屈膝成 90°，手掌置于膝盖上，拇指与其他四指成 45°，拇指指尖处即是。
按摩方法：用拇指指腹按揉血海穴，每次 1~3 分钟。

饮食宜忌

食物种类	✅ 宜吃食物	❌ 忌吃食物
果蔬类	柚子、橙子、苹果、菠萝、青椒、大白菜、芹菜、白萝卜、油菜、胡萝卜、西红柿、黄瓜、冬瓜、菠菜、马齿苋	桂圆、荔枝、榴莲、黑枣、甜瓜、香椿、香叶、韭菜
谷豆类	糙米、玉米、燕麦、黑米、豌豆、绿豆、黑豆	糯米
肉蛋奶类	猪血、脱脂牛奶、鸭肉	肥肉、羊肉、狗肉、蛋糕
水产、菌藻类	海带、银耳、黑木耳、香菇	虾、螃蟹、胖头鱼
中药、饮品类	绿茶、黄芪、荷叶、桑叶	浓茶、咖啡、酒、碳酸饮料
其他类	西瓜皮、姜、核桃	辣椒、大蒜、芥末、胡椒、巧克力、咸菜、酱菜、雪里蕻（腌制）

🍴 牢记饮食原则

1. 饮食清淡，多吃高纤维食物：提倡清淡饮食，宜多吃新鲜蔬菜及高纤维食物，通过改善肠道功能而消除便秘，有助改善或消除瘙痒。

2. 补充所缺乏的营养物质：皮肤病有很多种，如各种皮炎、湿疹等，这些病都与营养素缺乏相关。凡与营养缺乏有关的皮肤病患者，一定要补充所缺乏的营养物质，如以皮炎、消化道及神经精神性为主要表现的糙皮病患者，一定要给予高蛋白、富含维生素的食物，如蛋、奶、肉、豆、花生，多吃水果、蔬菜及杂粮。

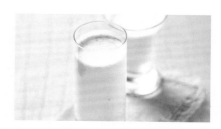

在服药前后 1~2 小时内最好不要喝牛奶，防止影响药物吸收。

降糖食谱

海带排骨汤（热量约 8 食物交换份，目测 4 小饭碗或 8 小茶盅）

【材料】海带 2 小把，猪排骨 2 拳头。

【调料】盐适量。

【做法】①将海带洗净；猪排骨洗净切块。②锅中加 2 小饭碗水，放入海带和排骨块，煮到熟烂，以盐调味。

【降糖功效】海带排骨汤益肾润燥、止痒，适用于糖尿病并发皮肤病。

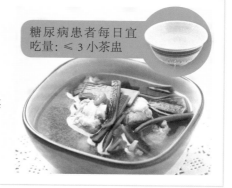

糖尿病患者每日宜吃量：≤ 3 小茶盅

糖尿病患者失眠服用安眠药治疗会影响血糖，建议通过饮食和运动调节失眠症状。

✋ 生活小贴士

1. 保持乐观，放松身心：治疗上除有效控制血糖外，还需配合心理疏导，对血糖的暂时性偏高不必过分忧虑，减轻心理负担，放松心情。

2. 适量运动：每天保持 1 小时左右的运动时间，充分调节身体各器官。

3. 慎用安眠药：虽然安眠药能使人入睡，但是对血糖的控制会产生不良影响，因此，要慎用安眠药。

4. 注意居室环境：居室环境应温度、湿度适宜，向阳。睡眠环境应安静舒适，避免嘈杂，光线宜暗，床上被褥松软适宜。

糖尿病并发失眠

糖尿病并发失眠在临床上最为常见。由于糖尿病是一种终生性疾病，患者在治疗过程中病情控制不佳时，易出现紧张、恐惧、焦虑，甚至悲观、失望等情绪，最终导致长期失眠。失眠后，体内的抗胰岛素类激素分泌增多，引起血糖升高，久而久之，形成恶性循环。因此，保持乐观心态是关键，合理膳食，适量运动，早日摆脱失眠困扰。

发病症状

糖尿病并发失眠会导致患者焦虑、抑郁和神经衰弱，还常伴有心悸、多汗、苦闷、脉速、坐立不安等症，如果长期失眠会严重影响身体健康，使糖尿病病情更加严重。中医认为，本病主要因心脾血亏、心肾不交及脾胃不和所致。治疗上除了有效控制血糖外，还需配合心理疏导，合理安排膳食。宜辨证用膳，虚者补之，实者泻之。调膳配食时，忌食大辛、大热、大寒的食品。

特效穴调养并发症

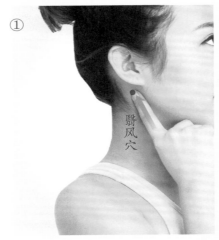 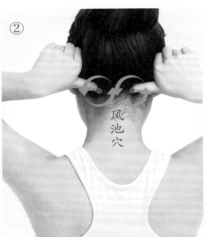

①翳风穴：头偏向一侧，将耳垂下压，所覆盖范围中的四陷处即是。
按摩方法：用食指指腹轻轻按压翳风穴，每次 3~5 分钟。

②风池穴：正坐，后头骨下两条大筋外缘陷窝中，与耳齐平处即是。
按摩方法：用双手拇指指腹一起按揉两侧的风池穴，每次 1~3 分钟。

饮食宜忌

食物种类	☑ 宜吃食物	☒ 忌吃食物
果蔬类	苹果、桑葚、菠萝、山药、莴笋、莲藕、木瓜、茄子、西红柿、胡萝卜	山竹、荔枝、柿子、韭菜、甜菜、酸菜
谷豆类	粳米、薏米、小米、燕麦、豆浆	糯米、蚕豆、薯片、甜点
肉蛋奶类	蛋清、脱脂牛奶	肥肉
水产、菌藻类	鲤鱼、香菇、银耳、海带、黑木耳	螃蟹
中药、饮品类	地黄、黄连、枸杞子、人参、灵芝	浓茶、咖啡、酒、可乐
其他类	酸枣仁、莲子、杏仁	胡椒、姜、葱、辣椒油、辣酱、大蒜、芥末、巧克力、冰激凌、白瓜子

🍴 牢记饮食原则

1. 合理安排膳食：宜辨证用膳，虚者补之，实者泻之。调膳配餐时，忌食大辛、大热、大寒的食品。

2. 食用对神经有好处的食物：B族维生素对神经有好处，富含这些营养素的食物有未精制的谷物类食物、肉类、动物肝脏等。

3. 戒烟戒酒：烟和酒都是刺激神经的物质，糖尿病合并失眠患者更要戒烟戒酒。

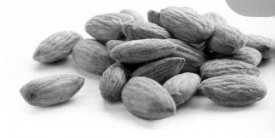

睡前吃 3~5 颗杏仁，有助于糖尿病合并失眠患者缓解焦虑情绪，促进睡眠。

降糖食谱

酸枣仁粳米粥（热量约 4 食物交换份，目测 2 小饭碗或 4 小茶盅）

【材料】酸枣仁 1 平调羹，粳米 8 平调羹。

【做法】酸枣仁洗净后，与淘洗干净的粳米一同放入锅里，加 2 小饭碗水，大火煮沸后，转小火煮至粥成即可。

【降糖功效】本品养心血、宁心神，用于糖尿病并发失眠属心血不足者。

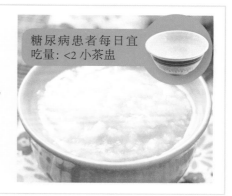

糖尿病患者每日宜吃量：<2 小茶盅

大豆、燕麦等杂粮所含的膳食纤维会促进肠胃蠕动，加重腹泻病情，糖尿病腹泻患者不宜多吃。

👋 生活小贴士

1. 加强血糖监测：腹泻会导致糖尿病患者血糖调节更加失衡，务必密切观察血糖变化，加强血糖监测，及时调整降糖药，以控制血糖达标。

2. 药物治疗：必要时进行适当的对症治疗，包括使用止泻药等。

3. 及时就医：腹泻持续 6 小时未愈，或间断腹泻伴有发热多日未好转；或增加胰岛素用量后血糖依然大于 13 毫摩尔 / 升；口服降糖药，餐前血糖大于 13 毫摩尔 / 升，超过 24 小时。

糖尿病并发腹泻

糖尿病并发腹泻是内脏自主神经系统功能失调所致，是糖尿病自主神经病变在消化系统最常见的表现之一。在饮食上，腹泻者要减少膳食纤维的摄入，少吃油性和辛辣食物，配合穴位按摩，尽早祛除并发症。

发病症状

腹泻多数是间歇性的，少数是连续的，多在白天腹泻，只有少数患者在夜间腹泻。有些患者还伴有自主神经功能异常的其他表现，如小便失禁、阳痿、多汗等。顽固性间歇性腹泻的发作期可几天至几周，昼夜均可发作，但以清晨多见，一般不伴有体重减轻或脱水，间歇期可数周至数月。常有饭后腹泻加重，腹泻前可有腹胀或肠鸣。约有 50% 的患者同时有脂肪泻。

特效穴调养并发症

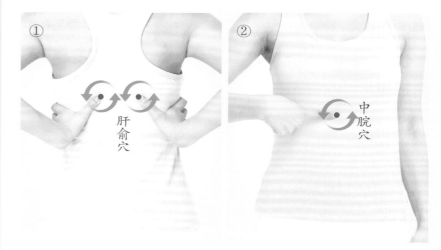

① 肝俞穴 ② 中脘穴

① 肝俞穴：肩胛骨下角水平连线与脊柱相交椎体处，往下推 2 个椎体，下缘旁开 2 横指处即是。

按摩方法：双手拇指分别按压在双侧肝俞穴上做旋转运动，由轻到重至能承受为止，每次持续 1~3 分钟。

② 中脘穴：在上腹部，肚脐中央向上 5 横指处。

按摩方法：用食指指腹按揉中脘穴 1~3 分钟。

饮食宜忌

食物种类	✅ 宜吃食物	❌ 忌吃食物
果蔬类	石榴、苹果、无花果、山楂、木瓜、冬瓜、黄瓜、苋菜、油菜、香菜、山药、豇豆、扁豆、土豆	香蕉、甜瓜、梨、西瓜、青梅、柿子、番石榴、青椒、韭菜、芹菜、菠菜、甜菜、圆白菜、黄豆芽
谷豆类	荞麦、薏米、粳米、面条	红薯、燕麦、红豆、大豆、蚕豆、玉米、绿豆
肉蛋奶类	牛肉、鸡肉、羊骨、鸡蛋	肥肉、火腿、香肠、猪油、牛油、羊油、奶油、动物内脏、酸奶
水产、菌藻类	鲫鱼、鲈鱼	螃蟹
中药、饮品类	人参、党参、芡实、绿茶	金银花、枸杞子、知母、西洋参、黄精、酒、可乐
其他类	姜、栗子、莲子	大蒜、辣椒、芥末、榨菜

🍴 牢记饮食原则

1. 坚持进食：糖尿病并发腹泻患者一般会没有食欲，但是为了避免发生低血糖必须坚持进食。

2. 饮食清淡，少油少盐：饮食上宜采用少油、少盐、高蛋白、高维生素、半流质或软质食物。

3. 少食多餐，每日 4~6 餐：根据患者腹泻情况，酌情补充热量。排便次数正常后，短期内不宜食用生拌蔬菜及含膳食纤维多的蔬菜。多吃富含 B 族维生素的食物，如牛肉、薏米等，以改善自主神经功能。

4. 补充维生素和其他营养成分：糖尿病并发腹泻会影响糖尿病患者的消化和吸收功能，造成营养不良，必须要补充充足的维生素和所需其他营养成分。

5. 少吃高膳食纤维食物：膳食纤维能够促进肠胃蠕动，加重腹泻症状。

降糖食谱

煮苹果水（热量约 1 食物交换份，目测 1 小饭碗或 2 小茶盅）

【**材料**】苹果 1 拳头（1 个）。

【**做法**】①苹果洗净，去核切小块。②苹果块放锅中，加 1.5 小饭碗水，大火烧开，转小火煮 15~20 分钟即可。

【**降糖功效**】本品对糖尿病腹泻患者有收敛作用，可防治腹泻。注意，一定要趁热食用，凉后反而会导致腹泻。

糖尿病患者每日宜吃量：≤ 2 小茶盅

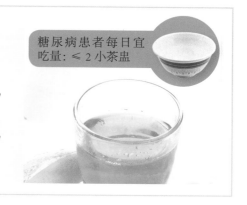

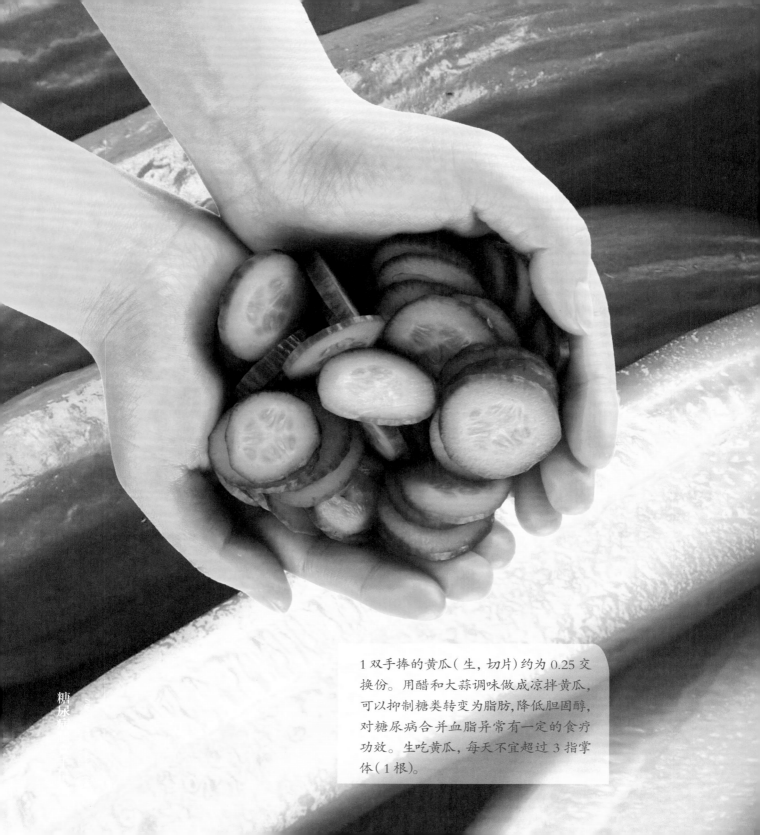

糖尿病

1双手捧的黄瓜（生，切片）约为0.25交换份。用醋和大蒜调味做成凉拌黄瓜，可以抑制糖类转变为脂肪，降低胆固醇，对糖尿病合并血脂异常有一定的食疗功效。生吃黄瓜，每天不宜超过3指掌体（1根）。

第五章

运动——安全有效降血糖

长期坚持适度的运动，对控制糖尿病病情有很好的效果。但不是所有运动都能降糖，运动的时间、强度、方法等也都会影响运动的降糖效果。在运动之前，糖尿病患者需要先来了解一些运动常识，才能更好地控制病情。

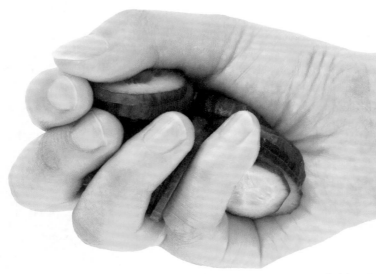

这样1小把的黄瓜重量约30克，热量约5千卡。

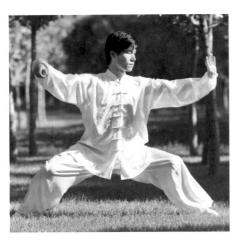

哪些运动适合糖尿病患者

运动有很多种，糖尿病患者一般可以根据自己的病情，选择适量、全身、有节奏性的运动项目。最好以一种运动为主，时不时穿插一些其他运动，多点新意，少点枯燥。如果年纪较大或有较严重的并发症，则应该选择强度小的运动，且运动时间不能太长。如果是比较年轻且病情较轻，身体条件较好的糖尿病患者，则可以适当加大运动强度和时间，以得到充分的锻炼。

运动前要全面检查

在运动之前，对自身身体条件要进行较全面检查，如血压、血糖、血脂、心电图运动平板试验等。如血压高于 140/90 毫米汞柱，血糖高于 14.0 毫摩尔 / 升，已有糖尿病并发症、合并症者，最好在专业医生指导下开始运动。

最好选择全身性运动

在符合自身运动条件的前提下，糖尿病患者最好选择全身性的运动。运动可以提高锻炼部位的胰岛素感受性。全身性运动可以使身体各个部位的肌肉都得到锻炼，对糖尿病患者很有帮助。做操、慢跑、骑自行车、跳交谊舞、打太极拳、游泳等都属于全身性运动，且这些运动一般都伴随着有节奏的音乐或节拍，既能锻炼身体，又能令人感到愉快，能够长期坚持。糖尿病患者可以有选择地进行运动。

跳舞

舞蹈是一种全身性的、有节奏的运动，不但可以恢复和增强身体功能，还可以缓和紧张、调节情绪，增加运动乐趣。

变速走

先快步行走 5 分钟，然后慢速行走 5 分钟，如此交替进行。身体状况较好的糖尿病患者可每分钟走 120~150 步。身体状况较差的患者应先慢速步行，速度保持在每分钟 90~100 步，锻炼一段时间以后，身体适应了，再逐渐增加运动量。注意行走时的正确姿势，收腹挺胸，两眼目视前方，跨步要大而流畅，摆动臂膀时让肘部保持弯曲 90 度。

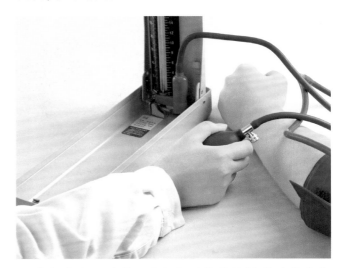

运动会使血压升高，因此血压偏高的糖尿病患者在运动前最好测量血压。

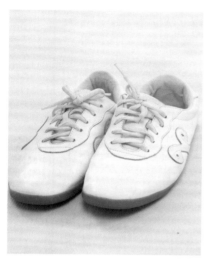

运动时的鞋子，一般挑选底硬、垫软、宽头的。

慢跑

慢跑和长跑的运动量较大，慢跑时的最高心率可达 120~136 次 / 分，对于糖尿病合并高血压的患者要谨慎练习。可先在 10~12 分钟之内，快速行走 1000 米，如果没有不适反应，再进行跑步锻炼。跑步时间可由少逐渐增多，以 15~30 分钟为宜。也可以采用间歇训练法，即慢跑 30 秒，休息 60 秒，这样反复进行 15~20 次。

特别提醒

1. 慢跑时，吸要深长，呼要缓慢而有节奏，宜用腹部深呼吸，全身肌肉要放松，吸气时鼓腹，呼气时收腹。

2. 慢跑时步伐要轻快，双臂自然摆动。

太极拳

太极拳具有良好的保健作用。它动作柔和，能使肌肉、血管放松，从而促使血压下降。打太极拳时要求意念引导动作，思想集中，心境宁静，这有助于消除不良情绪对身心的影响。体力较好的糖尿病患者，可打全套简化太极拳；体力较差的患者，可打半套。

登山

登山时动作宜缓慢，尤其是老年患者。每走半小时，最好休息 10 分钟，避免过度疲劳。在登山时，注意预防腰腿扭伤，因此，在每次休息时，都要按摩腰腿部肌肉，防止肌肉僵硬。按摩方法很简单，即用两手轻轻按揉或捏拉腰背部、大腿及小腿的各处肌肉。休息时不要坐在潮湿的地上和风口处；出汗时可稍松衣扣，但不要脱衣摘帽，以防伤风受寒；进餐时应在背风处，先休息一会再进食。

游泳

游泳可以减轻心脏的负担，对防治糖尿病合并高血压有一定的帮助。游泳还能使得身体内的脂肪加速燃烧，从而增强减肥效果。游泳时要掌握好运动量，不要做长距离游泳或进行游泳比赛，以免发生危险。泳姿以舒适自如为宜。

🍴 初次锻炼者适宜哪种运动

一般来说，从未锻炼过的人，选择步行是比较好的运动。因为步行速度较慢，而且不需要学习，是最方便实用的运动项目：

1. 选择环境安静、优美的地方进行。

2. 身心放松。

3. 合适的运动装备。

4. 步行场地要平整。

5. 快速步行，适合于全身情况良好者。

6. 中速步行，适合于情况一般者。

7. 慢速步行，适合于年龄较大、身体较差者。

8. 如果不适应快走，可以在慢速步行中延长距离或穿插爬坡。

9. 适宜的运动量，运动时能说话，不能唱歌。

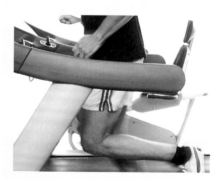

用跑步机跑步时，要先热身 5~10 分钟，开始和结束时要慢速跑。

不是所有运动都能降血糖

认为只要运动就会降血糖的想法是错误的。对于有严重并发症的患者，盲目运动可能会加重病情。如果把糖尿病的治疗希望完全寄托于"运动"，既不监测血糖，也不就诊，那更是有害无益的。而且，盲目运动缺乏针对性，难以达到理想的效果。

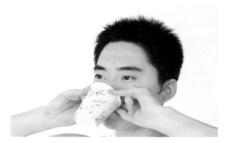

糖尿病患者在运动后要及时补充水分，以防因身体脱水而昏迷，建议不要喝含糖分的饮料。

以进餐时间来选择运动时间

一般来说，糖尿病患者在进食后 1~2 小时，血糖会升到最高值，然后开始缓慢下降，直到下一次进食再回升。所以，尽可能在饭后 1~2 小时参加运动，这时血糖较高，通过运动可以快速消耗糖质，维持血糖的稳定。但是也不宜在空腹情况下运动，因为空腹时体内的葡萄糖几乎消耗完毕，此时运动会加速血糖的下降，有可能会造成低血糖。患者在空腹运动前最好进点食，如喝一杯牛奶，吃几块饼干，并随身带几块糖果。

运动前要测量血糖

运动会消耗一定的热量，使血糖值降低，对糖尿病患者的血糖控制很有帮助。正因为运动有降血糖的作用，如果糖尿病患者运动前血糖值本就较低，运动后就很有可能出现低血糖。特别是采用胰岛素治疗的糖尿病患者，由于运动能增强人体对胰岛素的敏感性，更易导致低血糖，不仅不利于糖尿病的控制，还可能给身体带来损害。因此，糖尿病患者在运动前必须要测量血糖。

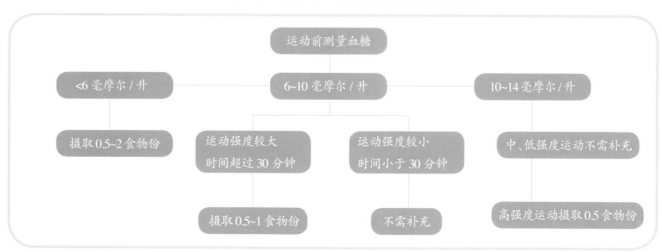

运动前测量血糖

<6 毫摩尔 / 升　　　6~10 毫摩尔 / 升　　　10~14 毫摩尔 / 升

摄取 0.5~2 食物份　　运动强度较大 时间超过 30 分钟　　运动强度较小 时间小于 30 分钟　　中、低强度运动不需补充

摄取 0.5~1 食物份　　不需补充　　高强度运动摄取 0.5 食物份

糖尿病患者不宜晨练

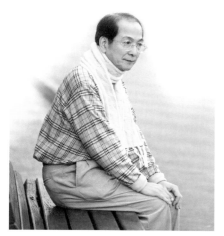

运动后做 5~10 分钟的放松活动，使心率、血压下降至休息水平，再坐下来休息。

原则上糖尿病患者要尽量避免在长时间空腹、服用降血糖药物或胰岛素作用高峰时间进行运动。因为早晨气温比较低，糖尿病患者遇冷空气刺激血管会强烈收缩，容易诱发心脑血管病；加上早晨的空气污染最为严重，此时锻炼很容易将灰尘、细菌等吸进肺部，极易造成气管和肺部感染。但是，一些糖尿病患者具有黎明现象，在早餐前往往血糖升高，可以选择早晨空腹锻炼。但要注意监测运动前后的血糖水平。

🍴 运动中的注意事项

1. 不要空腹运动，防止低血糖。

2. 足部或其他部位受到小伤要及时处理或到医院治疗。

3. 血糖不稳或有并发症的患者要等到病情稳定了再进行适当运动。

4. 若运动中出现不适，如饥饿感、出冷汗、心悸、心跳加快，可能是低血糖反应，应及时补糖。

5. 如果出现胸闷、胸痛或腿痛，应立即停止运动，并尽可能到附近医院就诊，检查一下。

服用降糖药后就不必运动了吗

体育锻炼能够消耗热量、降低血糖、减轻体重，而减轻体重也能降低血糖。所以说，运动本身就是一种降糖疗法，尤其是餐后的运动更能使血糖下降。通过运动能协助降糖药物更好地发挥疗效。规律运动有很多好处，可以预防糖尿病，增强胰岛素的敏感性；对于已患有糖尿病的患者，运动同样可以增强胰岛素的敏感性，减轻胰岛素抵抗，有利于降低血糖，减少药物的数量和种类，对于血糖的长期稳定和控制有好处。因此，在服用降糖药后，仍要坚持适当运动，否则会影响药物治疗的效果。药物治疗取得一定效果后，便可以在医生的指导下停止药物治疗，依靠饮食和运动疗法来控制血糖。

每天都很累，就不需要运动了吗

必要的运动量是糖尿病运动治疗的前提，除非伴有严重的并发症。如果糖尿病患者每天都感觉很累，说明血糖可能控制得很差，更需要加强运动。只有血糖控制良好，这种"累"才会减轻。

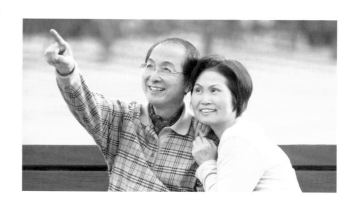

家务劳动可以代替运动吗

做家务虽然具有运动的部分特点，但与糖尿病治疗意义上的运动还是有区别的，因为做家务不具有运动治疗的连续性和运动量。一般来说，做家务不能满足治疗所需要的运动量，而且做家务的运动强度也很低。因此不能用家务劳动完全取代运动。家务活可以做，此外还应该选择一些喜欢的运动方式，制定一个系统性、延续性的运动计划，然后坚持运动下去。

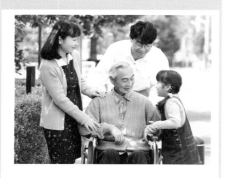

🌱 Tips：糖尿病患者运动必须有规律和坚持

运动无规律或者仅在周末进行锻炼，对糖尿病患者来说有害无利。无规律的运动仅有助于运动前一餐餐后血糖的控制，而对其他时间的血糖毫无作用，血糖控制也就达不到满意的效果。而规律运动则可以增加胰岛素敏感性，改善胰岛素抵抗，有助于降低血糖。同时规律运动还能够改善心肺功能，增加运动能力，预防心血管疾病的发生，减少体内脂肪堆积，降低及维持体重。

糖尿病患者每周最好运动几次

要通过运动很好地控制血糖，必须持之以恒，不能仅仅做周末运动者。一般认为，两次运动之间的时间间隔超过 2 天，运动所产生的效果就会减小，对糖尿病所产生的治疗效果更是很小。因此，要达到最佳的运动效果，糖尿病患者每周必须要保证进行 3~5 次运动。上班族如果没有足够的时间，可以把运动穿插于工作间隙，利用休息时间进行较短时间的运动。

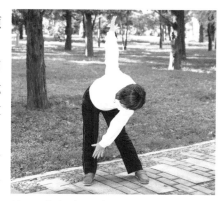

糖尿病患者可在晚饭后到户外空气好的地方做简单的体操，既愉悦心情，又有助于身体健康。

每次需要运动多长时间才有效

糖尿病患者每次运动前，都要先进行 10 分钟准备活动，让身体逐渐适应；而且，还要避免在空腹和注射药物 60~90 分钟内运动，以免发生低血糖；每天都要保证一定的运动时间，一般每天 30~60 分钟。糖尿病患者可以根据自己的身体状况，酌情调整运动时间。

一日运动计划推荐表

运动也应像饮食一样，得有详细的计划，包括每天运动多长时间、运动强度为多大等。否则，想起来就运动，想不起来就不运动，就会使运动治疗失去意义。糖尿病患者可以参照以下一日运动计划表，根据自己的实际情况，也为自己制订一个能长期坚持下去的运动计划。

早晨	起床	缓慢地起床，避免动作过大，使身体产生体位性低血压反应
	晨练	选择运动强度不大的运动，如果时间较长，可以在锻炼之前少吃一点食物
	吃早餐	按照规划好的饮食方案来吃，保证充足的营养
	上班路上	如果工作地方离家较近，可以步行上班。如果离家较远，可以提前几站下车，再走路去上班
上午	加餐	10 点左右可进行一次加餐，可以选择牛奶、水果等食物
	在办公室里	不要总坐着，经常站着或走动
中午	午餐	遵循糖尿病患者饮食原则：低糖、低油、低盐。午餐定时定量，少吃油炸、油煎的食物及肥肉、猪皮、鸡皮、鸭皮等食物，少吃胆固醇高的食物，如动物内脏及蟹黄等
	餐后运动	吃完饭半个小时后再进行运动，不宜选择高强度的运动，做做舒缓的健身操或者散散步都是不错的选择
下午	午休	如有可能，中午还是最好睡 30~60 分钟的午觉
	加餐	下午 3~4 点之间可以进行一次加餐，宜选择水果、坚果、一片无糖面包或者几块无糖饼干等
晚上	下班路上	尽量步行回家。上下楼的时候多爬楼梯，不要总乘电梯，或爬一段楼梯再坐一段电梯
	晚餐	饮食宜清淡，多吃蔬菜及高膳食纤维的食物
	运动	晚餐半个小时后，可以进行有一定强度的运动。随身携带糖尿病识别卡及方糖、饼干、巧克力之类的食物，以便低血糖发作时立即食用
	在家里	做家务时，各种姿势的家务交叉着做。少看电视，找一种可以与家人或朋友一起进行的运动方式
	睡觉前	做好足部护理，用温水洗脚，然后用干毛巾擦干脚部，注意修剪脚趾甲，及时处理脚部损伤，穿合脚、透气的鞋袜，定期做足部按摩

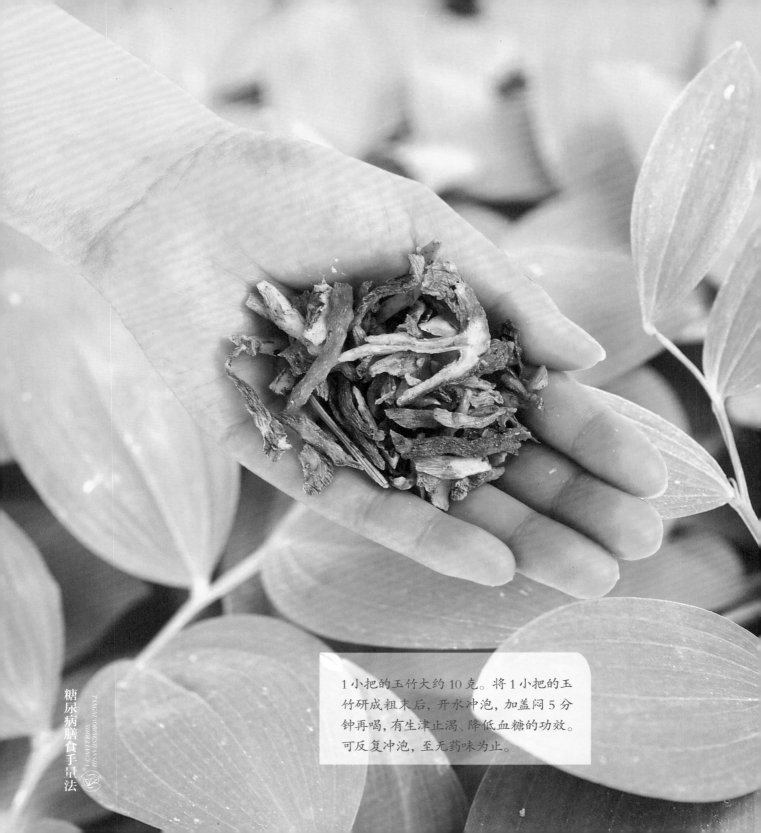

1小把的玉竹大约10克。将1小把的玉竹研成粗末后，开水冲泡，加盖闷5分钟再喝，有生津止渴、降低血糖的功效。可反复冲泡，至无药味为止。

第六章
中医调理糖尿病

中医在糖尿病治疗上的应用由来已久，且以其方便、副作用少而受到许多糖尿病患者的欢迎，取得了很好的临床效果。只需要按一按，灸一灸，再加上合理的饮食和生活调养，就可以帮助糖尿病患者很好地控制病情。

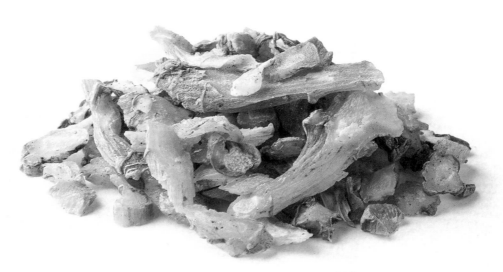

玉竹具有降血糖、调血脂和抗脂质过氧化的作用，可明显改善糖尿病患者的糖脂代谢紊乱。

每天按足三里穴，降糖很神奇

足三里穴是长寿第一要穴，通治一切与肠胃有关的疾病，尤其对糖尿病胃肠功能紊乱、腹泻、便秘等症状的改善有益。那么，足三里穴为何有这么神奇的降糖效果呢？原来刺激足三里穴，不仅可使胃肠蠕动有力而规律，并能提高多种消化酶的活力，增进食欲，帮助消化；还可以改善心脏功能，调节心律，增加红细胞、白细胞、血色素和血糖量；而且，在内分泌系统方面，对垂体——肾上腺皮质系统有双向良性调节作用，并有提高机体防御疾病的能力，所以要防治糖尿病，对足三里穴的关照不可或缺。

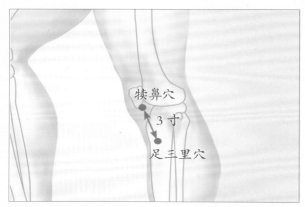

精确取穴：在小腿前外侧，犊鼻穴下3寸，犊鼻穴与解溪穴连线上。

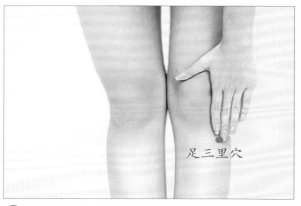

取穴技巧：站位弯腰，同侧手虎口围住髌骨上外缘，余四指向下，中指指尖处即是。

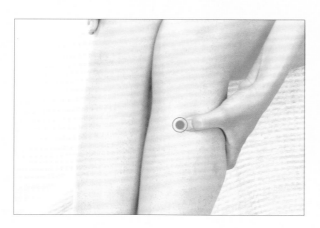

注意事项：手指着力于治疗穴位上做垂直按压，停留片刻，然后再慢慢松开，再做重复按压。

按摩方法：每天用拇指或中指按压足三里穴5~10分钟，每分钟按压15~20下；或进行艾灸，每日1次，每次15分钟。

每天揉关元穴 50 次，血糖更平稳

古人称精、气、神为三宝，视"丹田"为储藏精、气、神的地方，因此对丹田极为重视，有如"性命之根本"。"丹田"即关元穴，它既位于任脉和督脉所形成的圈上，又位于绕腰腹一周的联系身体大部分经络的带脉圈上，是两个圈的交汇点，又是小肠经的募穴，与身体的五脏均有联系。按摩该穴不仅可助脾阳，培肾固本，调气回阳，而且有助于胰脏正常功能的恢复，是糖尿病患者调理体质、增强抗病能力的有效穴位。

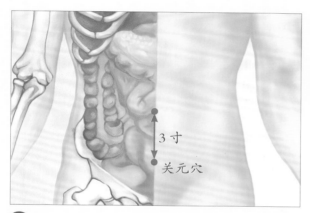

3 寸

关元穴

精确取穴: 在下腹部，脐中下 3 寸，前正中线上。

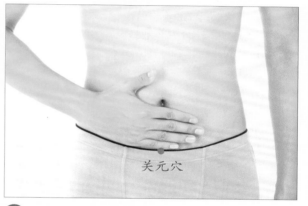

关元穴

取穴技巧: 在下腹部，正中线上，肚脐中央向下 4 横指处即是。

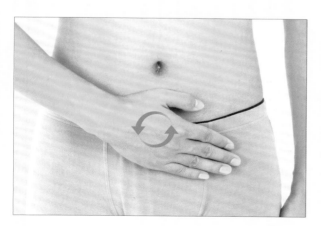

注意事项: 腕关节要放松，用前臂带动腕关节，进行左右摆动的运动。

按摩方法: 在使用药物或胰岛素降糖的同时，每天坚持用温热的手掌顺时针和逆时针按揉腹部关元穴各 50 下，直到腹部微微发热；也可采用隔姜灸的方式，每次灸半小时左右，每天进行一次，连续灸一周，你会发现血糖比以前控制得更加平稳，身体也更加健朗起来。

随时多按三阴交穴，降糖快

三阴交穴为足太阴脾经、足厥阴肝经与足少阴肾经的相会之处，类似交通枢纽，所以刺激此穴可同时调补人体三经，健脾益气、柔肝养血、益肾固本，三经气血调和，则先天之精旺盛，后天气血充足，最终达到改善血瘀体质、降糖降压的目的。对女性糖尿病患者而言，该穴意义更为重大，按摩三阴交穴不仅能快速降血糖，还能排除瘀血、产生新血，缓解失眠、神经衰弱、更年期综合征等症状，但女性经期、孕期禁按，孕期有引发流产的危险。

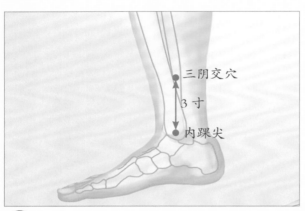

精确取穴： 在小腿内侧，内踝尖上3寸，胫骨内侧缘后际。

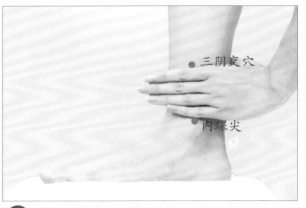

取穴技巧： 手四指并拢，小指下缘靠内踝尖上，食指上缘所在水平线与胫骨后缘交点处即是。

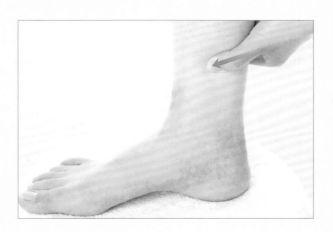

注意事项： 动作要平稳，不可用力过猛或突然用力。骨质疏松者不宜使用。

按摩方法： 经常用拇指指尖垂直按压三阴交穴，每次1~3分钟；中老年女性糖尿病患者，最容易出现下肢气血不调、足冰冷不温，此时采用灸法最好，可用艾条或艾炷，对准三阴交穴灸5~10分钟。能够调补肝、脾、肾三经气血，令血糖平稳下降。

温水泡脚后再按涌泉穴睡眠好

在人的足底分布着许多重要的保健穴位，其中最为出名的就是涌泉穴。它位于人体的最下端，这里就如同一股地下刚刚涌起的清泉，象征着生命之水从下喷涌而出，故古人将其称为"涌泉穴"。宋代大文豪苏东坡就长期坚持摩擦涌泉穴，以此来增强身体素质，他称按摩此穴"其效不甚觉，但积累至百余日，功用不可量……信而行之，必有大益"。

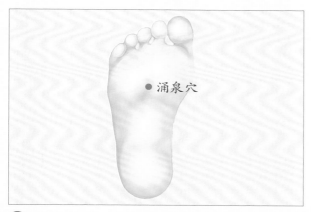

精确取穴：在足底，屈足卷趾时足心最凹陷处。

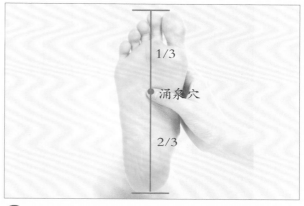

取穴技巧：卷足，足底前 1/3 处可见有一凹陷处，按压有酸痛感处即是。

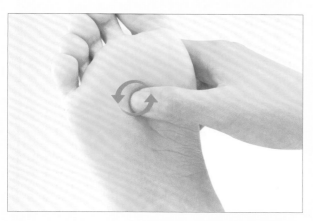

按摩方法：对于糖尿病患者来说，经常用艾灸、按摩、刮痧等方法刺激涌泉穴，使整个足底发热，可以补肾健身、调节血糖，还有改善疲乏无力、神经衰弱的显著作用。另外，坚持每天睡前用 30~40℃ 的温水泡脚，揩干后，用拇指或中指指腹在涌泉穴上揉动，每次坚持 20~30 分钟，以局部酸胀为宜，血糖自然会平稳下降，同时还可以提高睡眠质量。

按揉太白穴，调控血糖指数

"太白穴"为古代星宿之名，传说此星有平定战乱、利国安邦之能。用星宿的名字给穴位命名，可见此穴必有非同一般的功效。那么它是如何控制血糖的呢？太白穴是脾经的原穴，能治疗各种原因引起的脾虚，如先天脾虚、肝旺脾虚、心脾两虚、脾肺气虚、病后脾虚等，是糖尿病患者调理脾胃不可多得的穴位；另外，原穴还有一个特点，就是既可泻实又可补虚，具有双向调节的作用，因此按揉太白穴可调理肝脾，辅助降糖，而且还可以预防各种糖尿病并发症。太白穴可谓名副其实的"控糖大将"。

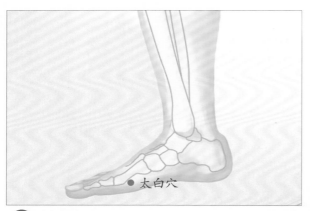

精确取穴：在跖区，第 1 跖趾关节近端赤白肉际凹陷中。

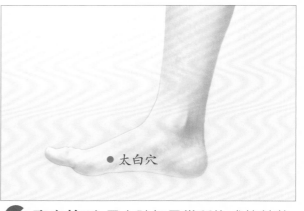

取穴技巧：足大趾与足掌所构成的关节，后下方掌背交界线凹陷处即是。

注意事项：下按要有节奏，不宜突然松手。着力部位要紧贴体表，不能移动。

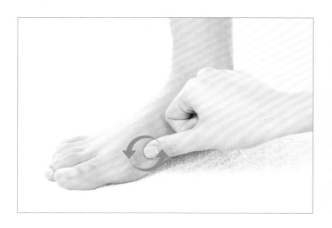

按摩方法：正坐，用左手的拇指按揉右脚上的太白穴，可适当加大力度，按摩 3~5 分钟，交换左右脚再按揉 3~5 分钟，每天坚持，效果会更加明显。

敲打然谷穴 50~100 次

"然"字是"燃"的同义；而"谷"字是告诉我们这个穴的位置在足内踝前起的大骨间，也是精气埋藏很深的地方。"然谷穴"，意思是说有火在人体深深的溪谷中燃烧。所以"然谷穴"即是"燃谷"，燃烧谷物的意思。谷物是指我们吃进胃里的食物，通过燃烧进行消化。因而然谷穴是治疗糖尿病患者脾胃虚弱的一个要穴。再则，然谷穴是肾经的荥穴。荥穴属火，肾经属水，然谷穴的作用就是平衡水火。如果心火太大，就拿这个水给浇一浇，使身体不致太热也不致太冷。如果总想喝水，心老起急，就是心火较旺，敲敲然谷穴，就可以用肾水把心火降下来。这对治疗糖尿病患者脾胃虚弱有独特疗效。总之，然谷穴是滋阴清热的要穴。

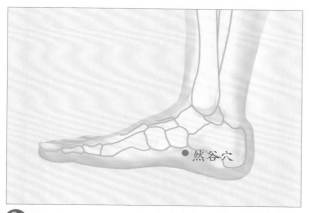

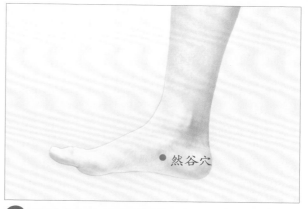

精确取穴：在足内侧，足舟骨粗隆下方，赤白肉际处。

取穴技巧：坐位垂足，内踝前下方明显骨性标志——舟骨，前下方凹陷处即是。

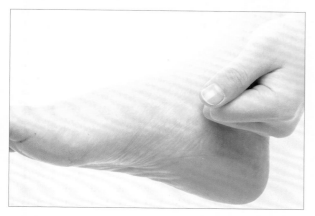

注意事项：前臂用力，指按法操作时，手腕微屈。按压方向要垂直，用力由轻至重。

按摩方法：正坐于椅子上，将左脚置于右腿上，右手轻握拳均匀而有力地敲打左脚上的然谷穴 50~100 下，用同样的方法敲打另一侧脚上的然谷穴 50~100 下，可在每天睡前敲打。

艾灸公孙穴，平稳降血糖

公孙的含义为"脾居中土，灌溉四旁"，有中央黄帝，位临四方的意义，被称为"第一温阳大穴"，它与冲脉联系紧密，可管人体各脏腑。公孙穴既可以调动脾脏、脾经的运血能力，把水谷精微输送到全身去，是一个疏散点、一个枢纽；又可以帮助调节身体上由于气血瘀滞造成的各种症状。糖尿病患者尤其适合使用此穴来控制血糖。

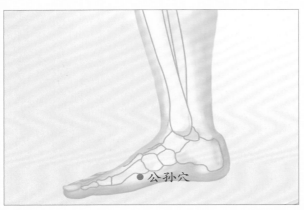

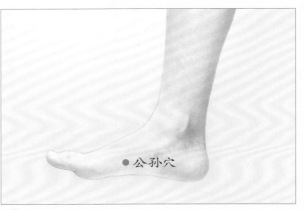

精确取穴：在跖区，当第 1 跖骨底的前下缘赤白肉际处。

取穴技巧：足大趾与足掌所构成的关节内侧，弓形骨后端下缘凹陷处即是。

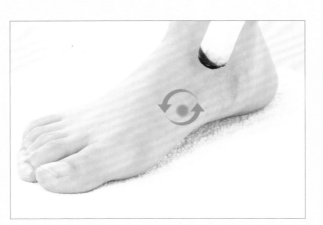

按摩方法：用公孙穴治疗糖尿病可采用艾灸的方法，用点燃的艾条做回旋灸，直到艾条燃烧至 3/4 时即可停止。如果效果不明显，还可以增加灸位于手腕根部向上 3 横指、两条索状筋之间的凹陷处的内关穴，不仅可以增强降血糖的功效，还可预防糖尿病并发心血管系统疾病和自主神经系统疾病。

神阙穴降糖自有窍门

糖尿病患者必须要重视身体的一大要穴——神阙穴（肚脐）。我们说"神"是心灵的生命力，"阙"指君主所在城池的火门，所以神阙穴又有"命蒂"之称。你看瓜蒂，连着瓜秧和瓜果，没有了它还有瓜吃吗？我们都知道，小孩在没出生的时候就是靠着脐带从母体里吸收营养的。多么相似啊，这样就能理解为什么神阙穴是我们身体的一大要穴了。首先脐是胎儿从母体吸收营养的途径，所以向内连着人身的真气真阳，能大补阳气；另外，它有任、带、冲三脉通过，联系五脏六腑，所以如果各部气血阴阳发生异常变化，特别是患上糖尿病，可以借刺激神阙穴来调整全身气血，达到"阴平阳秘，精神乃治"的状态。

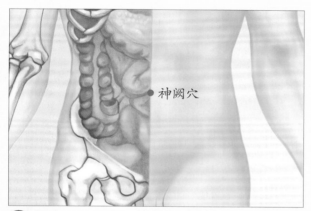

精确取穴： 在脐区，脐中央。

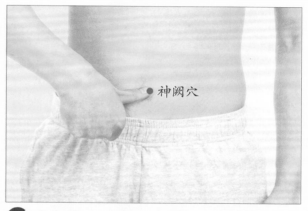

取穴技巧： 在脐区，肚脐中央即是。

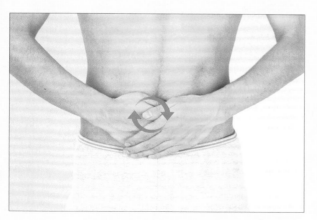

注意事项： 操作时掌面要紧贴体表治疗部位，摩动时压力要均匀。

按摩方法： 糖尿病患者按揉神阙穴要讲究方法，先将双手搓热，然后叠加在一起放于肚脐，顺时针按揉 100 次，力度适中，动作和缓，以腹部微微发热为宜。按摩结束之后，一定要记得给肚脐保暖，以防"寒"从"脐"入。

每天揉地机穴、京门穴各200次

地机，即"大地充满生机"。土地肥沃，人体后天才能得到濡养。经常按揉地机穴，不仅能使人脾胃强健，还对胰腺很有帮助，慢性胰腺炎和糖尿病都可以通过按揉地机穴来防治。不仅能促进早期患者胰岛素分泌，还能有效控制糖尿病患者的空腹血糖。

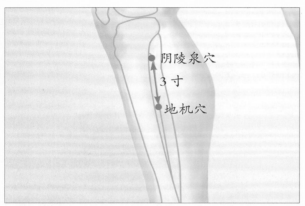

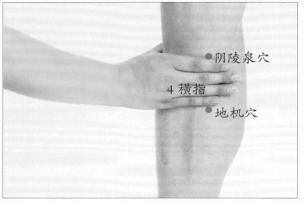

精确取穴：在小腿内侧，阴陵泉穴（胫骨内侧髁下缘与胫骨内侧缘之间的凹陷中）下3寸，胫骨内侧缘后际。

取穴技巧：先找到阴陵泉穴，直下量4横指即是。

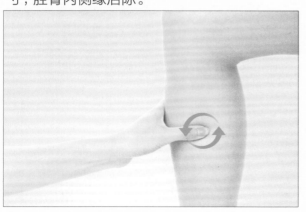

按摩方法：糖尿病患者按揉地机穴时，可将拇指置于地机穴处轻轻按揉，以有酸胀感为宜，一次200下。按完一侧穴位后，用相同方法按揉对侧穴位，每天按揉3次。此外，京门穴（在上腹部，第12肋骨游离端下际）是肾经的募穴，为肾之精气汇聚的地方，和地机穴有着相似的作用。两穴同时按摩，效果更好。

每天拍打胆经 2 次

胆经贯穿全身上下，上至头面部，中到肩胸肚腹，下至足部，因此身体所有的问题都能一一解决。所以胆经是众人喜爱的明星经脉，糖尿病患者也不例外。说到胆经自然离不开胆，胆有什么作用呢？胆负责贮藏和排泄胆汁。胆汁有两大作用：一是作为消化液，帮助食物在肠内消化和吸收；二是将某些代谢产物从肝脏排出。

拍打胆经加强胆汁分泌

平时，胆汁储存在胆囊内，当人体吃了食物后，胆汁才直接从肝脏和胆囊内大量排至十二指肠，以帮助食物的消化和吸收，这些都有赖于肝胆的疏泄功能。肝胆的疏泄功能对脾胃升降也有促进作用。胆气足，胆汁分泌旺盛，脾胃升降有序，消化能力才强。如果胆汁得不到正常的生成和排泄，脾胃升降紊乱，就会出现食欲不佳、恶心呕吐等不良症状。

当今，高脂肪、高胆固醇的不良饮食和夜生活严重影响了胆的正常功能，直接导致血糖的居高不下。所以经常拍打胆经，加强胆的功能，强迫胆汁分泌，就能很好地消除痰湿脂肪，进而达到控制血糖的目的。

胆经循行时不可拍打胆经

疏通胆经的具体做法：侧坐在椅子上，一条腿搭在另一条腿上，正好露出环跳穴，手握空拳，抬起成自由落体向下，不要太用力，每次敲要一下一下来。每天 2 次，每次单侧

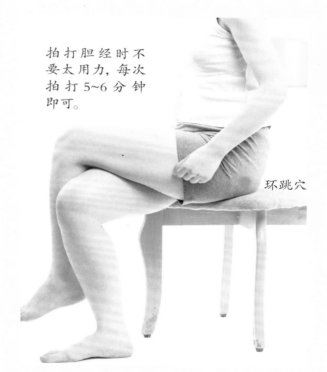

拍打胆经时不要太用力，每次拍打 5~6 分钟即可。

环跳穴

2~3 分钟，至大腿外侧发热，血液通畅，脚发热即可。拍打时间不要在胆经循行的晚上 11 点到凌晨 1 点，此时拍打胆经会导致胆经经气过旺而引起失眠，反而不利于控制血糖；另外，经期和孕期的糖尿病患者禁止拍打胆经。

空拳稍用力拍打肾经

肾经起于足小趾之下，斜向足心（涌泉穴），出于舟骨粗隆下，沿内踝后，进入足跟，再向上行于腿肚内侧，出腘窝的内侧，向上行股内后缘，通向脊柱，属于肾脏。肾与全身脏腑以及气血运行有着密切的关系。肾主藏精，有"先天之本"之称，主生长、发育、生殖，为全身阴阳之根本。

拍打肾经补益肝肾

藏精是肾最重要的功能。精，即精华，是人体最重要的物质基础。肾所藏之精有先天之精和后天之精。先天之精，来自于父母，是与生俱来的；后天之精，来源于水谷精微，由脾胃化生，转输五脏六腑，成为脏腑之精。先天之精有赖于后天之精的滋养。可是，现代人天天大鱼大肉，不但损耗了脾胃之气，还会透支肾气，如果肾气不足，往往就会使"动力"不足，水分津液在器官中运行不畅就容易出现水肿、胀痛、风湿、尿闭、尿频等症状。这是糖尿病患者尿频尿多的原因之一。

如果糖尿病患者对肾功能减退导致的各种症状置之不理的话，就有可能会导致糖尿病肾病的发生，这是糖尿病微血管并发症之一，也是糖尿病患者死亡的重要原因。所以，补益肝肾是治疗糖尿病的重要手段。

稍加用力空拳敲打肾经

如何补益肝肾呢？除了多食用补肾食物之外，拍打肾经是既简单又不花钱的方法，效果相当显著。肾经在腿的内侧，属阴经，同时还有肝经和脾经都在腿的内侧。方法很简单，手握成空拳，稍加用力敲打，当手停后感到发热时，就可以了，一天中在任意空闲时间都可拍打。除此之外，肾经上的涌泉穴是糖尿病患者要重点刺激的穴位，每天坚持推刮和按揉涌泉穴3~5分钟，是预防糖尿病病足的一个最直接的方法。

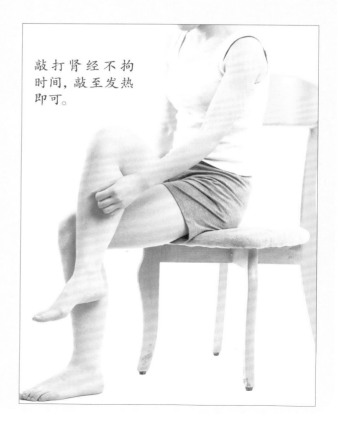

敲打肾经不拘时间，敲至发热即可。

每天临睡前拍打三焦经

三焦相当于包覆在各脏腑外面的油脂体膜，可以保护脏腑。它是人体的渗透系统，负责掌握水分和可溶性物质的正常进出，起着调节内分泌的作用。胸腹内的脏腑根据膜的隔离大概可以分为上、中、下三大部分，即上焦、中焦、下焦。上焦为横膈以上，包括心、肺、胸、头面部及上肢。心、肺通过气血将食物精华运输到全身，故称"上焦主纳"。中焦是指膈以下、脐以上的部位，包括脾、胃、肝、胆等脏腑。这些脏腑是消化吸收的主体，故又称"中焦主化"。下焦是指胃以下部位，包括大肠、小肠、肾、膀胱和下肢等。肾、大肠、小肠、膀胱的主要作用就是排泄废毒物质，才能让人不断"吐故纳新"，故又称"下焦如渎"。

拍打三焦经调节内分泌

三焦作为"膜系统"，实际上起着调节内分泌的作用，内分泌失调就会影响全身各部位的正常运转，出现各种失调症状，故有"奇难杂症找三焦"的说法。糖尿病的多饮、多食、多尿症状，是三焦出现问题的外在表现形式。所以，控制血糖少不了对三焦经的保养。

拍打三焦经增强胰脏功能

三焦经该怎样拍打呢？每天晚上临睡前，坐着或是站着，右胳膊伸向左侧，右手正好在左侧腰部上下，然后用左手手掌从右肩膀开始，沿着胳膊的外侧三焦经的行走线路往下拍打，直到手腕，动作快慢适度，一下一下，略微用力，以震动里面的经络，每次8分钟左右。拍完之后，再用拇指按揉手腕背面腕横纹中点小窝里的阳池穴3分钟。此穴是三焦经的原穴，揉它可以将气血引到手上——三焦经经气的源头，从而疏通整条经络。右侧的经络疏导完毕，然后换手，还是同样的方法，用右手来拍打左侧的三焦经，拍完后再按揉阳池穴3分钟。长期坚持拍打三焦经可以调节内脏功能，特别是胰脏功能。

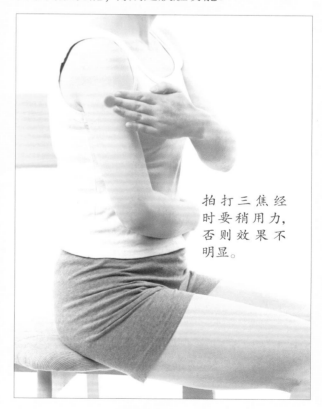

拍打三焦经时要稍用力，否则效果不明显。

艾灸预防糖尿病

糖尿病病史 5 年以上者，多为气阴两虚之证，即便有火也是上盛下虚，胃火旺、肾水亏。所以取穴时，可以外关穴清三焦之热、内关穴泄心包之火、合谷穴去肠中之渴、足三里穴降胃中之实、阳陵泉穴排胆内之郁，再以肾俞穴补肾中之水、脾俞穴益脾中之气、太阴穴养阴清热以滋肾水。选择以下任意三四种方法，每周艾灸 2 次，可以有效预防高血糖。

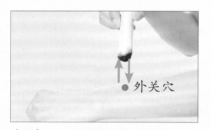

方法一: 用雀啄灸灸外关穴 10~20 分钟。

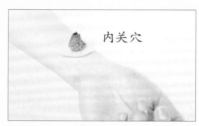

方法二: 用隔姜灸灸内关穴 5~10 分钟。

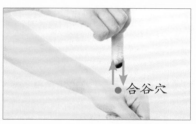

方法三: 用雀啄灸灸合谷穴 10~15 分钟。

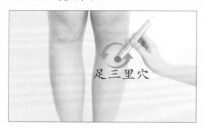

方法四: 用回旋灸灸足三里穴 5~10 分钟。

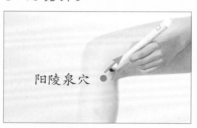

方法五: 用雀啄灸灸阳陵泉穴 5~10 分钟。

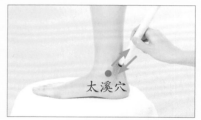

方法七: 用雀啄灸灸太溪穴 10~15 分钟。

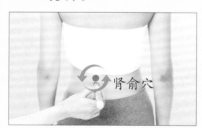

方法六: 用回旋灸灸肾俞穴和脾俞穴各 10~20 分钟。

艾灸对症治疗糖尿病

 针对糖尿病的不同症状，在艾灸时我们也要选择不同的穴位进行重点施灸。施灸到位血糖自然会得到控制，烦人的多饮、多食、多尿等症状就会很快得到缓解。

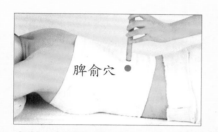
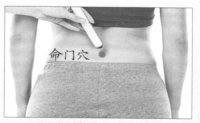
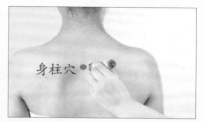

多饮对症灸法：用温灸法分别艾灸背部的脾俞穴、命门穴和身柱穴，每个穴位 10~15 分钟，隔天 1 次。也可用隔姜灸灸内关穴 5~10 分钟，用雀啄灸灸鱼际穴和少府穴各 10~15 分钟。（备注：此图为示意图，操作时须直接对准皮肤）

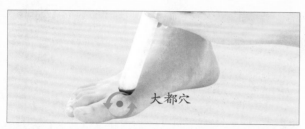
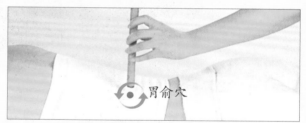

多食对症灸法：在艾灸背部穴位的基础上，用回旋灸灸大都穴和胃俞穴各 5~10 分钟。（备注：此图为示意图，操作时须直接对准皮肤）

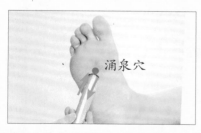
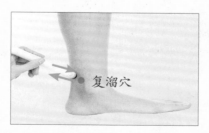
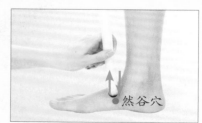

多尿对症灸法：在艾灸背部穴位的基础上，用雀啄灸灸涌泉穴、复溜穴和然谷穴各 5~10 分钟。

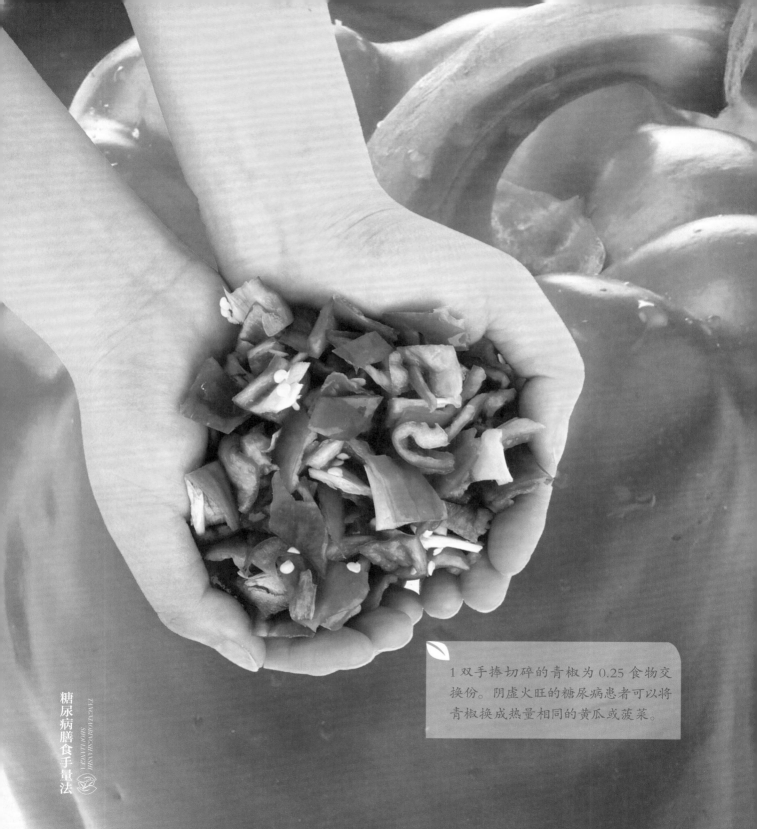

1 双手捧切碎的青椒为 0.25 食物交换份。阴虚火旺的糖尿病患者可以将青椒换成热量相同的黄瓜或菠菜。

第七章
专家细说糖尿病

糖尿病是一种终身性疾病，一旦确诊，就意味着要进行长期的治疗和调养。稍微调理不好，还可能出现各种并发症，给患者的生活和工作带来很多不便。听专家细说糖尿病，了解糖尿病基础知识，对于正确治疗糖尿病十分重要。

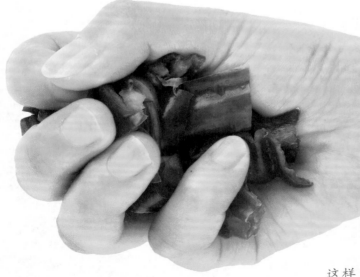

这样1小把的青椒重量约30克，热量约8千卡。

什么是糖尿病

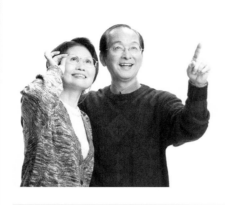

糖尿病英文代号是 DM，是甜性、多尿的意思；中医称之为消渴症，有消瘦烦渴之意。它是一种慢性、全身性、代谢性疾病，主要是由于体内胰岛素分泌不足或者胰岛素作用障碍，引起血糖升高，尿糖出现，脂肪、蛋白质、矿物质代谢紊乱。糖尿病可分为 1 型糖尿病、2 型糖尿病、特殊类型糖尿病、妊娠糖尿病。其中，2 型糖尿病所占比例已达到 93% 以上。

1 型糖尿病	·1 型糖尿病病因至今不明； ·好发于儿童期； ·也可能发生在一生中任何年龄阶段； ·占糖尿病总数 5%~10%； ·因必须使用胰岛素，所以又称胰岛素依赖性糖尿病； ·起病通常较急，多饮、多尿、多食、体重减轻等症状明显。
2 型糖尿病	·遗传倾向比较明显； ·好发于成年人，但近年来有年轻化趋势； ·占糖尿病总数的 90% 左右； ·早期依靠控制饮食或加用口服降糖药物可控制病情； ·当用口服药血糖控制不好或有糖尿病并发症的患者应使用胰岛素； ·发病症状不明显。
特殊类型糖尿病	指有明确病因引起的糖尿病，如： ·胰腺疾病造成胰岛素合成不了； ·由于其他内分泌原因引起对抗胰岛素的激素分泌太多，属于继发性糖尿病； ·一些罕见的遗传性疾病； ·药物或化学品所引起的继发性糖尿病。
妊娠糖尿病	·妊娠过程中出现的任何程度的糖耐量异常； ·大部分患者分娩后糖耐量恢复正常； ·病情严重与否直接影响胎儿的健康，可引起流产、早产、胎死宫内、巨大胎儿等； ·有 60% 的妊娠期糖尿病患者，可能在分娩后 15 年内发生糖尿病，以 2 型糖尿病为主。

为什么糖尿病找上我

糖尿病"青睐"哪些人

- 肥胖,尤其肚子大、腿细的人。肥胖的程度越重,病程越长,患糖尿病的危险就越高。
- 有糖尿病家族史的人。父母、子女或兄弟姐妹中有患糖尿病者,即为有糖尿病家族史,且母亲患糖尿病的遗传倾向高于父亲。
- 糖耐量受损的人和伴有其他代谢性疾病的人。
- 年龄在 40 岁以上的人发病率更高,要注意定期去医院体检。
- 缺乏运动、经常吸烟、生活压力大、精神持续高度紧张者。
- 分娩过 4 千克以上巨大婴儿,或有过妊娠糖尿病的女性。

糖尿病与遗传

很多医学研究成果都证明,无论是 1 型还是 2 型糖尿病都与遗传因素有关,而且在成年后发生糖尿病的患者与遗传因素间的关系更密切。

遗传测试:百分率越高,糖尿病发生率越高

项目	百分率
双亲患有糖尿病	90%
父亲或母亲其中有一方患有糖尿病	80%
祖父或祖母其中一方患有糖尿病	50%
亲戚中有糖尿病患者	30%

Tips:糖尿病一定会遗传吗?

糖尿病虽然与遗传因素有关,但父母双方均为糖尿病患者,子女并非一定发生糖尿病。

因为糖尿病不是传统意义上的遗传病,其子女最终是否发生糖尿病,并非完全由遗传因素决定,还与环境因素有很大关系,比如缺乏运动、营养过剩等。

糖尿病的遗传性只是说,糖尿病患者的子女天生比别人更容易得糖尿病。如果树立健康的生活方式,那也可以避免发生糖尿病;如果生活方式不健康,则很容易发生糖尿病。所以有糖尿病家族史的人应采取健康的生活方式(控制饮食、避免肥胖、增加运动等),就可以有效预防糖尿病。

深入阅读:"细腿大肚子型"——中国"糖友"独有的特征

我国医学研究者表明,"大肚子细腿"是糖尿病的中国标志。一直以来,人们都认为肥胖是与糖尿病密切联系的。我国胖人的"规模"不及外国人,但是糖尿病的发病人数却一点也不少。其实,我国偏胖的糖尿病患者多是中心型肥胖,即脂肪主要集中在腰腹部,而臀部和腿部较细,典型的"大肚子细腿"的样子。

腹部脂肪过多,能使胰岛素敏感性降低,胰岛素不能对身体产生本应有的全部作用。对此,解决的办法就是少吃多动。不要吃到酒醋肠满,给肠胃留一点空间。多运动,即使没有太多时间专门运动,也不能总是坐着或躺着。

当你周围人有"大肚子细腿"的倾向时,要提醒他们该注意血糖、血脂和血压状况了。

糖尿病是一种非传染性疾病，其发生虽有一定的遗传因素，但起关键作用的还是后天的生活和环境因素。健康人想要预防糖尿病一定要定期检测血糖，在生活中树立正确的饮食观并采取合理的生活方式，凡有糖尿病的蛛丝马迹，如皮肤感觉异常、多尿、白内障、性功能减退等，就要提高警惕。在日常生活中做到"管住嘴，迈开腿，保持健康体重"，就能有效预防糖尿病。

糖尿病完全可以预防

管住嘴

俗话说"病从口入"，要想健康长寿不生病，管好自己的嘴是最重要的。中医上的消渴症就是糖尿病，它是由于过度进食性质温燥的食物，导致人体气阴、津液损耗过多而致病。所以，预防糖尿病在饮食上就应该低糖、低盐、低脂、高纤维、高维生素；还要养成良好的饮食习惯：细嚼慢咽、荤素搭配、不偏食挑食、少吃零食、八分饱。只要管住嘴，糖尿病自然不会缠上你。

迈开腿

生命在于运动，健康更在于运动。尤其在预防糖尿病方面，通过运动，可以减肥、提高机体免疫力、改善精神状态和降低血糖，可以说运动是预防糖尿病的最佳途径。运动的形式多种多样，有几种可以有效预防糖尿病的运动，不妨在日常生活中有针对性地练习一下：五禽戏、太极拳、八段锦等。只要迈开腿，糖尿病自然就会远离你。

保持健康体重

体重过度增加不仅会危害心脑血管，还会加重患者的胰岛素抵抗，进而导致胰岛素用量的增加，形成恶性循环。因此，达到并维持理想体重是预防糖尿病的核心。体重不足应该增加营养的摄入量，以免营养不良引发各种疾病；体重超重应该在保持营养均衡的基础上减少食物摄入量，同时配合适量的运动。

总之，饮食和运动是预防糖尿病最基础的方法。在此基础上，也不要忘了定期进行健康体检，这样可以帮助我们更好地预防糖尿病，要知道再好的治疗也比不上预防重要。

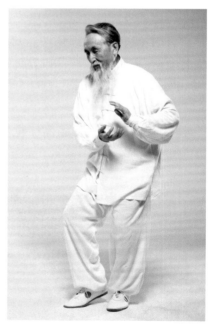

太极拳是辅治糖尿病的有效运动，也是最适合中老年人强身健体的运动。

早筛查、早发现、早治疗

一旦发现自己有早期症状或者属于易感人群，就很有必要早做检查。大部分糖尿病患者尿中会含糖，而且尿糖检查比较方便。因此，作为简单的筛查方法，可先在家中定期做尿糖检查。许多医院和其他保健场所都提供尿糖检查服务，一些小区的保健室也有这项检查。

1. 先在药店等处购买尿糖试纸。由于尿糖试纸易受温度、湿度、光线、化学物等因素的影响而变质变性，因此，患者在购买时，要确保试纸安全而有效。

2. 收集早餐前的尿液，放在容器里。早餐前的尿液不包括起床时立即排出的尿液，这是一晚上积累的尿，不在检查范围之内。

3. 将试纸一端浸入尿液，然后迅速拿出。等待 1 分钟后，将试纸上颜色变得最深的那部分与色调表作比较。

4. 记录下检查的时间和结果。在测出结果之后，及时记录下结果和测试的时间，以便做出综合分析。

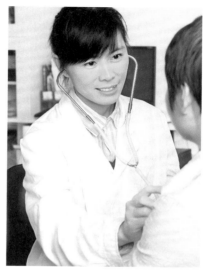

判断方法

尿中含糖量的多少，表现为试纸颜色深浅不同。呈蓝色，说明尿中无糖，为阴性（ww）；呈绿色，说明尿中含 0.3%~0.5% 的糖，为 1 个加号（+）；呈现黄绿色，说明尿中含 0.5%~1.0% 的糖，为 2 个加号（++）；呈橘黄色，说明尿中含 1%~2% 的糖，为 3 个加号（+++）；呈砖红色，说明尿中含 2% 以上的糖，为 4 个加号（++++）。

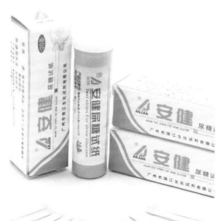

注意事项

通常测试早、中、晚三餐前半小时和睡前半小时，每段时间的最后一次尿，共 4 次。这种测试，基本代表空腹时的尿糖情况。尿糖检查只是初步检查，而且也不能以尿糖出现阳性（+）为判断糖尿病的依据。因为，每个人的肾糖阈有异，可能已经是高血糖了，却没有尿糖出现。而且，低血糖也无法用尿糖测出来。所以，必须以进一步的血糖检查为依据。

使用试纸时，需把一次所需要的试纸全部取出，盖紧瓶塞，将瓶子保存在阴凉干燥处。

初诊糖尿病患者应做检查

糖尿病患者很有必要进行定期的身体检查，以便了解病情，方便医生根据病情发展更改治疗方案，防患于未然。

体检可分为自我检查和医院检查两部分。自我检查是你可以自行在家中做到的一些简单的检查，方便随时监控病情。而有些检查需要依靠医院的设备或者不具备自我检查的条件时，就要定期去医院检查了。

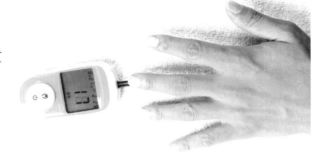

用血糖仪自测血糖时，要记录好时间和测试结果。

医院检查

项目	周期	注意事项
眼部检查	每半年或 1 年 1 次	如果眼部有异常，需要增加检查次数
糖化血红蛋白检查	每 3 个月 1 次	反映过去两三个月里血糖的平均水平
血液检查	每半年或 1 年 1 次	包括血糖、血脂、肝功能、肾功能、尿酸等，病情不稳定的可每 3 个月 1 次
尿常规检查	每半年或 1 年 1 次	除了检查尿糖外，还必须检查尿微量白蛋白
心电图检查	每年 1 次	检查心脏等
神经检查	每年 1 次	检查是否有神经病变

自我检查

项目	周期	注意事项
体重	每月 1 次	不仅要测量体重，还要测腰围
血压	每月 1 次	如有糖尿病合并心血管疾病的患者更要定期检查
血糖	每周 2~7 次	选择不同时间检查，包括三餐前、三餐后 2 小时和睡前。如果病情不稳定，最好随时都进行自我检查
饮食	每天做记录，每周做总结	根据体重算出每日所需食物交换份，再结合糖尿病食物交换表，制定饮食计划，按照计划检查和记录

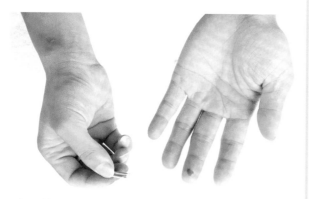

测血糖取血时要注意卫生，取血后也要注意局部护理，以防感染。

Tips：出现糖尿就一定是得糖尿病了吗?

糖尿病一定会出现糖尿，但出现糖尿却不能作为诊断糖尿病的唯一依据。引起糖尿的原因可以有以下几个：肾性糖尿，肾小管重吸收功能低下，致使葡萄糖大量进入尿液，但空腹血糖和餐后 2 小时血糖都正常；妊娠期糖尿，分娩后糖尿就会消失；滋养性糖尿，短期内吃了过量的碳水化合物后，会出现暂时性的糖尿；假性糖尿，通常测定尿糖的实验都是利用糖的还原性来显色，但尿液中的不少物质都具有还原性，它们能使尿糖定型试验出现假阳性反应。

糖尿病控制指标自测表

指标	英文缩写	单位	理想	良好	差
空腹血糖	FBG	mg/dl	<108	108~140	>140
		mmol/l	<6.0	6.0~7	>7
餐后两小时血糖	2hPBG	mg/dl	<144	144~180	>180
		mmol/l	<8.0	8.0~11.1	>11.1
糖化血红蛋白	HbA1c	%	<7.0	7.0~9.0	>9.0
尿糖	GLU	mg/dl	0	0~100	>100
甘油三酯	TG	mg/dl	<136	136~200	>200
		mmol/l	<1.5	1.5~2.2	>2.2
总胆固醇	TCH	mg/dl	<200	200~220	>220
		mmol/l	<5.2	5.2~5.6	>5.6
高密度脂蛋白	HDL	mg/dl	>42	42~35	<35
		mmol/l	>1.1	1.1~0.9	<0.9
血压	BP	mmHg	<125/85	125/85~140/90	>140/90
		kPa	<16.7/11.3	16.7/11.3~18.7/12.0	>18.7/12.0
体重指数（男）	BMI	kg/m²	19~24	24~26	>26
（女）	BMI	kg/m²	18~23	23~25	>25

注：mg 表示毫克，dl 表示分升，mmol 表示毫摩尔，l 表示升，mmHg 表示毫米汞柱，kPa 表示千帕，kg 表示千克，m² 表示平方米。

糖尿病的发展阶段

1 型糖尿病

1 型糖尿病的病因至今不明，好发于儿童期，也可能发生在一生中任何年龄阶段，发展过程往往很快，发病症状明显。1 型糖尿病看起来好像是突然发病，实际上也是有一定的潜伏期。这类患者的胰岛受到外界环境中的病毒或者毒物的破坏，然后因为发生自身免疫性的破坏，再次错杀胰岛 β 细胞。结果几乎所有的胰岛 β 细胞都被破坏殆尽，必须依赖胰岛素才可以维持生命，变成了 1 型糖尿病患者。

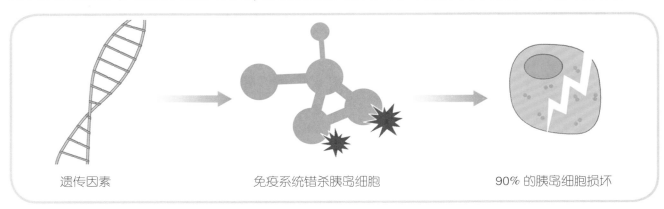

遗传因素　　　　　免疫系统错杀胰岛细胞　　　　　90% 的胰岛细胞损坏

2 型糖尿病

2 型糖尿病的发生和发展需要经历一段较长的时间，这类糖尿病发展的最早阶段可以称为糖尿病的"高危人群"阶段。如果不加以提防，血糖就会一定程度地升高，走进第二阶段，也就是"糖尿病前期"。这一阶段血糖已经升高，但还没有达到糖尿病诊断标准，如果加以注意，病情还有逆转的可能，否则就很有可能发展到最后阶段，变成糖尿病患者。

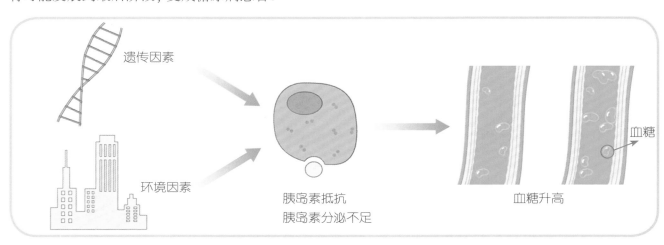

遗传因素

环境因素　　　　　胰岛素抵抗　　　　　血糖升高
　　　　　　　　　　胰岛素分泌不足　　　　　　　　血糖

向红丁治疗糖尿病的五驾马车

因为糖尿病发生的复杂性，治疗糖尿病并不是单纯用药物治疗就可以的。糖尿病的治疗可比作是一辆5匹马拉的车，而拉车的5匹马分别是糖尿病教育、饮食治疗、药物治疗、运动治疗以及病情自我监测，糖尿病的治疗需要5匹马的共同助力。这就是我国著名的糖尿病专家向红丁提出的治疗糖尿病的"五驾马车"原则。

糖尿病教育

不仅是对糖尿病知识的了解，还包括面对糖尿病治疗时的良好心态。一些患者在得糖尿病之前，都弄不懂糖尿病是怎么得上的，以为吃糖吃多了才会得糖尿病。等查出有糖尿病后，才赶紧参加健康知识普及讲座，进行恶补。如果早在患病之前就有意识避免疾病发生，当然是最好的。

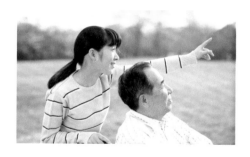

运动治疗

运动是控制糖尿病病情必不可少的治疗手段。在医生的指导下，进行适宜的运动，能帮助患者减少体重，还能增强胰岛素的敏感性，从而降低血糖。

饮食治疗

有相当一部分人的糖尿病是吃出来的，因此饮食治疗是极其重要的。有些患者不注重饮食，犯了饮食大忌后就以吃药来补救，血糖忽高忽低，不利于控制血糖稳定。

药物治疗

药物搭配有很多种方式，患者要考虑自己的病情，要选择适合自己的药物和用药方式。药物治疗贵在坚持，不能想停就停。随意停药，很有可能造成血糖再次升高。减少药量之前，一定要征询医生的建议，合理地减轻用药。

病情自我监测

人们通常没有太多的时间经常去医院检查，而且检查费用也较高，然而糖尿病患者的血糖是需要时时监控的。因此，学会自我检测病情非常重要。现在，市面上售卖尿糖试纸、血糖仪等监测血糖的工具已经很普遍了，患者可以随时进行血糖监测。

Tips：血糖升高就是糖尿病吗？

高血糖是糖尿病的主要特征之一。但是，不是所有的血糖升高都是糖尿病。

1. 应激状态下的急性感染、创伤、烧伤、剧烈疼痛等，此时肾上腺髓质激素、促肾上腺皮质激素、生长激素（这些激素均具有升高血糖的作用）等分泌增加，胰岛素分泌相对不足，使血糖升高。但是，当应激状态消除后血糖会降至正常。

2. 服用一些影响糖代谢的药物，如女性口服避孕药、烟酸、异山梨酯、阿司匹林等，都可引起一时性的血糖升高。停药后，血糖会很快恢复正常。

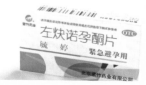

一般连续服用三个月以上避孕药，会影响到血糖代谢，患糖尿病女性应避免服用避孕药。

监测糖尿病的五项达标

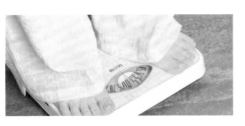

糖尿病的治疗常被比作"驾好五匹马，做到五达标"。在与糖尿病的斗争上，我们要做好这五件事：控制好体重、血糖、血压、血脂和血黏稠度，即"五项达标"。通过实现这"五项达标"，把病情控制到一定水平，远离糖尿病的并发症，不因并发症而影响到我们的生活质量和寿命。

糖尿病患者不仅要重视血糖控制，还得使身体全方位达标，这是因为糖尿病不仅是血糖代谢障碍，还涉及血脂、血压和体重等代谢问题。这些问题会促使糖尿病并发症的发生，对控制血糖稳定也没有好处。

1. 体重：体重指数小于 24

体重指数（BMI）是用来判断体重是否正常的参考数值，我们可以通过计算体重指数，对照下表，来判断自己属于正常、肥胖还是消瘦。

体重指数 = 现有体重（kg）/[身高（m）]^2

体重指数	中青年 <24（超重） 老年 <28（肥胖）
体重	不超过（身高 -105）为宜
腰围	男性 <90 厘米（2.7 尺） 女性 <80 厘米（2.4 尺）

深入阅读：血糖浓度的表示方法与换算关系

血糖浓度的表示方法：

一种是毫摩尔 / 升（mmol/L），

一种是毫克 / 分升（mg/dl）。

换算关系：

1 毫摩尔 / 升 ×18=1 毫克 / 分升

1 毫克 / 分升 ÷18=1 毫摩尔 / 升

2. 血糖：餐后血糖应控制在 8 以内（60 岁以上老人可放宽至 10 以内）

只要把血糖控制在正常范围内，就会减轻或减少慢性并发症的发生。

指标	毫摩尔 / 升（毫克 / 分升）
空腹血糖	<7.2（130）
餐后 2 小时血糖	<10.0（180）
糖化血红蛋白（%）	<7.0

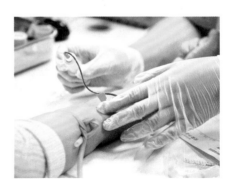

3. 血压：不要超过 130/80

健康人的正常血压一般高压要保持在 130 毫米汞柱以下，低压保持在 85 毫米汞柱以下。而糖尿病患者的血压最好不要超过 130/80。

年龄	<60 岁	≥ 60 岁
血压（毫米汞柱）	<130/80	<140/90

4. 血脂：高密度脂蛋白胆固醇水平要达标

血脂	毫摩尔 / 升（毫克 / 分升）
甘油三酯（TG）	<1.5（135）
胆固醇（TC）	<4.5（180）
低密度脂蛋白胆固醇（LDL-C）	<2.5（100）
高密度脂蛋白胆固醇（HDL-C）	>1.1（44）

约 50% 的 2 型糖尿病患者会并发血脂异常，发生率也是非糖尿病患者的 2~3 倍。因此，光控制血糖是不够的，患者还必须严密监控血脂。血脂的紊乱对糖尿病和糖尿病并发症的发生都十分重要，糖尿病患者的血脂要求比非糖尿病患者更为严格。如果未达标，在调理饮食和运动的基础上应坚持服用调脂药物。

5. 血黏度：降血黏度宜多喝水

糖尿病患者的血液容易黏，造成血管堵塞不通，所以必须要控制好。降低血黏度，患者需要每天保证多喝水，最好不少于 1200 毫升，这样可以稀释血液，进而稳定血糖。如果黏度实在高，还可以吃点阿司匹林来降低血黏度，并预防脑血栓和冠心病。同时还要在饮食上加以控制，做适量的运动。

糖尿病患者的血液流变学达标	
血黏度	全血黏度及血浆黏度不高
血沉	不快
纤维蛋白原	不浓
红细胞	压积、变形性、聚集指数正常

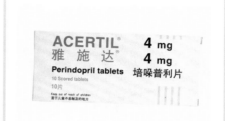

🖊 常用降压药物

钙离子拮抗药：络活喜（氨氯地平）、波依定、尼群地平

血管紧张素酶抑制药：开博通（卡托普利）、一平苏、雅施达（培哚普利）

血管紧张素受体抑制药：科素亚、海捷亚、代文

β 阻滞药：博苏、阿尔马尔（阿罗洛尔）、倍他乐克（美托洛尔）

利尿药：双氢克尿塞（氢氯噻嗪）、降压 0 号

其他：α 阻滞药、血管扩张药

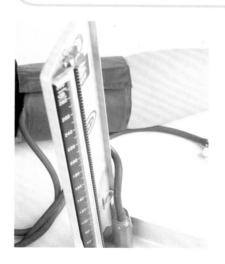

控制血糖是预防糖尿病并发症主要手段

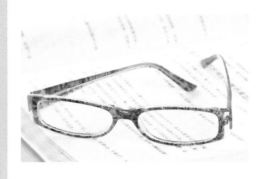

有句话叫"糖尿病不可怕，可怕的是它的并发症"，这是很有道理的，因为糖尿病最严重的危害就是出现各种并发症。如果能及早发现各种并发症的蛛丝马迹，就可以避免发生很多疾病了。已经得了糖尿病，就应该及时、正确地采取措施，避免走入并发症防治的误区，预防并发症的出现。现在，很多患者对糖尿病的认识还存在着不少误区，这些不正确的认识很容易给糖尿病及并发症的预防和治疗带来负面影响，应当及时予以澄清。

⊙ 误区 1：老年人视力自然就会下降，不用太在意。

糖尿病并发眼病早期可能没有任何症状，有的糖尿病患者可能以为自己年龄大了就没太在意，一旦出现症状往往就是中后期了，甚至已经失去治疗的机会，导致失明。

⊙ 误区 2：得了糖尿病，只会出现血糖偏高，而不会有低血糖。

不一定，用药或者吃饭不定时定量、运动量过大、空腹过量饮酒等都会引起低血糖，严重者会出现昏迷或浑身抽搐。因此，糖尿病患者也要谨防低血糖。

⊙ 误区 3：糖尿病合并高血压的患者降压时只看血压的高低。

治疗高血压不仅是看血压值，还要考虑高血压对心脏、脑、肾脏等器官的损害，以及同时存在的其他危险因素，这样才能接受全面综合的治疗，获得较好的治疗效果。

⊙ 误区 4：糖尿病患者的唯一任务就是控制血糖。

糖尿病患者严格地控制血糖，可以有效地减少或延缓眼睛和肾脏等微血管并发症，但却不能有效地减少威胁生命的心脏病和脑卒中等大血管并发症。因此，糖尿病患者除了要严格平稳地控制血糖以外，还要定期进行眼底、血脂、肝肾功能和心脑血管系统等的常规检查，以便及早发现糖尿病的并发症，采取相应对策。

⊙ 误区 5：不注意足部保护。

糖尿病患者的足部病变不一定会影响患者的生命，但会严重影响生活质量，是后天致残导致截肢的首要原因。

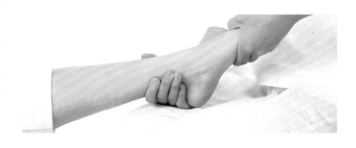

谈谈妊娠糖尿病

妊娠与糖尿病的关系有两种，一种是在女性妊娠期间出现高血糖，称作"妊娠糖尿病"；另一种是原来有糖尿病的女性患者怀孕了，称作"糖尿病合并妊娠"。这两者是有区别的，但在治疗上所用的方法基本相同。妊娠糖尿病患者生宝宝属于高危妊娠，因此要充分注意妊娠糖尿病对母婴产生的各种影响。

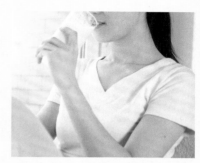

糖尿病对准妈妈和宝宝的影响

糖尿病准妈妈比非糖尿病准妈妈更容易流产和发生感染，还容易导致产后出血等。宝宝畸形的发生率是健康人的 2~3 倍，宝宝死亡率高达 10%~15%，宝宝低血糖概率增高，容易出现智力障碍等。但糖尿病准妈妈只要把血糖控制好了，生一个健康的宝宝是完全可以的。

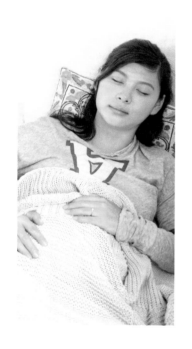

糖尿病准妈妈可以这样做

每天检查血糖水平，及时防止血糖升高；定期去医院检查与糖尿病有关的血糖、尿糖、血脂、肝肾功能等，及时了解糖尿病的发展情况；遵循健康的糖尿病饮食，适当放宽饮食限制；在获得医生的许可后适量地运动；如果有必要的话，注射胰岛素。

💧 Tips：糖尿病与妇科疾病

1. 少女的性发育可能会受糖尿病的影响，出现身高突长、乳腺萌发、月经来潮延迟等现象。

2. 青春期女孩发生 1 型糖尿病的机会相对较多。

3. 成年糖尿病女性在月经期间，血糖也容易发生过高或过低的情况，不太容易控制。

4. 糖尿病女性的生殖道感染机会增多，如果出现反复发作的生殖道及泌尿系统感染，就要警惕是否是糖尿病引发的问题。

糖尿病对男性性功能影响很大

糖尿病对男性性功能有哪些影响

由于糖尿病导致男性全身代谢紊乱、体质下降，局部血管神经功能障碍，以及精神和心理因素，会使男性出现性欲减退、性高潮消失、勃起功能障碍（阳痿）、早泄、婚后不育等性功能障碍。

糖尿病男性患者性功能障碍怎么办

不仅要有效地控制血糖，预防和治疗神经并发症，在全身或局部用药，还可用阴茎的负压勃起装置促使病人性生活能力恢复。此外，还要配合相应的心理治疗。

糖尿病儿童发育是否受影响

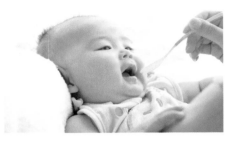

糖尿病控制对糖尿病儿童来说至关重要。也就是说，只要使儿童的糖尿病得到满意控制，他们就能获得正常成长发育的机会。目前，全世界儿童糖尿病患者以每年 5% 的速度递增，在我国，儿童、青少年糖尿病患者数约占糖尿病患者总数的 5%。究竟是什么让孩子也得了糖尿病呢？除了遗传因素，这和孩子后天的饮食和生活习惯有很大关系。因此，预防糖尿病，要从娃娃抓起。

预防糖尿病从娃娃抓起

· 定期检查

如果家中有糖尿病史，建议父母在孩子 10 岁左右时，对孩子进行体重、血糖的相关评估，以后定期做检查，防患于未然。

· 不做胖娃娃

孩子因为年纪小，有时并不懂得怎样吃才是健康的，只是一味地根据喜好来吃。这时，父母就要实行控制，让孩子尽量少吃油炸食品、奶油冷饮、高糖食品，少喝甜饮料和可乐，合理选择适量蛋白质、高膳食纤维的食品，吃新鲜蔬菜、水果、瘦肉、鱼类、粗粮等。不要让孩子吃得太饱，以免摄入过多的热量，使身体肥胖，增大发病概率。

· 从小培养孩子运动的好习惯

有些孩子不爱运动，父母可以和孩子一起做些活动，这样他们会感到很有趣，继而会很乐意地加入运动中。

· 新妈妈这样做

在妊娠期合理摄入营养，避免生出超重的孩子。从孩子一出生，就坚持合理喂养，用母乳喂养并合理添加辅食。

如果孩子得了糖尿病，这些护理父母必须懂

父母要学习怎样注射胰岛素，以便在家中帮助孩子注射。

父母要和孩子一起，将验尿、验血等相关资料记下来，这是复诊的重要参考资料。

父母要学习糖尿病知识，细心看护孩子，并指导孩子了解和防治糖尿病。

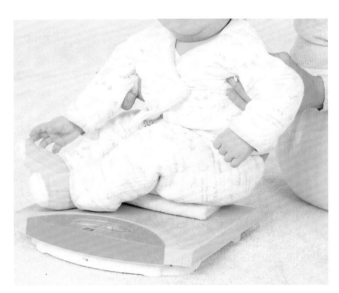

面对糖尿病宝宝，父母要严格地控制宝宝的营养摄入，每个月给宝宝测 1 次体重，避免出现肥胖儿。

关注糖尿病患者的肝功能

很多糖尿病患者在做检查时会被发现有合并脂肪肝。流行病学调查表明，几乎每两个糖尿病患者之中就有一个会出现脂肪肝。而在引起脂肪肝的所有病因中，糖尿病仅次于肥胖和饮酒，排在第三。那么，这两者之间到底有什么关系呢？

糖尿病对肝脏造成的伤害

人体的肝脏是糖、脂肪和蛋白质代谢最主要的场所，也是胰岛素作用和胰岛素分解代谢的主要部位。而糖尿病患者的胰岛素相对不足，肝糖原储备减少，很容易造成脂肪代谢紊乱，脂肪在肝脏堆积就会形成脂肪肝。

糖尿病患者的血糖若得不到合理控制，随着病情的加重，会出现上腹不适、厌食、腹胀、呕吐，甚至肝脏肿大等症状。

肝功能影响糖尿病治疗

由于所有的药物都需要通过肝脏解毒，肾脏排出，所以有些对肝脏功能有损害的药物就不适合给糖尿病患者服用，如苯乙双胍（降糖灵）等。不加以注意的话，很可能会加重肝脏负担，甚至会引起致命的乳酸性酸中毒。所以，在糖尿病的治疗过程中，要注意定期检测肝功能。

Tips：肝功能受损者饮食要谨记

1. 控制食物摄入总量：多吃杂粮或粗粮，适当减肥，让体重达标。

2. 限制含嘌呤食物的摄入量：尽量减少动物肝脏、浓肉汤、鱼子等食物的摄取量。

3. 补充水分：每日水分摄取量不要少于 8 杯，可以通过水果、蔬菜、汤粥等来补充。

4. 少吃辛辣食物。

5. 戒烟禁酒。

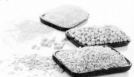

粗粮和细粮可以掺和起来吃。玉米面与大麦面同食，可有效控制血糖。

糖尿病患者外伤时应注意的问题

为什么伤口难愈合

在日常生活中，我们每个人都多多少少会出现一些小划伤或小擦伤，可是，患有糖尿病的人们伤口总是难以愈合。这是由于人体血糖的利用对组织的修复是很重要的，而糖尿病患者的机体血糖利用存在障碍，所以伤口愈合困难。

注意控制血糖，必要时接受外科治疗

如果外伤严重，可以考虑使用胰岛素，既能控制血糖，也有利于伤口的恢复。如果有必要的话，患者除了内科治疗以外，还需要及时接受外科手术，或者局部切开引流。内外会诊，综合治疗，可以使伤口得到更好的恢复。

从糖尿病发生开始，就在损害肾脏功能

糖尿病对肾脏的影响十分明显。从糖尿病发生开始，肾脏功能就一直在受到损害。我们只能延缓糖尿病肾病的进展，而无法从根本上阻止它的发生。糖尿病患者一旦发生肾脏损害，出现持续性蛋白尿，肾功能就会持续性减退直至到末期肾衰竭。老年糖尿病肾病是老年糖尿病致死原因之一，及早发现、及早诊断、及早治疗的意义非常重大。

常见的预防措施有以下几项：

- **严格控制血糖** 良好的血糖控制，可以减少微量白蛋白尿的发生和发展。因此，将血糖控制在理想状态，是预防糖尿病肾病的第一道防线。

- **定期检查** 每年至少检查一次肾功能、尿常规、尿微量白蛋白，以便及早发现糖尿病性肾病。

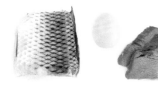

脱脂牛奶是糖尿病最佳的蛋白质来源，其次是禽蛋，再次是鱼类和瘦肉。

- **严格控制血压** 高血压是使糖尿病肾病加重的一个重要因素。严格控制血压，可以减少尿白蛋白排泄，延缓肾功能恶化。因此，若血压升高，就应积极降压，尽量使血压维持在正常范围内。

- **严格控制血脂** 血脂异常可诱发心血管疾病和加重肾脏损害，因此，糖尿病患者应尽可能降低总胆固醇及低密度脂蛋白胆固醇。

- **控制摄入蛋白总量，吃优质蛋白** 建议每日蛋白质摄入量为 30~50 克，相当于 2~3 个食物交换份的瘦肉、禽蛋、鱼或奶类。

血尿酸高容易发生糖尿病并发症

尿酸并不是尿中的酸，而是血液里的一种废物，是嘌呤代谢的产物。正常情况下，体内生成的尿酸会随尿液、粪便和汗液排出，但如果尿酸来不及排泄，血液尿酸浓度就会升高，更易患糖尿病并发症。

血尿酸高，通过饮食来调理

糖尿病患者如果发现自己血尿酸过高，主要可以通过饮食来进行调理。平时少吃动物内脏、海鲜和大豆产品，少喝啤酒和荤汤，这些都属于富含嘌呤的食物。多饮水，有利于体内多余尿酸的排出。必要时，可服用抗尿酸药物。

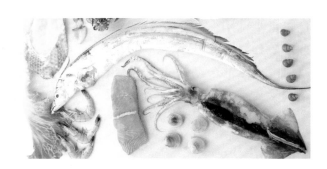

关注糖尿病患者的眼底

警惕早期糖尿病视网膜病变

糖尿病病程越长,各种眼病的发生概率越高。糖尿病眼病种类很多,对视力影响最大的就是糖尿病性眼底病变,或者说视网膜病变。在糖尿病视网膜病变早期,患者的视力有可能完全不受影响,自我感觉良好,不会想到自己已经发生了眼底病变。然而发展到晚期,治疗就变得相当棘手,这一点值得警惕。所以,对刚刚诊断出患有糖尿病的病人,必须要进行一次眼底检查,以了解视网膜的受损程度。

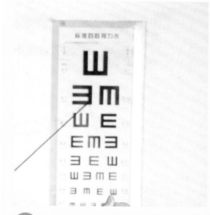

糖尿病患者何时该用胰岛素

胰岛素治疗是很多糖尿病患者用以维持血糖稳定的治疗方法,但是这些患者往往并不知道为什么自己需要用胰岛素,也不清楚自己什么时候应该使用胰岛素。那么,哪些人最应该使用胰岛素治疗呢?

1 型糖尿病

1 型糖尿病患者一经确诊就必须立即使用胰岛素治疗。因为这种患者的胰岛分泌功能已经几乎没有了,几乎没有胰岛细胞,自己分泌不出胰岛素,所以必须替代治疗。

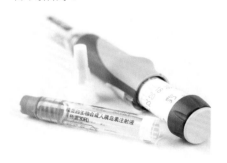

2 型糖尿病

所有的 2 型糖尿病患者都可以使用胰岛素治疗,但并不是都必须使用。只有在以下几种情况下才必须或尽量采取胰岛素治疗:

1. 出现糖尿病急性并发症,如酮症酸中毒、乳酸性酸中毒和高渗性昏迷。

2. 出现严重的糖尿病慢性并发症,如肾功能不全、典型或严重的神经病变、视网膜病变等。

3. 口服的降糖药物效果不佳或失效。

Tips:护理眼部需要注意什么

1. 定期检查很重要。每 2~3 个月进行一次全面的眼部检查,及早发现问题。

2. 戒烟戒酒,稳定血压。

3. 正确洗脸。正确的洗脸方法有助于预防眼部感染。先用肥皂洗去手上的污垢,用流动的水冲洗干净;然后用肥皂洗净脸盆,也用流动的水冲洗干净;再往脸盆里加入自然冷却的开水洗脸,最好不要用生冷水兑开水,因为生冷水中有很多细菌。

4. 适当使用药物治疗。可以服用疏通血液循环的药物,或用维生素 E、B 族维生素等营养神经的药物,有利于眼部的营养吸收。

尿液检查对评价病情和控制好坏十分有用

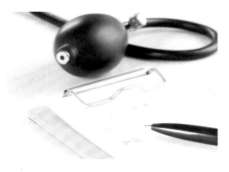

提起尿常规，很多人应该都不会陌生。尿常规是医学中"三大常规"检查项目之一。它对糖尿病和泌尿系统疾病的筛查有着重要的价值。随着科技的发展，尿常规的"内涵"也在不断丰富。现在的尿常规检查基本包括 8~10 项内容，其中与糖尿病密切相关的内容主要包括尿糖、尿酮体、尿蛋白及尿血细胞。对于这些难懂的医学名词，只要我们简单了解它们的检验方法和标准，就能清楚了解自己的健康状况。

项目	检验方法及标准
尿糖（U-GLU）	正常状况下，尿糖检查呈阴性，临床用"—"表示。 当血糖浓度增高到 8.9~10.0 毫摩尔 / 升时，肾小管不能将尿液中的葡萄糖全部吸收，尿糖增高呈阳性，临床用"+"号表示。"+"号越多，尿糖越高。 一般情况下，尿糖可以反映出血糖的情况，但尿糖还受其他许多因素的影响，有时与血糖并不完全一致。
尿酮体	重症糖尿病患者因为糖代谢紊乱，细胞不能充分利用葡萄糖来补充能量，就动用脂肪，脂肪分解时产生大量酮体，如果遗留在体内的酮体积聚太多，会使血液呈酸性，引起酸中毒，也就是糖尿病酮症酸中毒。 因此，尿酮体测定对了解糖尿病控制好坏、有没有酮症有一定的参考意义。糖尿病患者尤其是 1 型糖尿病患者需要检测尿酮体，以便及时发现体内过度的酮体积聚。
尿蛋白	尿蛋白主要反映肾脏情况。早期糖尿病肾病，一般化验的尿蛋白为阴性，易被忽略。但待尿中出现蛋白或其他异常时，肾脏病突变已经不可逆转。如尿中白蛋白达到 30~300 毫克 /24 小时，或 20~200 微克 / 分钟，称为"微量白蛋白尿"，提示有早期肾损害。出现异常尿蛋白，一定要有效控制并消除，防止病情恶化。
尿血细胞	尿血细胞包括白细胞和红细胞，如果尿检发现尿蛋白呈阳性，且有大量的尿血细胞，首先要考虑泌尿系感染的可能性。如果发现尿蛋白阳性，而尿血细胞不太多，加上患者年纪不大，也没有明显的高血糖及高血压，就要考虑是否发生糖尿病肾病病变。

关注糖尿病患者的胃肠疾病

糖尿病对消化系统的影响是多方面的，并与糖尿病性消化系统病变互相影响，必须同时治疗。最常见的并发症就是糖尿病并发腹泻，这是由于内脏自主神经系统功能失调所致，是糖尿病自主神经病变在消化系统最常见的表现之一。

发病症状

腹泻多数是间歇性的，少数是连续的，多在白昼腹泻，只有少数患者在夜间腹泻。有些患者还伴有自主神经功能异常的其他表现，如小便失禁、阳痿、多汗等。

发病时饮食注意

饮食上宜采用少油、少渣、高蛋白、高维生素、半流质或软质食物。少食多餐，每日 4~6 餐。根据患者腹泻情况，酌情补充热量。排便次数正常后，短期内不宜食用生拌蔬菜及含膳食纤维多的蔬菜。

Tips：糖尿病便秘是怎么回事

有的糖尿病患者会被这样的问题困扰：大便干燥，好几天排便一次，排便费力，一蹲就是半个多小时。这主要是因为肠功能异常，肠蠕动减慢，粪便长时间停留在肠道，水分被过度吸收造成的。

糖尿病便秘者要严格控制饮食摄入的热量，每天保证适量的膳食纤维摄入量；晨起空腹饮一杯温白开水，加强通便；每晚睡前按摩腹部，养成定时排便的习惯。

关注糖尿病患者的口腔病变

口腔保养很重要

患上糖尿病不仅会对机体器官、组织、细胞等产生病理影响，对口腔也会造成一定程度的损害，尤其是血糖控制不佳时，更易引起口腔疾病。因此对糖尿病患者来说，做好口腔保养很重要。

牙龈炎、牙周炎、牙槽骨骨质疏松、牙周感染、牙齿松动等，这些都是糖尿病患者常出现的口腔问题。除了牙齿疾病，有的患者还会出现舌色变成深红色、舌体变肥厚、口腔有烂苹果味等情况。

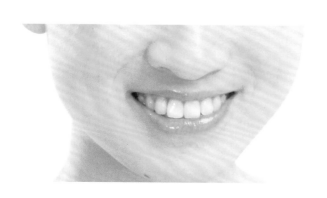

这样做口腔更健康

1. 每年做 1~2 次全面的牙齿检查。

2. 做口腔手术或拔牙，一定要控制好血糖、防止感染。手术前后怎样吃东西，要听取医生的建议。

3. 勤做牙齿保健操：牙齿空咬运动 30 次，前 20 次进行快速冲击咬合，后 10 次进行强力持续咬合。

4. 定期到口腔门诊进行局部消炎、牙周袋内冲洗或刮治、袋内局部上药，可防止牙周感染。

5. 养成早晚刷牙和饭后漱口的好习惯，不要让食物残渣留在牙缝里，以防止细菌滋生，引发感染。

糖尿病治疗中的低血糖症

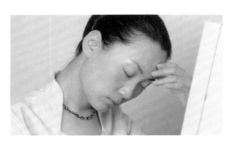

许多糖尿病患者认为，得了糖尿病血糖只会高，不会低，低血糖是不可能的。其实不然，许多患者在治疗的过程中，往往会走到另一个极端，产生低血糖。主要原因有降血糖药物使用剂量过大、过度限制饮食、运动量突然加大、酗酒等因素，药物、运动、饮食三方面失衡，从而使得血糖在短时间内迅速下降，身体无法适应，而出现饥饿、心慌、心悸、无力、出冷汗等现象，则被称为低血糖反应。

糖尿病性低血糖急性发作时怎么办

如果是轻度低血糖，患者的意识还清醒，自己可以吃适量含糖食物，如零食之类，也可饮用一些果汁，症状会很快消失。

如果是重度低血糖，患者已经昏迷，这时抢救者不要给患者喂食，否则会发生窒息，而应该将患者侧卧，使其呼吸道保持通畅，然后立即送到医院抢救。

为应对低血糖的发生，患者需要随身携带一些高热量的含糖零食，蛋糕就是一个不错的选择。另外，应注意携带糖尿病相关的病情卡，以便尽早被正确识别病因，及时救治。

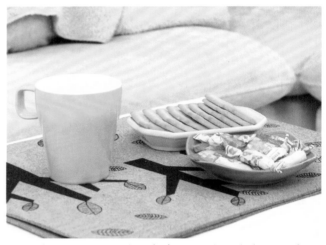

为应对低血糖的发生，患者需要随时准备一些高热量的零食。牛奶、饼干或者糖果都是不错的选择。

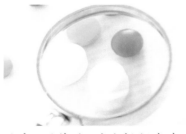

注意：用药时，应当根据患者的病情严重程度，结合不同降糖药的特性，选用合适的药物，以确保安全有效。用药应从小剂量开始，遵照医嘱服用。

谈谈口服降糖药

1 型糖尿病	必须注射胰岛素，必要时也可以联合使用除胰岛素促泌剂以外的其他种类的降糖药
2 型糖尿病	消瘦型患者，可以选择胰岛素促泌剂，如果效果不满意，可联合使用双胍类药物或 α-葡萄糖苷酶抑制剂
	肥胖型患者，可以选用双胍类、α-葡萄糖苷酶抑制剂，若效果不好，再加用胰岛素促泌剂

糖尿病患者能否接受手术治疗

糖尿病患者是可以接受手术治疗的，但是由于本身的特殊性，在手术过程中需要给予一些必要的处理。

选择合适的时机动手术

麻醉和手术对于患者来说，都是应激状态，都能使机体对胰岛素的需要量增多，从而会导致血糖的波动，这对于糖尿病患者来说十分不利。再加上糖尿病患者的抵抗力相对较弱，在手术过程中引发感染的机会也会增大。所以，手术应该选择在血糖控制比较满意，又没有感染的情况下进行。

注意手术中及手术后糖尿病的监测

无论是在手术中还是在手术后，都必须及时地检测血糖，将其控制到满意为止。此外，不能满意控制血糖的患者，或者是手术中必须禁食一段时间的患者，要配合使用胰岛素治疗，以便能顺利地度过手术期，尽快康复。

糖尿病目前不能根治

目前糖尿病仍然是一种病因不十分明确的疾病，可能的病因很多，也很复杂，还不能根治。但是像任何其他疾病一样，随着医学的发展，糖尿病早晚会有被根治的一天。

1 型糖尿病与遗传关系密切，目前发现有 13 个基因与 1 型糖尿病有关，而且研究已有成效，因此用基因治疗来根治的可能性比较大。

2 型糖尿病根治还没有明确的方向。一切中西药物、保健品、食品和其他糖尿病治疗手段，目前都不能治愈糖尿病。因此如果碰到有人说有能够根治糖尿病的方法，糖尿病患者千万不要因为治病心切而轻信谣传，以免耽误自己的病情。

得了糖尿病，就要做好打持久战的准备。现在医学中糖尿病的治疗方法已经能很好地控制病情，并延缓糖尿病及其并发症的进展。因此，患者要有丰富的保健知识，长期坚持健康的生活方式，积极乐观地面对糖尿病。

💧 Tips：如何看待糖尿病患者的住院治疗问题

糖尿病是一种慢性病，绝大部分时间都是在院外治疗的，但在下列几种情况下，最好住院治疗：

1. 初次确诊为糖尿病，需要系统学习治疗和监测糖尿病的方法。

2. 血糖控制总是不满意，血糖高低波动大。

3. 出现糖尿病的急性或慢性并发症，如酮症酸中毒、低血糖、糖尿病肾病、心血管病等。

4. 出现外在感染、手术、外伤、分娩等应激状态。

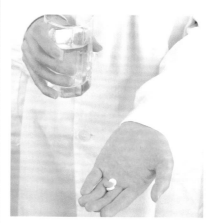

目前一切中西药物都不能根治糖尿病，患者只能在医生的建议下合理服用降糖药来控制血糖。

糖尿病患者必须戒烟

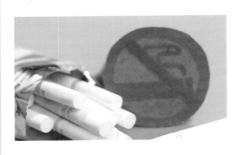

抽烟对人体有百害而无一利,对糖尿病患者的危害就更大。一方面,烟碱会刺激肾上腺分泌,进而使血糖升高,造成心动过速,血压升高。另一方面,抽烟会造成血管收缩,易导致血管阻塞,造成脑血栓、脑梗死、心绞痛、下肢缺血坏死等糖尿病并发症,后果十分严重。因此,无论是哪种类型的糖尿病,都不能抽烟,有抽烟习惯的患者,也应该尽快戒烟。

糖尿病患者怎么吃水果

除了主食以外,水果也被很多患者列入了严加"看管"的行列。因为,水果含有较多的果糖和葡萄糖,能被机体迅速吸收,容易引起血糖升高。其实,水果含有丰富的营养,合理吃水果对控制病情是有益的。怎样吃水果,才能吃得放心?

先看病情

病情控制稳定的,可以适当吃一些低糖水果,比如樱桃、李子、酸苹果、杨梅、草莓等。

病情控制不稳定、血糖超过 10 毫摩尔 / 升时,则要少吃水果,或者将西红柿、黄瓜等当水果来吃,还要密切注意血糖变化。

判断水果的含糖量

一般来说甜的水果含糖较多,不甜的较少,但也不是绝对的。比如西瓜吃起来挺甜,含糖量仅为4.2%,猕猴桃吃起来较酸,含糖量却是 10%。

吃水果的好时间

空腹吃,一般在上午 9~10 点、下午 3~4 点、或晚上 9 点左右为宜。吃完饭后不能立即吃水果,而应在两餐之间吃。作为加餐可防止发生低血糖的概率,保持血糖不发生大的波动。

吃多少水果

每次吃半个拳头（或半单手捧）的水果,一天不超过 1 拳头或 1 单手捧。李子、杨梅、草莓热量较低,每天可以吃 2 单手捧。水果要吃,但不能多吃。

R 深入阅读:水果含糖量排名

· 含糖量在 4%~7% 之间的水果有:西瓜、草莓、杨梅、白兰瓜等。

· 含糖量在 8%~10% 之间的水果有:梨、柠檬、樱桃、哈密瓜、葡萄、桃、菠萝等。

· 含糖量在 9%~13% 之间的水果有:苹果、杏、无花果、橙子、柚子、荔枝等。

· 含糖量在 14% 以上的水果有:柿子、桂圆、香蕉、石榴等。

谈谈对胰岛素治疗的误解

误解 1：用胰岛素会产生依赖

有些患者认为，一旦用了胰岛素就会产生依赖性，以后想停都停不下来了。其实，胰岛素就是人体必需的一种物质，不会因为用了外源性胰岛素，胰岛细胞就受到抑制，功能降低。相反，使用外源性胰岛素后，劳累的胰岛细胞会得到休息的机会，并在一定程度上恢复失去的功能。

有些注射胰岛素的患者，在一段时间的良好治疗下，病情渐渐稳定，注射胰岛素的剂量可以逐渐减少，最后甚至可以停止注射，而服用降糖药来控制病情。

误解 2：不到万不得已，绝对不用胰岛素

有些患者认为，胰岛素是到最后药物都无法治疗的时候才用的，只要可以吃降糖药，能不用胰岛素就不用。其实，糖尿病患者都存在胰岛素的绝对或相对不足，与其等到胰岛功能都消耗殆尽了才用胰岛素，不如早用它保护残存的胰岛功能，对控制病情发展和防止并发症也都有好处。

Tips：注射胰岛素时应该注意什么？

1. 选择脂肪组织较多的部位注射，如腹部或臂部、臀后部。

2. 用拇指和食指轻压注射部位的皮肤，同时将两手指间的皮肤绷紧，在两指之间进针。

3. 进针速度要快，将胰岛素注入体内，停留 5~6 秒，然后拔出针头。

4. 如果注射时很痛或拔针后有血出来，应压迫注射部位一会儿，不要揉擦，以免使得胰岛素扩散太快或皮肤发炎。

肥胖糖尿病患者如何减肥

糖尿病患者在减肥期间，应保证碳水化合物、蛋白质、脂肪的合理搭配，以满足身体需要。要多选对血糖影响小的粗粮、新鲜蔬菜，少吃或不吃含糖量高的水果和油炸、方便食品等，控制盐和糖的摄入。此外，最好多参加慢跑、快走、游泳等有氧运动。

减肥是不是越快越好

减肥，要有充足的心理准备，不要急于求成，避免时停时行，一定要有毅力。减肥应采取循序渐进的方式，不是越快越好，患者体重减轻的速度以 1~3 个月减重 1~2 千克为宜，在减肥过程中以患者不感到饥饿、疲劳为佳。

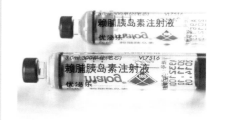

一次性胰岛素注射仪操作简便，即拆即用，适合糖尿病患者外出旅行时使用。

附录1：不同种类食物血糖生成指数

食物类 Food group		食物名称 Food name	GI
糖类	1	葡萄糖	100.0
	2	绵白糖	83.8
	3	蔗糖	65.0
	4	果糖	23.0
	5	乳糖	46.0
	6	麦芽糖	105.0
	7	蜂蜜	73.0
	8	胶质软糖	80.0
	9	巧克力	49.0

食物类		食物名称	GI
谷类及其制品	10	*小麦（整粒，煮）	41.0
	11	*粗麦粉（蒸）	65.0
	12	面条（小麦粉）	81.6
	13	*面条（强化蛋白质，细，煮）	27.0
	14	*面条（全麦粉，细）	37.0
	15	*面条（白，细，煮）	41.0
	16	*面条（硬质小麦粉，细，煮）	55.0
	17	*线面条（实心，细）	35.0
	18	*通心面（管状，粗）	45.0
	19	面条（小麦粉，硬，扁，粗）	46.0
	20	面条（硬质小麦粉，加鸡蛋，粗）	49.0
	21	面条（硬质小麦粉，细）	55.0
	22	馒头（富强粉）	88.1
	23	烙饼	79.6
	24	油条	74.9
	25	粳米粥	69.4
	26	米饭	83.2
	27	*黏米饭（含直链淀粉高，煮）	50.0
	28	*黏米饭（含直链淀粉低，煮）	88.0

	29	糙米（煮）	87.0
	30	稻麸	19.0
	31	糯米饭	87.0
	32	粳米糯米粥	65.3
	33	黑米粥	42.3
	34	大麦（整粒，煮）	25.0
	35	大麦粉	66.0
	36	黑麦（整粒煮）	34.0
	37	玉米（甜，煮）	55.0
	38	玉米面（粗粉，煮）	68.0
	39	玉米面粥	50.9
	40	玉米糁粥	51.8
	41	玉米片	78.5
	42	玉米片（高纤维）	74.0
	43	小米（煮）	71.0
	44	小米粥	61.5
	45	米饼	82.0
	46	荞麦（黄）	54.0
	47	荞麦面条	59.3
	48	荞麦面馒头	66.7
	49	燕麦麸	55.0

食物类			
薯类、淀粉及制品	50	马铃薯	62.0
	51	马铃薯（煮）	66.4
	52	*马铃薯（烤）	60.0
	53	*马铃薯（蒸）	65.0
	54	*马铃薯（用微波炉烤）	82.0
	55	*马铃薯（烧烤，无油脂）	85.0
	56	*马铃薯泥	73.0
	57	马铃薯粉条	13.6
	58	甘薯[山芋]	54.0
	59	甘薯（红，煮）	76.7
	60	藕粉	32.6
	61	苕粉	34.5
	62	粉丝汤（豌豆）	31.6

	63	大豆（浸泡，煮）	18.0
豆类及制品	64	大豆（罐头）	14.0
	65	大豆挂面	66.6
	66	豆腐（炖）	31.9
	67	豆腐（冻）	22.3
	68	豆腐干	23.7
	69	绿豆	27.2
	70	绿豆挂面	33.4
	71	蚕豆（五香）	16.9
	72	扁豆	38.0
	73	扁豆（红，小）	26.0
	74	扁豆（绿，小）	30.0
	75	*扁豆（绿，小，罐头）	52.0
	76	*小扁豆汤（罐头）	44.0
	77	*利马豆（棉豆）	31.0
	78	*利马豆（加 5 克蔗糖）	30.0
	79	*利马豆（加 10 克蔗糖）	31.0
	80	*利马豆（嫩，冷冻）	32.0
	81	鹰嘴豆	33.0
	82	*鹰嘴豆（罐头）	42.0
	83	*咖喱鹰嘴豆（罐头）	41.0
	84	*青刀豆	39.0
	85	青刀豆（罐头）	45.0
	86	*黑眼豆	42.0
	87	罗马诺豆	46.0
	88	黑豆汤	64.0
	89	四季豆	27.0
	90	四季豆（高压处理）	34.0
	91	*四季豆（罐头）	52.0

	92	*甜菜	64.0
蔬菜类	93	胡萝卜（金笋）	71.0
	94	南瓜（倭瓜，番瓜）	75.0
	95	麝香瓜	65.0
	96	山药（薯蓣）	51.0
	97	雪魔芋	17.0
	98	芋头（蒸）（芋艿，毛芋）	47.7

	99	苹果	36.0
水果类及制品	100	梨	36.0
	101	桃	28.0
	102	桃（罐头，含果汁）	30.0
	103	*桃（罐头，含糖浓度低）	52.0
	104	*桃（罐头，含糖浓度高）	58.0
	105	杏干	31.0
	106	杏（罐头，含淡味果汁）	64.0
	107	李子	24.0
	108	樱桃	22.0
	109	葡萄	43.0
	110	葡萄干	64.0
	111	葡萄（淡黄色，小，无核）	56.0
	112	猕猴桃	52.0
	113	柑	43.0
	114	*柚	25.0
	115	*巴婆果	58.0
	116	*菠萝	66.0
	117	*芒果	55.0
	118	*芭蕉（甘蕉，板蕉）	53.0
	119	香蕉	52.0
	120	香蕉（生）	30.0
	121	西瓜	72.0

	122	*花生	14.0
种子类			

	123	牛奶	27.6
乳及乳制品	124	牛奶（加糖和巧克力）	34.0
	125	牛奶（加人工甜味剂和巧克力）	24.0
	126	全脂牛奶	27.0
	127	脱脂牛奶	32.0
	128	低脂奶粉	11.9
	129	降糖奶粉	26.0
	130	老年奶粉	40.8
	131	克糖奶粉	47.6
	132	酸奶（加糖）	48.0
	133	*酸乳酪（普通）	36.0
	134	*酸乳酪（低脂）	33.0
	135	*酸乳酪（低脂，加人工甜味剂）	14.0

	136	粳米（即食，煮1分钟）	46.0
速食食品	137	粳米（即食，煮6分钟）	87.0
	138	小麦片	69.0
	139	桂格燕麦片	83.0
	140	荞麦方便面	53.2
	141	即食羹	69.4
	142	营养饼	65.7
	143	*全麦维（家乐氏）	42.0
	144	*可可米（家乐氏）	77.0
	145	*卜卜米（家乐氏）	88.0
	146	*比萨饼（含乳酪）	60.0
	147	*汉堡包	61.0
	148	白面包	87.9
	149	面包（全麦粉）	69.0
	150	*面包（粗面粉）	64.0
	151	*面包（黑麦粉）	65.0
	152	*面包（小麦粉，高纤维）	68.0
	153	*面包（小麦粉，去面筋）	70.0
	154	面包（小麦粉，含水果干）	47.0
	155	*面包（50%~80%碎小麦粒）	52.0
	156	*面包（75%~80%大麦粒）	34.0
	157	*面包（50%大麦粒）	46.0
	158	*面包（80%~100%大麦粉）	66.0
	159	*面包（黑麦粒）	50.0
	160	*面包（45%~50%燕麦麸）	47.0
	161	*面包（80%燕麦粒）	65.0
	162	*面包（混合谷物）	45.0
	163	*新月形面包	67.0
	164	*棍子面包	90.0
	165	燕麦粗粉饼干	55.0
	166	*油酥脆饼干	64.0
	167	*高纤维黑麦薄脆饼干	65.0

	168	竹芋粉饼干	66.0
	169	小麦饼干	70.0
	170	苏打饼干	72.0
	171	*格雷厄姆华饼干	74.0
	172	*华夫饼干	76.0
	173	*香草华夫饼干	77.0
	174	*膨化薄脆饼干	81.0
	175	*达能闲趣饼干	47.1
	176	达能牛奶香脆	39.3
	177	酥皮糕点	59.0
	178	马铃薯片（油炸）	60.3
	179	爆玉米花	55.0

	180	苹果汁	41.0
饮料类	181	水蜜桃汁	32.7
	182	*巴梨汁（罐头）	44.0
	183	*菠萝汁（不加糖）	46.0
	184	*柚子果汁（不加糖）	48.0
	185	橘子汁	57.0
	186	可乐饮料	40.3
	187	*芬达软饮料	68.0
	188	*冰激凌	61.0
	189	*冰激凌（低脂）	50.0

	190	馒头+芹菜炒鸡蛋	48.6
混合膳食及其他	191	馒头+酱牛肉	49.4
	192	馒头+黄油	68.0
	193	饼+鸡蛋炒黑木耳	48.4
	194	饺子（3鲜）	28.0
	195	包子（芹菜猪肉）	39.1
	196	硬质小麦粉肉馅馄饨	39.0
	197	牛肉面	88.6
	198	米饭+鱼	37.0
	199	米饭+芹菜+猪肉	57.1
	200	米饭+蒜苗	57.9
	201	米饭+蒜苗+鸡蛋	68.0
	202	米饭+猪肉	73.3
	203	*玉米粉加人造黄油（煮）	69.0
	204	猪肉炖粉条	16.7
	205	西红柿汤	38.0
	206	二合面窝头（玉米面+面粉）	64.9
	207	*牛奶蛋糊（牛奶+淀粉+糖）	43.0
	208	黑五类粉	57.9

注：数据引自《中国食物成分表》，中国疾病预防控制中心营养与食品安全所编著，北京大学医学出版社，2009年12月第2版。
* 表示引用外国数据。

附录2: 90 千卡热量（1 交换份）食物等值交换份表

食物种类	等热量食物
主食类	粳米 26 克、小米 25 克、糯米 26 克、薏米 25 克、高粱米 25 克、玉米 25 克、面粉 26 克、米粉 25 克、玉米面 26 克、混合面 25 克、燕麦片 25 克、莜麦面 25 克、荞麦面 25 克、苦荞麦粉 30 克、挂面 25 克、通心粉 25 克、绿豆 28 克、红豆 29 克、芸豆 29 克、干豌豆 29 克、干粉条 25 克、干莲子 26 克、油条 23 克、油饼 23 克、苏打饼干 22 克、烧饼 35 克、烙饼 35 克、馒头 35 克、咸面包 33 克、窝窝头 35 克、生面条 35 克、魔芋生面条 35 克、土豆 118 克、湿粉皮 150 克、鲜玉米（1 根，中等大小，带棒心）85 克
大豆类	腐竹 20 克、大豆（黄豆）25 克、大豆粉 25 克、豆腐皮 22 克、北豆腐 92 克、南豆腐（嫩豆腐）158 克、豆浆（大豆：水 =1:8）642 克、毛豆 70 克
蔬菜类	大白菜 529 克、圆白菜 409 克、菠菜 375 克、油菜 500 克、韭菜 346 克、茴香 375 克、茼蒿 429 克、芹菜 642 克、苤蓝 300 克、莴笋 642 克、油菜薹 450 克、西葫芦 500 克、西红柿 474 克、冬瓜 818 克、苦瓜 474 克、黄瓜 600 克、茄子 428 克、丝瓜 450 克、芥蓝 474 克、瓢儿菜 500 克、空心菜 450 克、苋菜 500 克、龙须菜 500 克、绿豆芽 500 克、鲜蘑 500 克、海带 99 克、白萝卜 692 克、青椒 391 克、茭白 400 克、南瓜 409 克、菜花 600 克、鲜豇豆 310 克、扁豆 243 克、洋葱 231 克、蒜苗 243 克、胡萝卜 103 克、山药 161 克、荸荠 153 克、藕 129 克、凉薯 150 克、慈姑 96 克、百合 56 克、芋头 167 克、鲜豌豆 86 克
水果类	柿子 127 克、香蕉 99 克、鲜荔枝 129 克、梨 205 克、桃 188 克、苹果 173 克、橘子 176 克、橙子 191 克、柚子 219 克、猕猴桃 161 克、李子 250 克、杏 250 克、葡萄 209 克、草莓 300 克、西瓜 360 克
肉蛋类	熟火腿 20 克、香肠 18 克、五花肉 27 克、午餐肉 35 克、熟叉烧肉（无糖）35 克、熟酱牛肉 37 克、熟酱鸭 35 克、大肉肠 33 克、猪瘦肉 63 克、牛肉 72 克、羊肉 44 克、排骨 32 克、鸭肉 38 克、鹅肉 36 克、兔肉 88 克、蟹肉 145 克、水浸鱿鱼 100 克、鸡蛋粉 15 克、鸡蛋（1 个，带壳）63 克、鸭蛋（1 个，带壳）50 克、松花蛋（1 个，带壳）51 克、鹌鹑蛋（5 个，带壳）56 克、鸡蛋清 150 克、带鱼 71 克、草鱼 80 克、鲤鱼 83 克、甲鱼（带壳）80 克、比目鱼 84 克、大黄花鱼 93 克、黄鳝 89 克、黑鲢 80 克、鲫鱼 83 克、对虾 97 克、青虾 80 克、鲜贝 117 克、水浸海参 115 克
奶类	脱脂牛奶粉 25 克、奶酪 25 克、牛奶 167 克、羊奶 160 克、无糖酸奶 130 克
油脂类	花生油（1 汤匙）10 克、香油（1 汤匙）10 克、玉米油（1 汤匙）10 克、菜子油（1 汤匙）10 克、豆油（1 汤匙）10 克、红花油（1 汤匙）10 克、核桃 14 克、杏仁 25 克、花生米 30 克、猪油 11 克、牛油 11 克、羊油 11 克、黄油 10 克、葵花子（带壳）25 克、西瓜子（带壳）17 克

注：数据引自《糖尿病 300 个怎么办》，向红丁著，中国协和医科大学出版社，2004 年 8 月第 3 版。

图书在版编目 (CIP) 数据

糖尿病膳食手量法 / 方跃伟，徐冬连主编 . -- 南京：江苏凤凰科学技术出版社，2016.6
（汉竹·健康爱家系列）
ISBN 978-7-5537-6265-4

Ⅰ . ①糖… Ⅱ . ①方… ②徐… Ⅲ . ①糖尿病－食物疗法 Ⅳ . ① R247.1

中国版本图书馆 CIP 数据核字（2016）第 069746 号

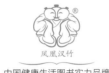

中国健康生活图书实力品牌

糖尿病膳食手量法

主　　　编	方跃伟　徐冬连
编　　　著	汉　竹
责 任 编 辑	刘玉锋　张晓凤
特 邀 编 辑	陈　岑　方雯雨
责 任 校 对	郝慧华
责 任 监 制	曹叶平　方　晨

出 版 发 行	凤凰出版传媒股份有限公司 江苏凤凰科学技术出版社
出版社地址	南京市湖南路 1 号 A 楼，邮编：210009
出版社网址	http://www.pspress.cn
经　　　销	凤凰出版传媒股份有限公司
印　　　刷	南京精艺印刷有限公司

开　　　本	715mm×868mm　1/12
印　　　张	19
字　　　数	14 万字
版　　　次	2016 年 6 月第 1 版
印　　　次	2016 年 6 月第 1 次印刷

| 标 准 书 号 | ISBN 978－7－5537－6265－4 |
| 定　　　价 | 39.80 元 |

图书如有印装质量问题，可向我社出版科调换。